W0263455

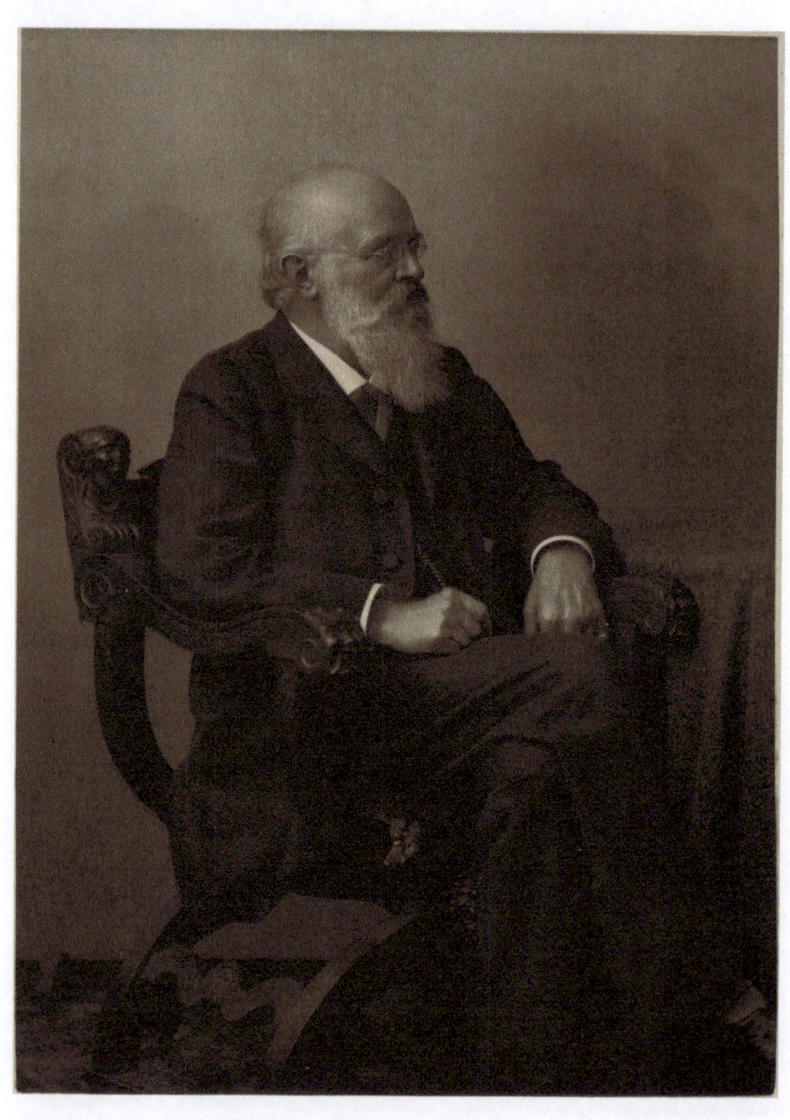

BEITRÄGE

ZUR

OHRENHEILKUNDE

FESTSCHRIFT

GEWIDMET

AUGUST LUCAE

ZUR FEIER SEINES SIEBZIGSTEN GEBURTSTAGES

MIT EINER HELIOGRAVÜRE
VIER TAFELN UND ZWÖLF TEXTABBILDUNGEN

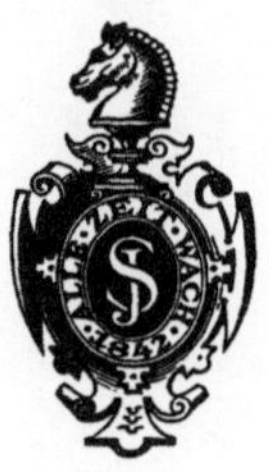

SPRINGER-VERLAG BERLIN HEIDELBERG GMBH 1905

ISBN 978-3-662-39180-8   ISBN 978-3-662-40175-0 (eBook)
DOI 10.1007/978-3-662-40175-0
Softcover reprint of the hardcover 1st edition 1905

Herrn

Geheimen Medizinalrat Professor

Dr. AUGUST LUCAE

zur Feier

seines siebzigsten Geburtstages

gewidmet

von

Kollegen, Freunden und Schülern.

Inhalt.

Aus der Königl. Universitäts-Ohrenklinik Berlin.

Die Beiträge sind in der Reihenfolge ihres Eingangs aufgenommen.

H. SCHWARTZE.

Zur Einführung in die Aufgaben des praktischen Arztes bei der Behandlung Ohrenkranker.

Meinem Freunde August Lucae in Berlin

Grufs und Glückwunsch zum siebzigsten Geburtstage!

Als wir im Jahre 1860 nach absolvierter Staatsprüfung beide
in Berlin unsere Militärpflicht als einjährig-freiwillige Unterärzte
absolvierten, Du beim Garde-Ulanen-Regiment und ich beim 2. Garde-
Regiment zu Fuß, traf es sich, daß wir durch den Dienst als wach-
habende Ärzte im Garnisonlazarett (damals Kirschallee) zusammen-
geführt wurden. Du zeigtest mir mit dem Kehlkopfspiegel im
Sonnenlicht die Stimmbänder und deren Bewegung bei der Pho-
nation, ich Dir dafür das Trommelfellbild am Lebenden im Tages-
licht mit Reflektor und Ohrtrichter. Für Dich war diese Untersuchungsmethode damals neu, wenn mich mein Gedächtnis nicht
trügt, ich hatte sie importiert von Würzburg, wo ich als Assistent
am pathologisch-anatomischen Institut die Bekanntschaft des Er-
finders dieser Untersuchungsmethode v. Tröltsch gemacht hatte,
gelegentlich seiner anatomischen Arbeiten bei Heinrich Müller.

Diese neue Untersuchungsmethode des Trommelfells impo-
nierte Dir, und sie war tatsächlich eine Erlösung aus dem früheren
Dunkel der Diagnostik, welches der Otologie fast allgemein zu dem
Rufe verholfen hatte, einer wissenschaftlichen Entwicklung gänzlich unfähig zu sein.

Wir untersuchten die Ohrenkranken unserer Stationen gemein-
schaftlich und brachten dadurch, besonders nachdem auch die Kollegen der andern Stationen des Garnisonlazaretts mit ihren Ohrenkranken hinzugekommen waren und Rat und Hilfe suchten, schnell

1*

ein ganz ansehnliches Material zusammen, an dem wir beobachten und lernen konnten. Auch an Gelegenheit zu Sektionen fehlte es nicht, und die damals gehäuft auftretenden Typhuserkrankungen gaben uns die willkommene Gelegenheit zur anatomischen Untersuchung der dabei sich einstellenden Folgeerkrankungen im Ohre.

Das zunehmende Interesse für die Erkrankungen des Ohres und die gänzliche Unmöglichkeit, in Berlin damals von solchen irgend etwas zu sehen und zu hören, führte uns zur Begründung einer kleinen otologischen Gesellschaft mit einigen gleichstrebenden Kollegen (Circulus Berolinensis otologicus), in welcher wir den Zweck verfolgten, uns durch Vorträge und Demonstrationen aus dem Gebiete der Otologie gegenseitig zu fördern. In diesem Zirkel wurdest Du ein eifriges Mitglied und hieltst uns einen sehr anregenden Vortrag mit Demonstrationen über Rhinoscopia posterior. Diese Untersuchungsmethode war damals eben erst durch Czermak bekannt geworden, und galt es, ihre praktische Bedeutung für die Erkrankungen des Ohres zu erkennen und zu verbreiten.

Blick um Dich! Die Zahl der Gefährten in dieser ersten otologischen Gesellschaft in Berlin, die ja ihre Lebensdauer nur nach Monaten gezählt hat, ist stark gelichtet, die Mehrzahl hat längst das Zeitliche gesegnet. Außer uns beiden leben nur noch wenige, und wir beide allein aus diesem Kreise haben unsere Lebensaufgabe darin gesucht, zur Begründung einer wissenschaftlichen Reform der Otologie sichere Bausteine zu liefern. Dir war das Glück zuteil geworden, Dich für diese Arbeit vorbereiten zu können durch wissenschaftliche Reisen ins Ausland, vor allen Dingen zu dem Begründer der pathologischen Anatomie des Gehörorgans J. Toynbee in London, und später durch mehrjährige anatomische Arbeit bei Virchow im pathologischen Institut zu Berlin. Ich hatte den mühsameren Weg zu gehen durch die vorbereitende Schulung der allgemeinen Praxis, die ich 2 Jahre lang in einer kleinen Landstadt der preußischen Provinz Sachsen betrieb, ehe ich mich 1863 als Autodidakt für hinreichend vorbereitet hielt, um mich in Halle a. S. als Arzt für Ohrenkranke niederzulassen. Noch in demselben Jahre wurde mir von der medizinischen Fakultät in Halle a. S. die Venia legendi als Privatdozent für Ohrenheilkunde zuteil.

Du hattest mit Deiner praktischen Tätigkeit als Ohrenarzt schon 1862 in Berlin begonnen, kamst aber erst 1865 zur Habilitation als Privatdozent für Ohrenheilkunde in Berlin. So waren wir Zeit- und Wandergenossen in unserer Laufbahn bald durch 5 Dezennien hindurch. Meist hielten wir in unserer wissenschaftlichen Auffassung die gleiche Wegrichtung ein. Wo unsere Wege zusammenführten, gingen wir in freundschaftlichem Verein. Wo sie sich trennten, bekämpften wir uns auch wohl einmal, ohne daß jemals unsere freundschaftliche Beziehung dadurch gelitten hätte. Ein weniges war ich Dir stets in unserer Kariere vorauf durch früheren Eintritt in die akademische Laufbahn, und das holte sich für Dich auch bei hurtigem Laufe nicht wieder ein.

Ein Lehrauftrag für die Ohrenheilkunde existierte damals in Preußen für dieses Fach an keiner Universität, wenn auch außer Berlin und Halle noch in Breslau ein Privatdozent für Laryngologie und Otologie vorhanden war, nämlich R. Voltolini.

Die Entwicklung unserer akademischen Laufbahn ist ein Beweis dafür, daß das von uns vertretene Fach der Otologie wenn auch nur langsam, schließlich doch aber durchschlagend und trotz allen Widerspruchs der Fakultäten sich die ihm gebührende offizielle Anerkennung errungen hat. Die wichtigste Etappe hierbei war die lange vergeblich erstrebte Einrichtung staatlicher Kliniken, deren erste in Berlin Deiner Leitung zufiel. Der zweite Schritt ist der, daß fortan jeder Mediziner nach der neuen Prüfungsordnung gezwungen sein wird, sich vor der Meldung zum Staatsexamen als Praktikant in der Klinik mit der Ohrenheilkunde zu beschäftigen.

Wenn auch der vorläufig in Aussicht genommene Prüfungsmodus in der Ohrenheilkunde noch zu wünschen übrig läßt, so wirst Du Dich dessen ungeachtet doch mit mir des Erreichten freuen und Dich mit dem alten Spruch trösten: Gut Ding will Weile haben. —

Wir hatten ja beide im Beginn unserer Tätigkeit nicht zu hoffen gewagt, daß in einer so kurzen Spanne Zeit sich die Ohrenheilkunde aus den damaligen höchst bescheidenen Anfängen zu der gegenwärtigen Ausgestaltung, besonders nach der chirurgischen Seite hin entwickeln könnte. Mit Genugtuung dürfen wir darauf zurückblicken, daß die Förderung der Diagnose und Therapie der otogenen Erkrankungen des Schädelinhaltes vorwiegend der Arbeit der Ohrenärzte zu danken ist. Gerade diese Erkrankungsformen zeigen wieder deutlich, daß die Ohrenheilkunde kein so eng umgrenztes Spezialgebiet darstellt, wie es häufig aufgefaßt wird, sondern daß sie an der Lösung großer Probleme, die in das Gebiet der Neurologie und Chirurgie hinübergreifen, in erster Linie mitzuwirken berufen gewesen ist.

Zu den nächsten und wichtigsten Aufgaben der Zukunft gehört die fortschreitende Erforschung der pathologischen Histologie des Ohrlabyrinthes. Durch diese wird es vielleicht gelingen, über kontroverse Fragen der Physiologie Aufklärung zu erhalten.

Als chirurgische Probleme der Zukunft wird die totale Exstirpation des Felsenbeins und die Heilung der otogenen diffusen eitrigen Meningitis zu betrachten sein.

Ich begrüße Dich zu dem festlichen Tage, welcher Dich an des Alters Pforte führt, und bringe Dir nachfolgend als kleinen Beitrag zu der von Deinen Assistenten und ehemaligen Schülern gewidmeten Festschrift eine Reminiszenz aus dem ersten staatlichen Fortbildungskursus für Ärzte, den ich im Winter 1902/1903 in der Universitäts-Ohrenklinik in Halle a. S. zu halten berufen war.

Halle a. S., 17. Februar 1905.

H. Schwartze.

Meine Herren!¹)

Sie sind so unerwartet zahlreich erschienen, daß unser klinisches Auditorium zu klein ist. Es wird für Sie kaum möglich sein, in des Gedränges fürchterlicher Enge frei zu atmen und geduldig auszuharren. Für mich ist diese zahlreiche Beteiligung natürlich höchst erfreulich; sie macht mich aber andrerseits doch auch etwas beklommen und unsicher, ob ich bei dieser Fülle der Gesichte in der Lage sein werde, den Erwartungen zu entsprechen, mit welchen Sie zu diesen Vorträgen hergekommen sind. Wird es mir doch bei dieser Fülle absolut unmöglich, mich mit Einzeldemonstrationen zu befassen.

M. H.! Das Studium der Ohrkrankheiten gehörte bisher bei uns in Deutschland nicht in den obligatorischen Unterrichtsplan des Mediziners. Ich darf deshalb nichts von otologischen Kenntnissen voraussetzen und befinde mich infolgedessen den andern Kliniken gegenüber in einer sehr schwierigen Lage, weil ich kein Fundament vorfinde, auf dem ich weiterbauen kann. Ich kann Sie nicht „fortbilden“, m. H., sondern nur einführen in ein Wissensgebiet, für welches Sie bisher kein Interesse haben konnten, weil es Ihnen unbekannt blieb. Einzelne von Ihnen mögen ja als Studenten oder nach der Approbation die Gelegenheit benutzt haben, die Ihnen in der Praxis fühlbar gewordene Lücke Ihrer medizinischen Ausbildung zu ergänzen. Für diese mit der Otologie bereits vertrauten Herren sind meine Vorträge nicht berechnet, wie Sie schon aus dem Titel, welche ich denselben vorangestellt habe, ersehen haben werden.

Jedem von Ihnen, der sich länger in der allgemeinen ärztlichen Praxis betätigt hat, wird die peinliche Situation nicht erspart geblieben sein, in die man gerät, wenn man ärztlichen Rat geben soll in Krankheitsfällen eines Organes, welches man nicht zu untersuchen gelernt hat.

---

¹) Nach einem einleitenden Vortrage im staatlichen ärztlichen Fortbildungskursus Winter 1902/03 an der Universitäts-Ohrenklinik zu Halle a. S.

Bei der Häufigkeit der Ohrenkrankheiten, m. H., dürften Sie alle in der Praxis schon die Erfahrung gemacht haben, daß diese Verlegenheit nur in einzelnen Fällen bei besonders günstigen äußeren Verhältnissen durch Zuziehung eines sachverständigen Kollegen beseitigt werden kann. Selbst wo diese Gelegenheit vorhanden ist, wird sie aber aus erklärlichen Gründen nur ungern und mit Widerstreben vom Patienten konzediert, und häufig geht darüber bei akuten Erkrankungen der Zeitpunkt vorüber, wo bei rechtzeitiger Diagnose und Therapie schnelle und sichere Hilfe möglich war. Deshalb ist es für jeden Arzt von Wichtigkeit, im Beginne der Erkrankung sachgemäß handeln zu können und dazu wenigstens einige Kenntnisse in der Ohrenheilkunde zu besitzen. Dies muß im Interesse des allgemeinen Volkswohles verlangt werden. Handelt es sich dabei doch nicht allein um sehr häufige Erkrankungen[1]) (jeder dritte Mensch ist auf einem oder beiden Ohren nicht mehr normalhörig) eines für die geistige Entwickelung wie auch für die Berufs- und Erwerbstätigkeit wichtigen Sinnesorganes, sondern vielmehr weiter um die großen Gefahren, welche sich an die Erkrankung des Organes in sehr zahlreichen Fällen für den Allgemeinzustand des Patienten und ganz insbesondere für das Leben desselben knüpfen. Aus den Sektionsstatistiken der großen Londoner Hospitäler, in denen Kranke jeder Art und jeden Alters aufgenommen werden, hat sich ergeben, daß von 1000 Menschen 15—20 infolge von Ohreiterungen starben. Unter 40073 Sektionen im Patholog. Institut in Wien wurde 232 mal als Todesursache Otitis purulenta gezählt.

Die Lebensversicherungen sind durch schlechte Erfahrungen gewitzigt und kennen diese Gefahren der Ohreiterungen sehr gut, und unsere Bevölkerung hat angefangen, sich von dem Aberglauben an die Nützlichkeit und Heilsamkeit des Ohrenflusses zu befreien. Durch frühzeitige sachverständige Behandlung kann auch den durch Übergreifen der eitrigen Entzündung auf die Schädelhöhle entstehenden Folgekrankheiten (Hirnsinusthrombose, Hirnabszeß,

---

[1]) Bei Untersuchung der Schulkinder hat sich ergeben, daß in den Volksschulen großer Städte in Deutschland 30 % ohrenkrank sind, daß dagegen in den Volksschulen der ländlichen Bevölkerung (z. B. in Hessen, Kreis Marburg) bis zu 50 % und darüber erheblich schwerhörig sind (Ostmann).

Meningitis) vorgebeugt werden. Selbst wo solche bereits zustande gekommen sind, haben die Fortschritte der chirurgischen Behandlung der Ohrkrankheiten in den letzten 20 Jahren die Möglichkeit der Heilung gelehrt und ich werde nicht verfehlen, Ihnen im Laufe unserer Zusammenkünfte eine größere Zahl solcher geheilten intrakraniellen Folgezustände vorzuführen. So glänzend solche glücklichen Einzelerfolge bei ehedem für hoffnungslos geltenden Krankheitsfällen erscheinen mögen, so beklagenswert ist es andererseits, daß solche schweren und lebensgefährlichen Folgezustände in der Regel doch nur herbeigeführt werden durch anfängliche Vernachlässigung des Kranken. Ganz dasselbe ist der Fall bei einer großen Zahl von unheilbaren Formen der Taubheit, deren Anfangsstadien nicht erkannt und deshalb nicht rechtzeitig behandelt sind. Je mehr Ärzte imstande sein werden, im Beginn der Erkrankungen sachverständig zu handeln, desto kleiner wird die Zahl der unheilbaren Fälle werden. Um die Ohrkrankheiten mit besserem Erfolge zu bekämpfen, die Zahl der unheilbaren Erkrankungen des Sinnesorganes zu vermindern und die Entstehung das Leben bedrohender Folgekrankheiten zu verhüten, bedarf es also der Mithilfe aller Ärzte; es ist nicht richtig, daß dazu eine beschränkte Zahl von Ärzten, die sich den Namen eines Spezialarztes beilegen, ausreichend sei. Abgesehen von der ungleichen und staatlich nicht kontrollierten Qualität derselben, kommen in die Hände solcher, sofern ihnen nicht poliklinische Ambulatorien zu Gebote stehen, zumeist nur die chronisch gewordenen Fälle mit so hochgradigen Schädigungen des anatomischen Apparates, daß zur Beseitigung des Sinnesdefektes nur eine sehr begrenzte Hilfe möglich ist oder zur Abwendung letaler Folgezustände chirurgische Eingriffe ernster Art nötig werden. Die Prognose im ganzen kann sich nur bessern, wenn die Anfangsstadien der Erkrankung erkannt und richtig behandelt werden, und dies sollte jeder Arzt verstehen lernen. Am wichtigsten ist dieses Verständnis bei allen Infektionskrankheiten, die erfahrungsgemäß in jedem Lebensalter (Typhus, Influenza etc.), vorzugsweise aber im Kindesalter (Scharlach, Masern, Diphtherie), das Ohr in Mitleidenschaft ziehen und hier so häufig, wenn die erste Hilfe fehlt, den Grund legen zu bleibendem Schaden und schweren bedrückenden Sorgen für die Familie. —

Aber nicht allein vom humanen Standpunkte aus, um eine Schädigung des Allgemeinwohles abzuwenden, muß ein gewisses Maß von Kenntnissen in der Ohrenheilkunde von jedem Arzte verlangt werden, sondern auch vom wissenschaftlichen Standpunkte. Für die gesamte Pathologie und besonders für die gesamte Pathogenese sind die Ohraffektionen von Bedeutung. Keineswegs handelt es sich bei denselben immer um nebensächliche und vom Allgemeinzustand unabhängige Lokalerkrankungen, sondern häufig um Ursachen und Folgen von Allgemeinkrankheiten, deren Zusammenhang unverständlich bleibt, wenn die Untersuchung des Ohres nicht den Schlüssel dazu gibt.

Als Beispiele dafür nenne ich Ihnen aus meiner eigenen Erfahrung die „kryptogenetische Pyämie", die in vielen Fällen deshalb nur „kryptogen" bleibt, weil das Ohr nicht in das Bereich der Untersuchung gezogen ist. Diese Gefahr der Verkennung der Ursache der Pyämie liegt um so mehr vor, als selbst bei den gefährlichsten Ohrerkrankungen äußere Zeichen fehlen können, welche zu einer Untersuchung des Ohres direkt drängen. Als ferneres Beispiel diene die Verwechselung von Pyaemia ex otitide mit Typhus, mit akutem Gelenkrheumatismus, Verwechselung von Leptomeningitis purulenta fulminans ex otitide mit Apoplexia cerebri; fälschliche Annahme von Kopfneuralgien nach Infektionskrankheiten (Influenza) bei otogenen Eiterungen in der Schädelhöhle; irrtümliche Annahme einer rheumatischen Facialislähmung bei otogener Ursache der Lähmung; Verwechselung von otitischen Glykosurien mit echtem Diabetes, Verwechselung von traumatischen Neurosen mit Läsionen des Ohrlabyrinthes.

Diese Beispiele mögen hier genügen, um zu zeigen, daß es auf mangelnder Sachkenntnis beruht, wenn von manchen Seiten gegen die Einfügung der Otologie in den obligatorischen Studienplan der Einwand gemacht worden ist, daß es sich bei diesem Wissenszweige um ein nebensächliches und für den Arzt im allgemeinen entbehrliches Spezialfach handele. Durch die neue Prüfungsordnung für das Deutsche Reich wird nun allerdings bestimmt, daß der Kandidat für die Zulassung zum Staatsexamen einen Praktikantenschein beizubringen hat, durch welchen ihm bescheinigt wird, daß er ein Semester hindurch eine Universitätsklinik für Ohrenkrankheiten besucht hat. Eine spezielle Prüfung durch den Direktor der Ohrenklinik wird aber ausgeschlossen, und eine Prüfung soll überhaupt nur gelegentlich in der chirurgischen oder medizinischen Station des Examens stattfinden. Was mit dieser Bestimmung, deren praktische Durchführbarkeit zunächst zu bezweifeln ist, erreicht werden wird, muß die Zeit lehren. Zunächst wird die Zumutung der Prüfung für die Chirurgen und Internisten eine sehr unwilkommene Aufgabe sein, und zweitens wird es ihnen an geeigneten Kranken fehlen, welche zur Prüfung benutzt werden können, wenigstens an. denjenigen Universitäten, welche Ohrenkliniken besitzen.

Die Chirurgen könnten geneigt sein, gelegentlich der von ihnen abgehaltenen Prüfung dieselbe auf das ihnen am nächsten gelegene Gebiet der großen Ohroperationen bei intrakraniellen Komplikationen auszudehnen. Das hätte aber für den Prüfling wenig Zweck, weil er später als Arzt diese Operationen doch nicht ausführt. Von internen jüngeren Klinikern der Gegenwart habe ich noch nicht erfahren, daß sie sich mit besonderem Interesse mit Ohrenkrankheiten beschäftigt hätten, wohl aber aus gelegentlichen Äußerungen und Urteilen ersehen, daß ihnen der gegenwärtige Entwickelungszustand der Ohrenheilkunde fremd geblieben ist. Diesen Kollegen muß die Belastung, in der Ohrenheilkunde prüfen zu müssen, als besonders unbequeme Aufgabe erscheinen. Unter den älteren hervorragenden internen Klinikern hatten wir allerdings rühmliche Ausnahmen. Von ihnen wurde die Bedeutung der Ohrkrankheiten für den Gesamtorganismus wohl erkannt und deren Wichtigkeit vorurteilslos eingeschätzt. Ich erinnere vor allen Dingen an Lebert in Breslau, Peter Krukenberg in Halle und dessen Nachfolger Theodor Weber.

Ich will mich hier aber nicht weiter einlassen auf ein Kritik dieser Bestimmung, welche das Ansehen der Ohrenheilkunde in den Augen des angehenden Arztes herabsetzen kann. Die wahren Motive, welche hierbei entscheidend gewesen sind, sind für Sie ohne Interesse meine Herren. An der besseren Einsicht und dem besseren Willen der entscheidenden Verwaltungsbehörden hat es nicht gefehlt; der Widerstand hat an den medizinischen Fakultäten gelegen, zu deren Vorberatungen über notwendige Abänderungen der Prüfungsvorschriften kein einziger sachverständiger Beirat zugezogen und gehört worden ist. Es ist mir gesagt worden, daß es besonders der Widerspruch der süddeutschen Fakultäten gewesen ist, welcher in dieser Frage zum Unheil entscheidend war. Die Tatsache ist bedauerlich, aber vorläufig nicht zu ändern. Die Otologie bleibt auch weiterhin zurückgesetzt gegen andere Disziplinen der Medizin, bei denen als Regel dem berufenen Vertreter auch die Pflicht der Kontrolle bei der Prüfung obliegt. Auch für die Psychiatrie ist dies ja zugestanden worden, obwohl es für jeden in allgemeiner Praxis stehenden Arzt wohl nicht zweifelhaft sein kann, daß dieses Gebiet für die täglichen Bedürfnisse der Praxis seltener in Betracht kommt und jedenfalls seltener für das sofortige praktische Handeln Verlegenheiten bereitet als die Erkrankungen des Ohres, die überall und täglich die Hilfe des Arztes beanspruchen. Ein in Ihren Augen gewiß unparteiischer und kompetenter Beurteiler für die Bedürfnisse der ärztlichen Praxis, der Gynäkologe Exzellenz Bernhard Schultze in Jena hat sich in verschiedenen sehr lesenswerten Broschüren zur neuen Prüfungsordnung geäußert und zuletzt in einer 5. Broschüre (bei Fischer in Jena 1896) vor Beendigung der bezüglichen Beratungen eindringlich hervorgehoben: „daß für den Heilberuf des frei praktizierenden Arztes gewisse otiatrische Kenntnisse viel wichtiger seien als psychiatrische, und daß der praktische Arzt mit otiatrischen Kenntnissen und Fertigkeiten ganz unverhältnismäßig mehr Nutzen stiften und Unheil verhüten kann als mit psychiatrischen“. Diese gewichtige Stimme ist im Widerstreit der Meinungen bei der Neuordnung des Prüfungsreglements für Ärzte überhört worden. Wohl aber hat die obere Behörde unseres Militär-Medizinalwesens schon seit längerer Zeit Fürsorge getroffen und zwar allen vorauf die der Königl. Sächsichen Armee, daß ihren Ärzten Gelegenheit zum Unterricht in der Ohrenheilkunde zuteil werde. In Preußen ist an der Kaiser Wilhelms-Akademie für das militärärztliche Bildungswesen (den älteren Ärzten als Pepinière bekannt) dieser Unterricht seit dem Jahre 1878 obligatorisch eingeführt und dadurch der Beweis geliefert, daß die obere Behörde unseres Militär - Medizinalwesens die Notwendigkeit des otologischen Unterrichts viel früher erkannt und zur Durchführung gebracht hat als die vorgesetzte Behörde des Zivil-Medizinalwesens.

Da es für mich in den wenigen Stunden, welche Sie hier unserm Gegenstande widmen können, unmöglich ist, mehr zu geben als eine elementare Einführung in denselben, so reduzieren Sie Ihre Erwartungen auf ein Minimum. Ich werde mich bemühen, Ihnen dieses in solcher Form zu geben, daß Sie es mit Nutzen für Ihre tägliche Praxis brauchen können, und daß Sie dabei zu der Einsicht gelangen, daß Sie ohne Kenntnis der Ohrkrankheiten in der Praxis nicht auskommen können. Wenn Sie auf Grund dieser Einsicht sich angeregt fühlen sollten, sich ernstlicher mit dem Gebiete zu beschäftigen, so würde ich darin den besten Lohn für meine Bemühungen erblicken.

A. POLITZER.

Bartolomeo Eustachio.

Mit dem Aufblühen der Künste und Wissenschaften in
Italien im 15. und 16. Jahrhundert hatte sich auch in der natur-
wissenschaftlichen Forschung ein wichtiger Umschwung voll-
zogen. In erster Reihe war es die Anatomie, welche auf der frei
gewordenen Bahn der Naturforschung zur raschen Entwickelung
gelangte. Als die hervorragendsten Pflanzstätten der anatomischen
Wissenschaft sind insbesondere die Universitäten von Padua,
Bologna, Palermo, Neapel und Pavia zu nennen, an denen die
Lehrer der Anatomie sich nicht mehr an die aus dem finsteren
Mittelalter stammenden kirchlichen Verbote von Sektionen mensch-
licher Leichen kehrten.

Die leuchtenden Namen Vesal, Falloppio, Eustachio,
Ingrassia, Casserio und andere bezeichnen die klassische anatomische Ära, welche noch heute Bewunderung erweckt und in
ihrer Art mit den glänzendsten Leistungen des XIX. Jahrhunderts
wetteifert. Ihr Verdienst, in rascher Reihenfolge eine vorher
ungeahnte Anzahl anatomischer Entdeckungen von bleibendem
Werte an den Tag gefördert zu haben, wird keineswegs ge-
schmälert durch die Tatsache, daß diese Männer einen jungfräu-
lichen Boden für ihr Forschungsgebiet vorfanden.

Die besondere Schwierigkeit der Zergliederung des Gehörorgans erklärt es zur Genüge, daß die Anatomie des Ohres unter
allen übrigen medizinischen Wissenszweigen aus dem allerdings
bescheidenen anatomischen Forschungsschatze des Altertums fast
nichts überkommen hat. Um so überraschender wirkten die in
kurzer Aufeinanderfolge zutage geförderten durchaus neuen
Entdeckungen der einzelnen Teile des komplizierten Gehörorgans,

an welchen sich die großen Anatomen Italiens in jener Periode
mit besonderem Feuereifer beteiligten. So gelang es in einem
verhältnismäßig kurzen Zeitraum, die Anatomie des Gehörorgans
fast auf die gleiche Stufe mit der aller anderen Organe zu erheben.

Trotz der nun an den genannten Universitäten zur freien
Ausübung gelangten anatomischen Sektionen an menschlichen
Kadavern konnte das Vorurteil gegen die Zergliederung des
menschlichen Körpers in der großen Volksmasse nur allmählich
zum Schwinden gebracht werden. Infolge des Mangels an
Leichenmaterial geschah es gar nicht selten, daß die wißbe-
gierigen Jünger der Anatomie zu Leichenausgrabungen ihre
Zuflucht nehmen mußten. Wird doch von Zeitgenossen über
nächtliche Kämpfe zwischen Leichenwächtern und Studenten berichtet, welch letztere behufs Beschaffung von Sektionsmaterial
zur Ausgrabung frischer Leichen an den Friedhöfen sich vereinigten. Dieser anfängliche Mangel an menschlichen Leichen
war auch der Grund, daß man sich zur Erforschung der anatomischen Details vielfach der Gehörorgane von Tieren bediente.
Dadurch wurde, vielleicht unbeabsichtigt, die Basis für die vergleichende Anatomie des Gehörorgans geschaffen, welche insbesondere durch Casserio gefördert wurde.

Zu den hervorragendsten Erscheinungen dieser Zeitperiode
zählt unstreitig Bartolomeo Eustachio, der als Anatom einem
Vesal und Falloppio würdig an die Seite gestellt werden kann.

Leider sind uns nicht alle seine Werke erhalten, doch findet
sich in den vorhandenen so viel Neues und Wertvolles, daß man
sich in vollster Überzeugung dem Ausspruch Hallers anschließen kann: „Quae nova Eustachius invenerit, nulla paene
ratione enumeres, adeo sunt infinita". Das Charakteristische an
seiner genialen Forschungsweise ist, daß er der Erste war, der
sich nicht bloß mit der anatomischen Formenlehre begnügte,
sondern auch den inneren Bau der Organe, die Struktur derselben
zu erforschen bestrebt war.

Über seinen Lebenslauf ist nur Spärliches bekannt, nicht
einmal sein Geburtsjahr ist sichergestellt. Man setzt es gewöhnlich gegen 1510 an, es fällt auf das Ende des 15. oder in den

Anfang des 16. Jahrhunderts. Selbst über den Geburtsort ist man nicht einig. Drei Städte streiten um die Ehre, San Severino in Calabrien, San Severino bei Salerno und San Severino in der Mark Ancona. Letzteres ehrte sein Andenken durch Aufstellung einer Marmorbüste.

Eustachio studierte zu Rom, wurde dann Leibarzt des Herzogs von Urbino, ging hierauf mit dem Kardinal della Rovere wieder nach Rom, wo er Stadtarzt und Professor der Anatomie an der Sapienza wurde. Er erwarb sich nicht nur als Anatom und Arzt, sondern auch als Philosoph und Philolog einen großen Ruf bei seinen Zeitgenossen. Seine Werke zeichnen sich vielfach durch die formelle Diktion aus im Gegensatze zu dem oft barbarischen Stile seines Zeitalters.

Chronische Gicht zwang ihn, in den letzten Lebensjahren auf die Professur zu verzichten; doch behielt er seine Stelle als päpstlicher Leibarzt bei. Er starb im August 1574 auf einer Reise zu dem Kardinal della Rovere in Fossombrone.

Eustachios' Charakter ist psychologisch dadurch interessant, daß er trotz seiner eigenen glänzenden Entdeckungen in allen Teilen der Anatomie doch das Ansehen Galens nicht nur hochhielt, sondern fanatisch zu stützen und insbesondere gegen Vesal zu verteidigen suchte. Man erkennt in seinen Schriften, sagt Sprengel, wie sich der Gehorsam gegen Galen wider Vernunft und Erfahrung sträubt und leider nur zu oft obsiegt. Daraus ist es zu erklären, daß er oft bitter und unduldsam gegen andere wurde und in seinem tendenziösen Tadel gegen den Neuerer Vesal dessen große wissenschaftliche Bedeutung ganz und gar verkannte. Namentlich Vesals Beschreibung des Gehörorgans tadelt er so heftig, daß er sich zu dem Ausspruch versteigt, es sei darin nicht eine Spur von Wahrheit enthalten.

Es ist hier nicht unsere Aufgabe, die zahlreichen Errungenschaften aufzuzählen, durch die Eustachio die Anatomie bereicherte, noch heute erinnern viele Bezeichnungen an ihn; er war unleugbar ein anatomisches Genie! Haller fällte über seine intellektuellen und moralischen Eigenschaften das treffendste Urteil in den Worten: „Vir acris ingenii, parcus laudator, sed ad inveniendum et ad subtiles labores a natura paratus, omnium quos

20 A. Politzer.

novi anatomicorum, plurima inventa, plurimasque correctiones
ad perficiendam artem attulit." (Bibl. anat. t. I, pag. 223.)

Von seinen Werken sind als die bedeutendsten hervorzuheben: Opuscula anatomica. Venet. 1563. 4, enthaltend
unter anderem die Epistula de auditus organo, pg. 153. Lugduni
Batavorum 1707, pg. 134. Editio Delphis 1726, pg. 125. Tabulae anatomicae cl. viri Bartholomaei Eustachii, quas e tene-
bris tandem vindicatas, et sanct. Dom. Clementis IV., Pont. max.
munificentia dono acceptas, praefatione notisque illustravit Io.
Maria Lancisius, intimus cubicularius et archiater pontificis,
Romae, 1714, in fol. Editio 1728[1]). Die Tabulae, welche Eustachio
(nach einer Stelle in „De renum structura", c. 16, pg. 44) schon
im Jahre 1552 durch Giulio de Musi stechen ließ, erschienen
nicht bei Lebzeiten. Wie Eustachio in der Einleitung zu den
Opuscula erwähnt, hatte er die Absicht, 46 Kupfertafeln heraus-
zugeben, wurde jedoch durch Alter und Krankheit daran gehindert. Nach seinem Tode gingen die Kupferplatten an seinen
Verwandten Petro Pino über. Durch 150 Jahre galten sie
nun für verloren, bis sie der päpstliche Leibarzt Lancisi bei den
Erben des Pino auffand und sie 1714 zuerst herausgab. Der Zweck
dieser Tafeln, welche nach jungen Kadavern gearbeitet zu sein
scheinen, war einerseits die Richtigstellung der Behauptungen
Vesals und andererseits, die eigenen Entdeckungen Eustachios
in das richtige Licht zu stellen. Ein Kommentar des Eustachio zu
diesen Tafeln hat sich nicht vorgefunden und fehlt auch heute noch.

Die Leistungen Eustachios in der Anatomie des Ohres
müssen als hervorragend bezeichnet werden, und aus der Vorliebe,
mit der er sich gerade diesem schwierigen Gebiete zuwandte, erklärt es sich, daß er nicht wenig Neues den Entdeckungen seiner
Vorgänger hinzufügen konnte. Er hinterließ diese Untersuchungs-
ergebnisse in dem Buche „De Auditus organis", welches einen
Abschnitt der Opuscula[2]) bildet.

---

[1]) Vergleiche ferner: Bernardi Sigfried Albini Explicatio tabularum
anatomicarum Bartol. Eustachii, castigavit, auxit denuo edidit. Leidea, fol. 1744
bis 1761. Diese Ausgabe ist die vortrefflichste, welche von diesen Tafeln des
Eustachio erschienen ist.

[2]) Im nachstehenden ist die Editio Delphis 1726 von mir benutzt worden.

In der Einleitung bietet er einen kurzen historischen
Überblick, wobei er sich mit Stolz die Entdeckung des Steigbügels zuerkennt und behauptet, denselben vor Ingrassia de-
monstriert und abgebildet zu haben[1]). Sein wichtigstes Argument,

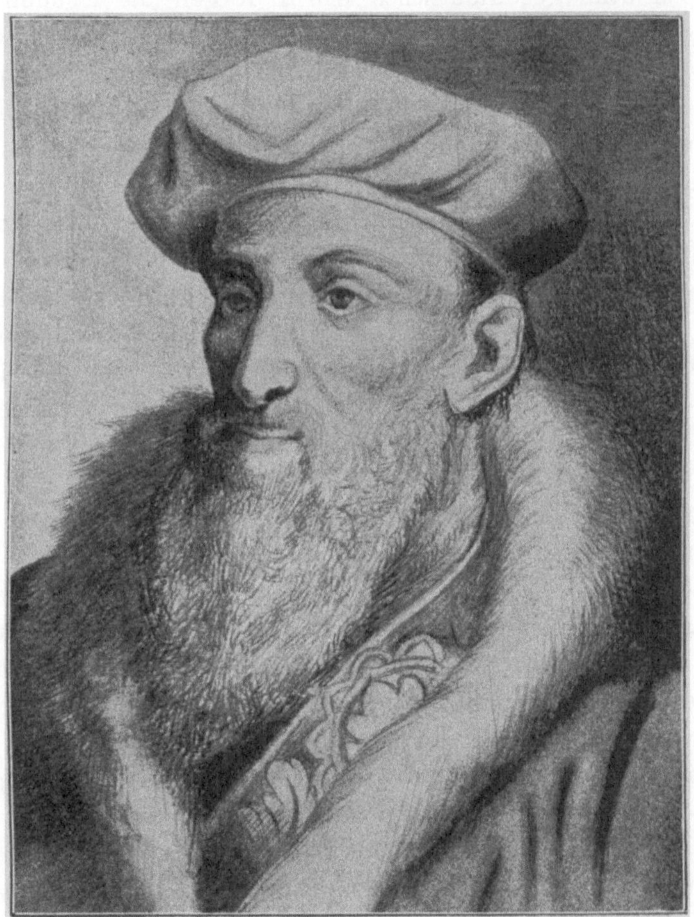

durch das er dem Ingrassia den Ruhm streitig zu machen
sucht, besteht darin, daß er so viele andere verborgene Teile
des Gehörorgans aufgefunden habe, die zurzeit den übrigen,
selbst dem Ingrassia, unbekannt gewesen wären!

---

[1]) Ego quidem scio, me neque edoctum, neque monitum ab aliquo, multo
antequam ipsi scribant, id ossiculum novisse, Romaeque non paucis ostendisse atque
in aes incidendum curasse. pag. 131.

Mit besonderer Schärfe kritisiert er sodann Vesal namentlich wegen seiner Darstellung des Verlaufs und der Verzweigung des Antlitz- und Gehörnerven und seiner allzu oberflächlichen Beschreibung des so kompliziert gebauten Gehörorgans [1]).

Nach dem geschichtlichen Abriß folgen die eigenen Entdeckungen des Eustachio. Die Erwägung, daß überall, wo gelenkige Verbindungen vorhanden seien, auch ein Muskelapparat da sei, der die Bewegung besorge, leitete ihn dahin, nachzuforschen, ob es nicht auch für die Lokomotion der Gehörknöchelchen einen eigenen Muskel gäbe. Wir wissen, daß bereits Vesal und Ingrassia einige Kenntnis von dem Tensor tymp. hatten, immerhin gebührt Eustachio das Verdienst, eine exakte, unzweideutige Beschreibung desselben geliefert zu haben, welche noch dadurch wirksam unterstützt wird, daß er genau angibt, wie man den Muskel leicht auffindet. Eine Abbildung des Tensor tympani, der beim Hunde mit einer fleischigen Drüse verbunden sei, findet sich in der Tabula septima seiner anatomischen Tafeln.

Sektionsmethode und Beschreibung lauten: Musculum, quod sciam, nemo adhuc invenit, tu si illum videre cupis, aperta calvaria os incide, quod Petram refert, eo loco, quo linea minime alte penetrante exsculptum est, et versus tenuiorem ossis Temporis sedem in anteriorem partem magis eminet, ejusque squammam accurate detrahe, summa diligentia abhibita, ut subjecta organa nihil laedas: hoc sane experta manu ubi effeceris, statim musculus conspiciendum se exhibebit, qui etsi omnium minimus sit, elegantia tamen et constructionis artificio nulli cedit; pag. 135. „Oritur (sc. Tens. tymp.) a substantia ligamentis simili qua parte os, quod Cuneum imitatur, cum temporis osse committitur, indeque carneus evadens redditur sensim ad medium usque aliquanto latior; deinde vero angustior effectus tendinem gracillimum producit, qui in majorem

---

[1]) Qui Anatomicae hodie Artis Inventor, et quasi Architectus ab omnibus pene creditur, quintum nervorum Cerebri par, foramine admodum tortuoso, propria ipsius causa facto, in cavitatem Auditus Organo praeparatam vehi, ibique varie discindi, ac propagines quasdam, an similitudinem membranae dilatatas, huius cavitatis sedibus offerre, atque etiam Auditus Organi non infimam partem constituere asserit. . . . l. c. pag. 131.

apophysim ossiculi Malleo comparati, fere a regione minoris apo-
physis ejusdem, inseritur"; pag. 135.

Wir setzen die eigenen Worte des Eustachio hierher, um zu
zeigen, wie klar und genau seine Anweisungen sind, und um dem
Vorwurf zu begegnen, daß in die Stelle mehr hineingelegt wurde,
als dem Forscher wirklich bekannt war. „Diese Präparation des
Muskels", setzt er hinzu, „ist zweifellos schwer, aber bei öfterer
Übung nicht zu verfehlen. Man dürfe nicht glauben, daß man
den Muskel bei großen Tieren leichter als beim Menschen auffinden könne. Er finde sich bei allen, aber bei den meisten noch
viel kleiner als beim Menschen. Viele Anatomen hätten die falsche
Ansicht, daß die Größe der Körperteile ihrer Funktions-
wichtigkeit entspreche. Dies sei aber ganz falsch
namentlich beim Gehörorgan. Die Entdeckung des Trommel-
fellspanners sei sehr wichtig, denn sie gewähre einen Einblick
in das Wesen der Gehörfunktion und zeige, wie unvollkommen
die bisherigen Anschauungen wären."

Die Chorda tympani erkannnte Eustachio zuerst ganz
sicher als Nerv und wußte, daß sie mit den Geschmacksnerven
vom 3. Ast des Trigeminus in Verbindung stehe[1]).

Die größte Berühmtheit aber erlangte er durch die genaue
Schilderung der Gestalt, der Struktur und des Verlaufs der nach
ihm allgemein bezeichneten Ohrtrompete. Zwar hatten schon
die Alten, wie wir sahen, einige Kenntnis von ihr, namentlich
Aristoteles und Celsus, auch Vesal[2]) und Ingrassia[3]) hatten

---

[1]) Poterat sane ad Tympanum, et ad Organa Auditus, ab una aut ab altera
portione quinti paris nervorum Cerebri, commode nervus dispensari; quod tamen
minime factum fuisse cernimus, sed ab altero ejusdem visceris quarti jugi nervorum
ramo exilis quaedam propago, reflexo itinere juxta illum, quem modo descripsi, osseum
canalem, Aurium cavum, in quo ossicula Auditus continentur, ingreditur et oblique
Tympano, ac deinde ossiculo malleum imitanti supra musculi insertionem adhaerescit,
nec ibi desinit, sed ulterius procedens Os lapideum in posteriori sede Meatus Auditorii
perforat, deorsumque reflexo parumper repit ac tandem cum tenuiori duriorique ramo
quinti paris nervorum Cerebri jungitur, et coit. l. c. pag. 140f.

[2]) Foramen in externa tantum infernaque calvariae basis sede esse obvium.
huic enim oblique versus exteriora protensum, in auditorii organi cavitatem temporis
ossi insculptam desinere ... aerem etiam in temporis ossis antrum auditus organo
proprium, per id foramen ferri. De corp. h. fabr. L. I, cap. 12.

[3]) Comment. in. Gal. de ossib. C. I comm. 8.

nur eine unklare Vorstellung vom Baue dieses Kanals. Eustachio jedoch war es, der sein Dasein zuerst unzweifelhaft sicherstellte. Wie sehr die Kenntnis der Tuba im argen lag, mag wohl daraus hervorgehen, daß sie der Schüler des Falloppio, Fabricius ab Aquapendente, nicht einmal erwähnt, und auch spätere Anatomen eine falsche Beschreibung lieferten oder gar mit dem Aquaeductus Falloppii verwechselten, wie z. B. Riolan, Thomas und Caspar Bartholin, Talpius, Schneider u. a. m.

Eustachio vergleicht die Tuba mit einer Schreibfeder. Sie ziehe von der Basis cranii und seitlich nach vorne und sei gegen den Proc. pterygoid. des Keilbeins gerichtet. Zwei Teile setzten die Ohrtrompete zusammen, eine dem Os temp. angehörende feste, der Paukenhöhle näher gelegene und eine weiche teils knorpelige, teils ligamentöse Partie, welche gegen den hinteren Nasenrachenraum gerichtet sei. Der Querschnitt sei nicht regelmäßig rund und in der inneren Portion zweimal breiter als in der äußeren. Die erstere, welche dem Nasenraum zugewendet ist, sei mit einer Schleimhaut überkleidet und scheine am Ausgang einen Sphinkter zu bilden. Diese Schleimhaut bilde die Fortsetzung der Nasenschleimhaut. In den Tabulae des Eustachio vermissen wir eine Abbildung der Ohrtrompete gänzlich.

Eustachio beschrieb nicht nur die Tube, er erkannte auch den großen Wert seiner Entdeckung für die Physiologie und Therapie. „Erit etiam Medicis hujus Meatus cognitio ad rectum Medicamentorum usum maxime utilis, quod scient posthac ab Auribus, non angustis foraminibus, sed amplissima via posse materias etiam crassas, vel a Natura expelli, vel Medicamentorum ope, quae masticatoria appellantur, commode expurgari." pag. 140.

In diesem Satze liegt die prophetische Ahnung der modernen Otiatrie! Leider währte es geraume Zeit, bis die Kenntnis der Tube eine allgemeine wurde, und erst im 17. Jahrhundert fand diese bedeutungsvollste aller otologischen Entdeckungen die entsprechende rationelle Verwertung durch die Anwendung des Katheters.

Auf die otiatrische Therapie seines Jahrhunderts übte Eustachios Entdeckung nicht den geringsten Einfluß; denn die

schon von alters her geübte Anwendung von Gurgel- und Nieß-
mitteln bei Ohrkrankheiten basierte nicht auf wissenschaftlicher
Erkenntnis, sondern auf Empirie und fand erst später eine gewisse theoretische Stütze, was schon Morgagni bezeichnender-
weise hervorhebt: „Plura utiliter a Medicis praecipi scio casu
primum, deinde multiplici observatione edoctis, quorum veras
agendi vias rationesque penitus ignorant". (Ep. anat. VII c. 9.)

Das bisher Berichtete würde hinlänglich genügen, um
Eustachio für alle Zeiten einen Ehrenplatz in der Geschichte
der Otologie zu sichern. Nicht minder verdienstvoll sind aber
auch seine Untersuchungen des inneren Ohres. In seinen Tabulae
anatom., welche Abbildungen verschiedener Schnitte der Pars
petrosa, des Schläfebeins, der Gehörknöchelchen, des Tensor tympani, der Chorda tymp., des Promontorium und des Vestibulum
enthalten, (Tab. 7, 8 I III, 43 II III, 44 II III, 46 II) sind auch die
Bogengänge und die Schnecke gut dargestellt. Letztere beschrieb er weit besser als Falloppio. Er kannte den Schnecken-
kanal, welcher nach ihm drei Windungen habe, entdeckte das
knöcherne Spiralblatt, die Spindel und die häutige Zone[1]).

Den Gehörnerven verfolgte er bis zur Schnecke, wußte
aber nicht, ob derselbe den Spiralgängen folge oder früher endige.
Den Antlitznerven, dessen Verlauf er ebenfalls beschreibt, hielt
er nicht für einen eigenen Stamm[2]). Auch die Muskeln des äußeren

---

[1]) Opusc. anat. pag. 136 f. Est autem id corpus, quod testam cochleae elegan-
tissime refert, tribus spiris in orbem convolutum, quarum elatior superiorem obtinet
sedem, et Nervum suscipit; angustior vero inferiorem, et ossis cavo terminatur; neque
tamen est hanc ob causam, uti quidam faciunt, os istud caeca cavitas exitum non
habens appellaudum, quia, etsi in modum testae cochlearum spiras habet, nihilominus
foramine, veluti illae, non caret. .... Nec silentio practereundum est os Cochleam
referens ex duplici spirarum genere constare, quorum alterum, a nobis jam expositum,
ab ossea substantia admodum tenui, sicca, et quae facile teritur, creatur; alterum
vero, omnibus Anatomicis adhuc ignotum, ex materia quadam fit molli et mucosa, firma
tamen et quae nescio quid arenosi permixtum habet, oriturque ex medio spatio priorum
spirarum, tanquam ex ampliore basi, sensimque ex tenuatum in aciem desinit; sed
non tam alte conscendit, ut ossis ambitum, qui priores spiras terminat, attingat ....
os cochleae in medio, ea nimirum parte, cui spirae iniutuntur, a principio ad extremum usque, angusto et recto meatu esse pervium ...

[2]) l. c. pag. 136. Quintum nervorum Cerebri jugum ex duobus tantum nervis,
ut alii arbitrantur, minime constat, sed duas utrimque propagines inaequales habet,
quarum major secundum longitudinem, instar semicirculi eleganter excavatur, mino-

Ohres untersuchte Eustachio genau und kannte den oberen und
hinteren Ohrmuskel, welch letzteren er für einfach, nicht (wie
Falloppio) in 3 Teile gespalten ansah und bildete dieselben
zuerst ab.

Über die Physiologie des Hörens drückt sich Eustachio
sehr bescheiden aus, da er wußte, daß die Kenntnisse seiner Zeit
zur Erklärung nicht hinreichten[1]). Sicher sei bloß, daß die Gehörknöchelchen in Bewegung gesetzt werden[2]), und daß der Tensor
tympani mit der Schallwahrnehmung in Verbindung stehe, ja für
dieselbe notwendig sei. Die Aktion dieses Muskels glaubte er der
Willkür unterworfen und regte hierdurch eine schwierige Frage
an, die noch heute ihrer endgiltigen Lösung entgegensieht[3]).

Welch reiche Fundgrube Eustachios Werk darbietet, geht
aus unserer auf das nötigste eingeengten Darstellung hervor.
Ingrassia, Falloppio und Eustachio sind als die ruhmreichen
Begründer der makroskopischen Anatomie des Ohres zu bezeichnen,
deren Leistungen die Zeitgenossen nur Spärliches, die Nachfolger
nur feinere Details hinzuzufügen vermochten.

---

remque, quod alios fugit, amice suscipit et amplectitur, eoque modo ambae simul junctae
oblique in anteriorem et exteriorem partem, usque ad extremum sinus in osse Petrae
simili earum gratia exsculpti, procedunt; ubi minor propago a majore recedens, parvum
foramen sibi paratum invenit, et ingreditur, mireque admodum flexuoso incessu, de
quo nunc loqui non est opportunum, extra calvariam elabitur; major autem propago
videtur in tres portiones parum invicem distantes terminari, ex quibus praecipue
exiguo foramine, in Cochleatum os pervio, obducitur sed num instar operculi eidem
tantum incumbat; an vero alte penetret, et in spiras ejus ossis convolvatur, propter
difficultatem administrationis, certo explorare adhuc non potui.

[1]) Sed qualis eorum sit motus, quove principio, et qua vi fiat, vix aliquis
Anatomicorum explicare audet. l. c. pag. 134.

[2]) In hoc fere omnes consentiunt, aërem, qui, dum sonus editur, tanquam unda
fluctuat, membranam Auditorio meatui obductam pulsare, ab illa deinceps consecu-
tione quadam illa ossicula moveri. ibid.

[3]) Quum instituisset Natura Auditus Organa arbitrio voluntatis moveri, articu-
lationem quoque ac musculum, sine quibus fieri is motus nequit, tribuere illis voluit.
pag. 135.

ARNOLD KNAPP.

Report of a Case of Panotitis in an Adult.

Moderate grades of involvement of the labyrinth are not infrequent complications in severe forms of acute suppuration of the middle ear. This condition is regarded as a hyperemia of the labyrinth or pressure exerted on the labyrinthine structures and is characterized by severe tinnitus, marked deafness, nausea and vomiting. The prognosis for restoration of hearing is usually good. Politzer has described under the title of panotitis, a simultaneous or rapidly following involvement of labyrinth and middle ear, usually occurring in children, and distinguishes between a genuine or meningeal type and one occurring after scarlatinal diphtheria. This is a very severe infection which leads to disorganization of the labyrinth and complete deafness. Caries of the labyrinth frequently occurs in the course of chronic purulent otitis, as has been often demonstrated since the introduction of the so-called „radical“ operation. The following case of simultaneous involvement of the middle and internal ears in an adult patient possesses a number of unusual features:

A. L., female, 53 years of age, was admitted to the New York Ophthalmic and Aural Institute, April 29, 1904. She is married, has two children; always enjoyed good health. No previous ear trouble.

Present illness. — After a severe cold of two weeks' duration, on blowing her nose four days ago, she felt a sharp pain in the left ear. This was followed by tinnitus and vertigo. On the following day the headache continued with nausea and vomiting. The vertigo was so intense that she could not stand up. The region about the ear became very tender and she had fever.

Condition on admission. — The patient has to be carried upstairs. She is a large, fleshy woman who seems quite ill, though very much frightened. The region of the L. mastoid is swollen and very tender. L. ear canal stenosed, contains fluid pus; Mt not visible. Hearing = (vox) $^2/_{60}$. Weber lateralized to other side. R. ear normal.

She complains greatly of headache; has vomited; is dizzy with tendency to fall to L. Nystagmus on looking to R. Eye grounds normal. T. 101,4° F., P. 80.

Operation. April 29th. Morphine-ether narcosis. Pneumatic mastoid. Antrum contains pus under pressure. The cells are filled with fluid pus and swollen mucous membrane. They extend deep into the petrous bone under the tympanum. In proceeding to the tympanum healthy dura is laid bare above; the exposed external semicircular canal presents no macroscopic lesion as far as it can be inspected, the medial part of the posterior canal-wall is carefully resected, exposing the incus surrounded by swollen mucous membrane.

Subsequent course. April 30th. T. went up to 103,2° F. after operation; has remained at 102° F. throughout day. P. 80—90; intermits every third or fourth beat. Tinnitus. Nystagmus distinctly less. No nausea. No disturbance of sensorium. Headache not marked.

May 1st — 9th. T. gradually returned to normal. Some discharge from wound. Complains of constant tinnitus; vertigo on raising up. No headache. Nystagmus present on looking to R. side. Takes nourishment. Hearing very poor.

May 10th. Was allowed to be up for the first time. Later complained of headache and could not sleep. T. rose to 101°—102° F. P. 100; vomited.

May 20th. Gradual improvement; no fever; wound clean; no nystagmus.

May 22d. Some headache; nausea and vertigo. T. 101° F.

July 20th. The wound has contracted down to a sinus leading to aditus.

Sept. 12th. Wound healed.

Oct. 4th. Vertigo less; tinnitus continues; no hearing.

Dec. 29th. No vertigo; tinnitus not so distressing; wound firmly healed. Has been regularly treated with catheter inflation and has taken iodide of potasium without benefit. H = O. Canal wide. Mt thickened; no details.

Feb. 28th, 1905. No change in aural condition; tinnitus very slight; no vertigo, though gait is wavering. H = O. Weber to other side; no nystagmus.

Remarks. In this case of acute suppuration of the middle ear, following a coryza in an adult patient, symptoms of labyrinthine involvement were present from the first, viz: tinnitus, vertigo, nystagmus, loss of hearing, and Weber lateralized to the other side. Signs of mastoiditis supervened and an operation was early decided upon from the symptoms of grave involvement of the internal ear. At the operation where the usual condition of inflammation with abscess formation in the mastoid was discovered, the aditus was laid bare exposing the external semicircular canal and a part of the inner extremity of the posterior meatal wall were resected to relieve any intratympanic tension and to insure thorough drainage. The symptoms of the suppuration gradually abated, the healing was extremely slow and the mastoid wound was not closed until five months later. On the day after the operation the nystagmus was distinctly less and disappeared in three weeks. The vertigo also was slightly relieved after operation, but persisted to a certain degree for six months. The tinnitus has remained the most obstinate symptom and even now, nine months later, is occasionally present. The hearing has been permanently lost. At present the patient complains only of a wavering gait, and on standing with closed eyes, tends to sway backward. Without anatomical examination it is futile to theorize on the kind of pathological process which was present in the internal ear or whether the mode of its development took place through one of the windows or by way of anastomoses between the vessels of the middle and the internal eard, or through a congenital dehiscence in the labyrinth capsule. At the same time the involvement of pneumatic cells which extended from the mastoid process forward and inward, deep under the labyrinth, is worthy of note.

From the present state of our knowledge of the functions of the various parts of the labyrinth it would seem that all parts were equally affected. To return to the sypmtom of nystagmus which was of the greatest interest, we may point out that the nystagmus was horizontal in character and became most marked when the eyes were turned to the side opposite the affected ear, as usual. Nystagmus is generally associated with a lesion in a semicircular canal and is the first of the so-called labyrinth-symptoms to disappear if the case recovers. I find in Hinsberg's admirable article on „Suppurations in the Labyrinth"[1] a quotation from an article of Brieger's[2] that in isolated disease of a semicircular canal the nystagmus is elicited only on directing the eyes in a certain direction, but in diffuse suppurations of the labyrinth nystagmus often occurs during any fixation, and that this may be of prognostic importance. Hinsberg states that this statement of Brieger's has not been confirmed. In our case, where the process in the labyrinth was presumably generalized, the nystagmus was observed only on turning the eyes in one direction.

Early in its course, viz. at the first examination four days after onset of pain in the ear, the case presented a nearly complete stenosis of the canal in its depth. This condition is generally recognized as being a most unwelcome complication, significant of an extension of the purulent process from the tympanum, and one which, if present, furnishes one of the most important indications for operative intervention.

---

[1]) Zeitschr. f. Ohrenhlk. Vol. XL p. 149. translated in Arch. of Otology vol. XXXI.

[2]) Über die operative Behandlung chron. Mittelohreiterungen. Breslauer Statistik, vol. 20 — p. 1.

E. P. FRIEDRICH.

Ein Beitrag
zur ohrenärztlichen Begutachtung von Unfallskranken.

Die Bedeutung, welche die Begutachtung von Unfallskranken, wie für alle anderen Gebiete der Medizin, so auch für die Ohrenheilkunde gewonnen hat, möge es rechtfertigen, wenn ich für diese Festschrift ein Thema wähle, welches vornehmlich praktisches Interesse besitzt, dessen Darstellung um des Zusammenhanges willen auch die Anführung von Tatsachen erfordert, welche dem erfahrenen Ohrenarzte geläufig sind.

Die Beteiligung des Schläfenbeines an Schädelbasisfrakturen galt schon den älteren Ärzten als eine bekannte Tatsache, und von jeher sah man den Abfluß von Blut aus dem Gehörgang nach einem Kopftrauma als einen Beweis für eine Schädelbasisfraktur an. Von Chirurgen sind zahlreiche Untersuchungen über die Entstehungsart und die davon abhängige Form der Brüche angestellt worden, wodurch der Beweis erbracht wurde, daß die Frakturen der Felsenbeinpyramide eine besonders häufige Begleiterscheinung dieser Verletzungen darstellen.

Auch die otologische Literatur verfügt jetzt über eine größere Zahl von klinischen Beobachtungen und Sektionen solcher Brüche, aber nicht weniger Bedeutung besitzen die Fälle, in welchen die Verletzung nicht zu Kontinuitätstrennungen im Knochen des Labyrinthes geführt, sondern trotz intakter Labyrinthkapsel bemerkenswerte Ohrsymptome ausgelöst hatte.

Während dort sowohl durch die Blutung als auch otoskopisch gewöhnlich direkte Beweise für die Verletzung des Gehörorganes zu erbringen sind, resultieren aus den ohne solche Veränderungen einhergehenden Verletzungen bloß funktionelle Störungen des Ohres, die man aus Mangel an sichtbaren Veränderungen, otoskopisch in vivo und makroskopisch post mortem, als Commotio labyrinthi zu

3*

bezeichnen pflegt. Nachdem durch Barnick mikroskopische Untersuchungen über Labyrinthe derartig Verletzter beigebracht worden sind, ist festgestellt worden, was man schon von vornherein als das Wahrscheinliche annehmen mußte, daß die Commotio labyrinthi ihre anatomische Unterlage in Blutaustritten in das Labyrinthinnere erhält, welche sowohl einzelne Abschnitte seiner Hohlräume als auch die Nervenelemente desselben befallen können.

Außerdem jedoch sprechen die Resultate der Hörprüfungen, die sich im Ausfall einzelner Töne oder Tonreihen zu erkennen geben, dafür, daß bei Unfällen durch Erschütterung oder mit dem Unfall verbundene explosible Schalleinwirkungen nervöse Hörstörungen ohne anatomische Grundlage auftreten können, welche den Skotomen durch grelle Belichtung zu vergleichen sind.

Die Natur der Schädelbrüche bringt es mit sich, daß ihre Behandlung zunächst nicht dem Ohrenarzte zufällt. Wenn auch erst bei dem Hervortreten von funktionellen Störungen des Ohres, welche als Folgen des Unfalles für die Begutachtung das wichtigste Moment darstellen, die Untersuchung der Ohren zur Notwendigkeit wird, so ist es doch für die Deutung der Unfallsfolgen von der größten Wichtigkeit, daß möglichst früh, sobald nur der Verletzte vernehmungsfähig ist, die Prüfung der Ohren erfolgt.

Wer Gutachten über die Abhängigkeit von Hörstörungen nach Unfällen auszustellen hat, entbehrt leider zu häufig dieser frühen Untersuchungen, welche oft allein imstande sind, die Abhängigkeit einer Trommelfellnarbe, einer Trübung, einer Perforation, einer Eiterung oder einer Narbe im Gehörgang von dem Unfall sicher zu stellen, oder eine vergleichsweise Beurteilung der zu verschiedenen Zeiten nach Eintritt des Unfalls bestehenden funktionellen Gehörstörungen ermöglichen.

Die funktionellen Störungen des Gehörorganes nach Schädelbrüchen bewegen sich zumeist auf dem schwierigen und schwankenden Gebiet der Labyrinthsymptome, denn das Labyrinth ist ja der Teil des Gehörapparates, der bei Brüchen des Schläfenbeins am häufigsten in Mitleidenschaft gezogen wird.

Dem otoskopischen Befunde wird gewöhnlich für die Beurteilung einer überstandenen Schläfenbeinfraktur eine nur geringe Bedeutung beigemessen. Ist es doch bekannt, daß Trübungen, Verkalkungen und Narben des Trommelfells einen häufigen zufälligen Befund darstellen bei Menschen, die sich nicht bewußt sind, früher die Ohrerkrankungen durchgemacht zu haben, von denen jene Veränderungen zweifellos die Residuen darstellen. Eine Bedeutung gewinnen diese Veränderungen nur, wenn es durch Untersuchungen direkt nach dem Unfall erwiesen war, daß eine traumatische Ruptur des Trommelfells bestanden hatte. Die Übereinstimmung einer erstmalig nachgewiesenen Perforation mit dem Sitze einer später erkennbaren Narbe wird ihre Herkunft von dem Unfalle sicherstellen können.

Blutungen aus dem Gehörgang sind bekanntlich an sich nicht beweisend für die Annahme einer durch den Unfall bedingten Trommelfellruptur, wenn ihre Ursprungsstelle nicht sicher erkannt ist, denn jene können auch von Fissuren im knöchernen Gehörgang ihren Ursprung genommen haben. Derartige Brüche im äußern Gehörgang gehören nicht zu den Seltenheiten. Ihre Kenntnis ist aber deshalb von der größten Bedeutung für eine Begutachtung, da ihre otoskopische Feststellung nach bereits erfolgter Heilung einwandsfreie Schlüsse auf die vorangegangene Verletzung gestattet, als es allein jene narbigen Veränderungen am Trommelfell zu tun imstande sind. Es führen nämlich die meist als unregelmäßige Splitterbrüche auftretenden Verletzungen des Schläfenbeines oft zu Frakturen des knöchernen Gehörganges, dessen obere Wand sie bevorzugen.

Mehrfach fand ich, daß solche Frakturen auf den Annulus tympanicus übergingen und durch dessen Fraktur zu einer Verletzung des Trommelfells die Veranlassung gaben. Die gebrochene Stelle läßt sich nach erfolgter Heilung als tiefer narbiger Knochendefekt oder als durch Callusbildung entstandene dicke Leiste erkennen. Bei der Verbindung einer Trommelfellnarbe mit einem derartigen Bruch der Gehörgangswand sichert die otoskopische Untersuchung die Diagnose auf Beteiligung des Ohres an der Schädelbasisfraktur.

Wie bereits früher gestreift wurde, wird die Begutachtung recht häufig erschwert durch Ohrveränderungen, welche zweifellos älteren Ursprungs sind als das Trauma. Unfallskranke, denen die Aussicht auf eine Rente winkt, sind leicht geneigt, allen gesundheitlichen Störungen eine gesteigerte Aufmerksamkeit zuzuwenden. Mit ihrer Beobachtung steigern sich bewußt oder unbewußt die Beschwerden, und es kommen den Kranken Leiden zum Bewußtsein, denen sie früher keine Beachtung geschenkt haben. Wenn schon Leute aus gebildeten Kreisen oft in Unkenntnis einer einseitigen starken Schwerhörigkeit oder einer chronischen Mittelohreiterung dahinleben, ohne dadurch eine gesundheitliche Störung zu empfinden, um wieviel mehr muß dies der Fall sein bei der arbeitenden Bevölkerung.

Dieser Hinweis ist von der größten praktischen Bedeutung, denn öfters werden von Unfallsverletzten, deren Ansprüche deshalb abgewiesen werden mußten, weil die Ohruntersuchung bei ihnen eine vom Unfall sicher unabhängige beiderseitige alte Mittelohreiterung mit kariösen Defekten erwiesen hatte, Zeugenaussagen beigebracht, daß sie vor dem Unfall normales Gehör besessen hätten. Derartige Aussagen von Mitarbeitern sind absolut wertlos, da die Schwerhörigkeit erfahrungsgemäß schon einen hohen Grad erreicht haben muß, ehe sie der arbeitenden Bevölkerung im gewöhnlichen Leben auffällt. Als Beispiel für einen solchen Fall füge ich ein Obergutachten an, das ich erstatten mußte, weil ein Vorgutachten, welches die Abhängigkeit einer beiderseitigen Mittelohreiterung von einem Unfall abgelehnt hatte, von dem Reichsversicherungsamt beanstandet worden war.

Das Obergutachten, das am 30. November 1904 ausgestellt wurde, lautet im wesentlichen folgendermaßen: Der Mann gibt an, beim Heben von Lasten, beimBücken und beim Klopfen auf Eisen das Gefühl zu haben, als wollte der Kopf auseinanderplatzen. Das rechte Ohr läuft beinahe immer, höchstens hört es einmal 1—2 Tage auf. Er hat keine Schmerzen, keine Ohrgeräusche. Schwindel tritt nur auf, wenn „er Rohre zusammenschraubt, wobei er vielmal im Kreise herumgehen muß".

Die Untersuchung der Ohren ergibt folgendes. Rechtes Ohr: Das Trommelfell ist in seiner oberen Hälfte erhalten, fehlt im unteren Teil. Der Proc. brevis ist ebenso wie der Hammergriff in dem narbig veränderten oberen und vorderen Trommelfellabschnitt zu sehen. Der Hammergriff verläuft in der normalen

Richtung nach hinten und abwärts und ist mit seiner inneren Fläche mit der Mittelohrwand verwachsen. Vor und hinter seinem unteren Ende wölbt sich der Trommelfellrest halbkreisförmig nach oben. Die dadurch gebildeten scharfen Trommelfellränder stehen von der Mittelohrwand ab und gestatten einen freien Einblick nach oben, wobei eine tiefe kraterförmige Vertiefung gegen den oberen Mittelohrraum sichtbar wird. Durch den Trommelfelldefekt übersieht man die Schleimhaut des Mittelohres, welche leicht granuliert. Man kann nach hinten den unteren Teil des Recessus epitympanicus sondieren, aus dem sich matschige Granulationen hervordrängen. Es besteht eine spärliche dünne, fast farblose Absonderung. Der äußere Gehörgang zeigt keine Veränderungen, insbesondere sind keine Narben am knöchernen Trommelfellring zu sehen, wie sie nach Knochenbrüchen des Schläfenbeins mit Zerreißung des Trommelfells aufzutreten pflegen.

Das linke Trommelfell läßt die hochgradigen Veränderungen einer chronischen Eiterung erkennen. Die Gehörknöchelchen fehlen. Ein verdickter narbiger Trommelfellrest findet sich nach vorn oben und unten gelagert. Er geht ohne Grenze in die vordere und obere Gehörgangswand über. Nach hinten führt ein breiter narbiger Defekt zum Recessus. Die hintere Gehörgangswand ist unregelmäßig vorgebuchtet und durch narbige Veränderungen so gesenkt, daß sie sich kulissenartig vor jene Öffnung zum Recessus schiebt. Die durch den Defekt sichtbare, leicht granulierende Mittelohrschleimhaut sondert ein spärliches schleimig-eitriges Sekret ab. Die Hörfähigkeit ist auf beiden Ohren mäßig herabgesetzt, links stärker als rechts. Flüstersprache wird rechts für alle Worte auf 4 m, links auf 3 m verstanden. Die tiefen Töne sind stark, die höheren weniger stark verkürzt, die Kopfknochenleitung wird bis zu Ende gehört, der Rinnesche Versuch fällt beiderseits negativ aus.

Schwindelerscheinungen sind objektiv nicht nachweisbar. Es besteht kein Schwanken beim Stehen mit geschlossenen Augen, kein Schwindel beim Bücken und bei häufigen Kehrtwendungen mit geschlossenen Augen, kein Augenzittern bei verschiedenen Blickrichtungen.

Es handelt sich also um eine beiderseitige chronische Mittelohreiterung mit gesundem Labyrinth, die Eiterung hat auf dem linken Ohre zu stärkeren Zerstörungen geführt als rechts.

Auf Grund dieses Befundes soll ich die Frage beantworten nach dem ursächlichen Zusammenhang der jetzt bestehenden Ohrerkrankung mit dem Unfall. Für die Beurteilung ist die Wiedergabe einiger Angaben aus den Akten notwendig.

Über die Art der Verletzung ergibt sich dabei folgendes: Am 7. X. 1903 fiel der Mann mit der rechten Kopfseite in der Schläfengegend auf einen auf der Erde liegenden Stein. Er wurde bewußtlos, hatte eine Wunde an der rechten Kopfseite, blutete aus Mund und rechtem Ohre. Bis 27. X. war er in ärztlicher Behandlung, dann arbeitete er wieder, litt aber noch beständig an ununterbrochenen Schmerzen in der rechten Schläfe und ist nach seiner Aussage, die vom 29. XII. 03 stammt, „nach dem Unfall auf dem rechten Ohre von Anfang an, auf dem linken Ohre seit einiger Zeit schwerhörig".

Von einem Zeugen wird ausgesagt, ebenfalls am 29. XII. 03, daß der Mann sehr schwerhörig sei, was er vor dem Unfall nicht war. Derselbe Zeuge nahm auch starken Ohrenfluß an ihm wahr. Sonst wird ohne Erwähnung der Ohren ganz allgemein ausgesagt, daß der Mann früher stets gesund war.

Das ärztliche Gutachten über den Unfall spricht nur von einer Schädigung des rechten Ohres. Es gibt als Befund an: „Verletzung des rechten Schläfenbeins (wahrscheinlich Fissur), da gleich nach der Verletzung ziemlich viel Blut aus dem rechten Ohre drang, und in den ersten 8 Tagen nach dem Unfall heftige Kopfschmerzen bestanden."

Als Folgen des Unfalls werden in demselben, vom 3. I. 04 stammenden, ärztlichen Gutachten angegeben: „Schwerhörigkeit auf dem rechten Ohre. Am rechten Trommelfelle ist eine weißliche Stelle, wahrscheinlich die Narbe des bei dem Fall gerissenen Trommelfells, sichtbar." Weitere Angaben über die Hörschärfe fehlen aber ebenso wie eine Notiz über das linke Ohr, so daß anzunehmen ist, daß der Unfallskranke dem Arzte gegenüber über dasselbe nicht geklagt hat.

In dem Gutachten hat also der Arzt von einer rechtsseitigen Eiterung im Anschluß an eine Verletzung nichts mehr angegeben und vielmehr betont, daß der Trommelfellriß geheilt sei.

Am 20. V. 04 wurde von ohrenärztlicher Seite ein Befund erhoben, der sich mit meinem jetzigen vollständig deckt. Zwischen diesen Untersuchungen aber und der Aktenschilderung tritt als schwierige Verwickelung das Bestehen einer chronischen Eiterung auf beiden Ohren hervor. Dieselbe ist links viel hochgradiger als rechts, der Seite also, die nach den Unfallsakten und dem ersten ärztlichen Untersuchungsbefund allein in Frage kommen kann. Erst spät nach dem Unfalle, am 29. XII. 03, gibt der Mann überhaupt an, auf dem rechten Ohr von Anfang an, auf dem linken erst seit einiger Zeit schwerhörig zu sein.

Wenn die Eiterung des rechten Ohres — die des linken Ohres möge vorläufig unberücksichtigt bleiben — von dem Unfalle abhängig ist, so hätte sie auch am 3. I. 04 nachweisbar sein müssen, denn sie würde sich nur durch die Infektion des Mittelohrs auf dem Wege eines durch den Unfall gesetzten Trommelfellrisses erklären lassen. Der Heilungsprozeß des rechten Ohres soll am 3. I. 04 abgeschlossen gewesen sein, und es ist deshalb nicht möglich, eine spätere Eiterung mit dem Unfall in Verbindung zu bringen. Der Befund ist jedoch nach den späteren Untersuchungen unwahrscheinlich und nicht kontrollierbar.

Nun hat der Mann auch auf dem anderen, dem linken Ohre eine chronische Eiterung mit hochgradigen alten Veränderungen.

Es muß erwogen werden, ob dieselbe mit dem Unfall in ursächliche Verbindung gebracht werden kann. Es wird in den Akten zwar nur von einem rechtsseitigen Bruch des Schläfenbeins gesprochen, jedoch unterliegt es der Fragestellung, ob auch ein solcher des linken vorgelegen hat, der dem Kranken und dem Arzte, vielleicht weil er keine Blutung machte, nicht zum Bewußtsein kam. Solche Querbrüche durch beide Schläfenbeine sind in der Literatur bekannt. Erfahrungsgemäß handelt es sich bei ihnen stets um eine Mitbeteiligung des Labyrinths. Dasselbe ist im vorliegenden Falle nach der Vorgeschichte und nach dem Ausfall der Hörprüfung als gesund anzusehen.

Wenn dieses schon gegen die Annahme einer gleichzeitigen Verletzung des linken Ohres spricht, so kann noch weniger die ganze Art der linksseitigen Ohreiterung als die Folge der Vereiterung einer Trommelfellwunde nach der Verletzung angesehen werden. Die Veränderungen sind nämlich so hochgradige und zweifellos so alte, daß sie nicht erst in dem letzten halben Jahre entstanden sein können. Dafür sprechen die ausgedehnten alten Knochendeformitäten und der Verlust der Gehörknöchelchen.

Ebenso wie diese Erkrankung halte ich aber auch die des rechten Ohres für eine alte chronische Eiterung, welche von dem Unfall unabhängig ist, da die dem etwa entgegenstehenden Angaben in dem zitierten ärztlichen Gutachten die Sache weder richtig darzustellen scheinen noch, ebensowenig wie die Zeugenaussagen, den ursächlichen Zusammenhang der Eiterung mit dem Unfall klären können. Bemerkenswert ist aber, daß das ohrenärztliche Gutachten vom 20. V. 04 sich mit meinem Befunde vom 30. XI. 04 vollinhaltlich deckt.

Die allgemeinen Angaben, daß der Mann früher gesund gewesen sei, daß er jetzt sehr schwerhörig sei, daß er Ohrenfluß nach dem Unfalle habe, würden sich sachlich nur dann verwerten lassen, wenn es bekannt wäre, daß die Ohren früher in der Tat gesund gewesen sind. Wenn man weiß, wie viele Menschen schwere Ohreiterungen haben, ohne es zu wissen oder wenigstens ohne ihnen Beachtung zu schenken und ohne durch eine notorische Schwerhörigkeit gestört zu werden, so kann dieser scheinbare Gegensatz zwischen früherer Gesundheit und jetzigem Ohrenleiden nicht wundernehmen, um so weniger, als die Schwerhörigkeit nach den verschiedenen Untersuchungen so unbedeutend ist, daß sie im täglichen Leben keine Störung mit sich zu bringen braucht. Ich kann demnach eine ursächliche Verbindung zwischen der jetzt bestehenden beiderseitigen chronischen Ohreiterung und dem Unfall nicht anerkennen. Das Ohrenleiden an sich bedingt keine Erwerbsunfähigkeit.

Ungleich wichtiger als die otoskopische Untersuchung ist für die Begutachtung die funktionelle Prüfung. Ihre Ausführung hat die beiden Funktionen des Ohrlabyrinthes zu berücksichtigen, indem außer einer Prüfung der Hörfunktion eine Untersuchung auf etwaige Gleichgewichtsstörungen zu erfolgen hat.

Je mehr die Kenntnis der Gleichgewichtsstörungen bei Labyrintherkrankungen sich verbreitet, um so häufiger wird der Unfallsarzt in die Lage kommen, untersuchen zu müssen, ob dieselben von einer Verletzung des Labyrinthes abhängig sind. Für die Frage der Erwerbsunfähigkeit tritt zudem noch die Schwerhörigkeit zurück gegen die Arbeitsbeeinträchtigungen, welche durch die Gleichgewichtsstörungen veranlaßt werden. Wo eine Taubheit des einen Ohres, verbunden mit der Schwerhörigkeit des anderen, an sich die Erwerbsfähigkeit eines gewöhnlichen Arbeiters nicht beeinträchtigt, da vermögen Schwindelanfälle eine vollständige Arbeitsunfähigkeit zu bedingen, weil davon nicht allein die Arbeiter betroffen werden, welche in freier Höhe zu arbeiten haben, sondern alle Leute, welche ihre Arbeit im Stehen oder Bücken ausführen.

Der Nachweis einer labyrinthären Grundlage der Schwerhörigkeit wird am ehesten imstande sein, den Beweis ihrer Abhängigkeit von einem Schädelbruch mit Verletzung des Felsenbeines zu erbringen, indessen ist zu berücksichtigen, daß zu der labyrinthären Schwerhörigkeit noch eine solche des schallleitenden Apparates hinzutreten kann, wenn die Verletzung auch die Mittelohrräume betroffen hatte. Die Symptome der nervösen Schwerhörigkeit bestehen bekanntlich in einer mehr oder weniger hochgradigen Schwerhörigkeit für Flüstersprache und Konversationssprache, die bis zur Taubheit gesteigert sein kann, in Verkürzung der kraniotympanalen Leitung für Stimmgabeltöne, deren Folge ein positiver Ausfall des Rinneschen Versuches sein kann, und in der Verkürzung der Perzeption oder gar dem gänzlichen Ausfall gewisser Stimmgabeltöne für die Luftleitung. Die Prüfung mit Flüstersprache verschafft dem Arzte ein Urteil über die Hörfähigkeit im allgemeinen und läßt dadurch erkennen, wie hoch die Erwerbsschädigung bei einer bestehenden Schwerhörigkeit einzuschätzen ist. Man verwendet gerade die Sprache und verzichtet auf andere Hörmesser, die wohl zuweilen in Gestalt des Uhrtickens, des Politzerschen Akumeters und ähnlicher Apparate angegeben werden, da sie einen sichereren Anhalt gibt für die Einschätzung der Schwerhörigkeit im Erwerbsleben, als es die Prüfung mit jenen gleichmäßigen Geräuschen gestattet, deren Wahrnehmung bei Ohrerkrankungen nicht immer im gleichen Maße gestört ist wie bei der Sprache.

Die Meinungen sind darüber geteilt, wann bei einer Schwerhörigkeit eine Erwerbsstörung anzunehmen ist. Wenn man als untere Grenze der normalen Hörschärfe für Flüstersprache etwa 8—10 m annehmen kann, so wird als mäßig starke Schwerhörigkeit die unterhalb von 6 m bis herab zu 1 m anzusprechen sein. Unter 1 m muß man von hochgradiger Schwerhörigkeit sprechen. Eine mäßige Schwerhörigkeit selbst beider Ohren kommt für eine Erwerbsbeeinträchtigung im allgemeinen nicht in Betracht, eine Ausnahme könnte nur bei Beamten bestehen, welche, wie im Eisenbahndienst, über eine besonders gute Hörschärfe verfügen müssen. Es ist bemerkenswert, daß in der Dienstanweisung für die Militärdienstfähigkeit eine solche beiderseitige Schwerhörigkeit zwischen 4 bis 1 m zwar den Dienst mit der Waffe ausschließt, aber den in der Ersatzreserve gestattet. Eine berufliche Invalidität wird demnach aus einer solchen Schwerhörigkeit auch kaum resultieren. Schwieriger ist die Beurteilung bei den stärkeren Graden der Schwerhörigkeit, die ein- oder beiderseitig bis zur Taubheit gesteigert sein kann. Wie in der eben erwähnten Dienstanweisung unheilbare Schwerhörigkeit unter 1 m und Taubheit auf beiden Ohren jede Dienstfähigkeit aufheben, so werden diese Grade der Schwerhörigkeit eine Erwerbsschädigung auch im täglichen Leben darstellen. Wie hoch dieselbe anzuschlagen ist, unterliegt dem subjektiven Ermessen des Arztes und wechselt deshalb in ziemlich weiten Grenzen. Besonders wichtig ist die Beurteilung einseitiger Taubheit. Dieselbe kann meines Erachtens bei gesundem anderen Ohre kein Arbeitshindernis darstellen. Mit dieser Ansicht, der Passow mit der Forderung entgegensteht, daß bei einseitiger Taubheit eine Erwerbsbeeinträchtigung von 15—30 % anzunehmen sei, stimmt die Dienstanweisung überein, indem sie bei einer solchen nur die Felddienstfähigkeit aufgehoben sein läßt, während die Garnisondienstfähigkeit noch besteht. Daß ein sonst noch kräftiger Mann bei einseitiger Taubheit in seinem Arbeitsverdienst geschädigt wird, ist mir nicht glaubhaft, denn jeder Ohrenarzt wird Personen in verantwortungsreichen Lebensstellungen kennen, welche einseitig taub oder hochgradig schwerhörig sind, ohne daraus eine Invalidität zu konstruieren. Nur aus allgemein menschlichen Rücksichten würde deshalb eine kleine Rente anzuerkennen sein.

Den Angaben Passows über die Bewertung der beiderseitigen Taubheit auf 50—60 % Erwerbsbeeinträchtigung muß man sich unbedingt anschließen. Um so mehr, als, wie wir später sehen werden, eine derartige von einem Unfall abhängige beiderseitige Erkrankung niemals ohne gleichzeitige andere Beschwerden einhergeht, welche die Erwerbstätigkeit stören.

Nach der Prüfung mit Flüstersprache ist die Stimmgabeluntersuchung in der üblichen Weise auszuführen. Sie ist bei labyrinthärer Schwerhörigkeit charakterisiert durch Verkürzung der kraniotympanalen Leitung, welche bisweilen, aber nicht immer, zu einem positiven Rinneschen Versuche führt, und durch Störung oder gänzlichen Ausfall der Perzeption für gewisse Stimmgabeltöne.

Gerade die Untersuchung der Hörfähigkeit für Töne der verschiedensten Höhenlagen bildet die wichtigste Grundlage für die Abgabe eines ohrenärztlichen Gutachtens, nicht allein deshalb, weil die Einschränkungen des Hörfelds, welche bei der Aufzeichnung desselben schon graphisch hervortreten, den Schluß auf den Sitz der Schwerhörigkeit im schalleitenden oder schallperzipierenden Apparat erleichtern, sondern auch deshalb, weil eine nach Sekunden berechnete Feststellung der Hördauer für bestimmte Töne ein objektives Hörmaß gibt, welches bei wiederholter Prüfung durch die Übereinstimmung der Resultate die Glaubwürdigkeit ebenso erkennen läßt, wie sie uns in den Stand setzt, noch nach längerer Zeit eine Zu- oder Abnahme der Hörschärfe auf das genaueste nachzuweisen.

Dadurch bieten diese Kontrolluntersuchungen zugleich das beste Mittel zur Erkennung etwaiger Simulation.

Einengungen der unteren Tonlagen des Hörfeldes deuten — um allgemein Bekanntes zu wiederholen — im allgemeinen auf eine Erkrankung des schalleitenden Apparates hin, Einengungen der oberen dagegen auf eine solche des schallperzipierenden. Eine schlechte Hörfähigkeit für hohe Töne findet sich demnach bei Verletzungen des Labyrinths. Sie ist für die Erwerbsfähigkeit unter Umständen von Bedeutung, wenn sie solche Formen annimmt, daß gewisse Tonlagen überhaupt ausfallen. Bei Labyrinthverletzungen finden sich besonders häufig in der 4. und 5. gestrichenen Oktave derartige Ausfälle, doch auch höher hinauf tritt bei der Prüfung mit der Galtonpfeife oft eine ganz plötzliche Taubheit bei einer bestimmten Grenze auf. Für das tägliche Leben sind solche Ausfälle von der größten Bedeutung, denn sie bedingen gewöhnlich eine Taubheit für hohe Glocken- und Pfeifentöne, für Klänge also, welche im täglichen Leben häufig als Signale benutzt werden.

Da solche Hörverminderungen oder Taubheiten für gewisse Tonhöhen zu den Resultaten der Prüfung auf Flüstersprache in keinem Verhältnis zu stehen brauchen, indem bei Ausfall dort trotzdem noch eine genügende Hörschärfe hier bestehen kann, so ist die Ausführung der Prüfung auf die Perzeptionsfähigkeit für Töne bei allen Unfallverletzten sehr wichtig. Sie wird zuweilen überraschende Defekte aufdecken, welche die Erklärung für gewisse Klagen des Erkrankten geben. Solche Defekte finden sich häufig dort, wo die Diagnose auf Commotio labyrinthi ohne Fraktur gestellt werden muß. Ich besitze mehrere Befunde von einseitiger Taubheit für hohe Töne in der 4. und 5. Oktave, die sich bei Herren fanden, welche Ohrgeräusche und Schwerhörigkeit auf Kanonenschüsse zurückführen konnten. Es würde zu weit führen, hier die Details wiederzugeben, doch sei besonders eines Falles gedacht, in dem bei Liegen auf dem gesunden Ohre eine starke elektrische Signalglocke nicht gehört wurde, während Flüstersprache auf dem erkrankten Ohre noch auf 6 m verstanden wurde. Die Taubheit beschränkte sich hier ausschließlich auf die Stimmgabeln c^4 und c^5.

Bemerkenswert ist auch nach Traumen die Verschiedenheit in der Perzeption gleich hoher Töne bei verschiedenartiger Tonquelle. Die hohen Töne c^4 und c^5 wurden als Stimmgabeltöne mehrfach nicht gehört, während die gleich hohen Pfeifentöne noch wahrgenommen wurden.

Ungleich schwieriger als die Beurteilung der Hörstörungen nach Verletzungen des Schläfenbeins ist die der Gleichgewichtsstörungen, welche gewöhnlich im Vordergrunde der Klagen stehen und nach den Aussagen der Unfallskranken das hauptsächlichste Hindernis für die Erwerbsfähigkeit darstellen.

Gleichgewichtsstörungen bei Labyrinthverletzungen werden wie bei anderen Labyrintherkrankungen in Form von Schwindel, Übelkeit, die sich bis zum Erbrechen steigern kann, und Nystagmus beobachtet. Da indessen bei Schädelbrüchen auch Verletzungen in der Umgebung des Gehirns bestehen können, welche ebenfalls imstande sind Gleichgewichtsstörungen auszulösen, da andererseits auch die posttraumatischen neurasthenischen und hysterischen Erscheinungen ähnliche Zustände auszulösen vermögen, so ist große Vorsicht notwendig in der Beziehung derartiger Klagen auf Labyrinthverletzungen.

Die Symptomatologie des labyrinthären Schwindels läßt sich nach den bei den verschiedenen Erkrankungsformen des Labyrinths gewonnenen Erfahrungen ziemlich exakt abgrenzen. Ihre Grundzüge brauchen hier nur in den wichtigsten Punkten angegeben zu werden. Der Schwindel ist auf sein Auftreten in der Ruhe, beim Stehen und Gehen mit offenen und geschlossenen Augen zu prüfen. In hochgradigen Fällen vermag der Kranke nicht im Bette zu sitzen, ohne daß er schwankt, oder gar beim Versuch sich aufzurichten unter Kollaps zusammensinkt. Dazu gesellt sich wohl auch Übelkeit und Erbrechen.

In anderen Fällen tritt der Schwindel erst bei bestimmten Prüfungsmethoden hervor. Beim Stehen mit geschlossenen Augen schwankt der Kranke und fällt schließlich um, beim Gehen zeigt er Abweichungen von der geraden Richtung. Bei bestimmten extremen Blickrichtungen nach außen und oben tritt Nystagmus auf. Allen diesen Gleichgewichtsstörungen kommt das Eigentümliche zu, daß die Abweichung bei einseitiger Labyrinthschädigung nach der gesunden Seite hin erfolgt. Ein Kranker mit rechtsseitiger Labyrinthschädigung fällt bei geschlossenen Augen im Stehen nach links hinten, beim Gehen mit geschlossenen Augen weicht er nach links ab, beim Blick nach links oben tritt horizontaler Nystagmus auf, der bei anderen Blickrichtungen vollständig fehlen kann.

Beim Fixieren nach oben und außen erfolgt häufig, auch ohne das Nystagmus eintritt, ein allmählich zunehmendes Schwanken des Körpers bis zum Umfallen nach rückwärts. Das gleichzeitige Auftreten des Rombergschen Phänomens ist dabei nicht erforderlich.

Der Prüfung der labyrinthären Gleichgewichtstörungen hat ja besonders v. Stein in Moskau seine Aufmerksamkeit gewidmet. Es scheint in der Tat, daß bei Schädigungen des Labyrinths bei der Veränderung der horizontalen Ebene in eine schiefe Ebene im Stehen früher die Unmöglichkeit der Erhaltung des Körpergleichgewichts eintritt, als dies bei gesunden Menschen der Fall ist. Dabei ist noch zu berücksichtigen, ob diese Störungen auftreten, wenn der Kranke nach vorwärts, rückwärts oder seitwärts geneigt wird.

Das Steinsche Goniometer verdient deshalb für die Untersuchung berücksichtigt zu werden, obwohl die damit gewonnenen Resultate vorläufig noch nicht recht verwertbar sind, da schon die normalen Werte so große Schwankungen aufweisen, daß man bei pathologischen Zuständen in der Deutung der Befunde große Vorsicht üben muß.

Für den Nachweis von Schwindel wird von manchen Autoren auch eine Prüfung der Gleichgewichtsstörungen verlangt, die eintreten, wenn der Kranke auf einem Beine steht, wenn er auf einem Beine hüpft, oder man beobachtet das Verhalten des Kranken nach der Ausführung wiederholter Kehrtwendungen oder Rumpfbeugungen.

Dem Stehen auf einem Beine oder gar dem Hüpfen auf demselben kommt nach meinen Beobachtungen keine diagnostische Bedeutung zu, denn sie ist keine objektive Untersuchungsmethode, sondern hängt von individuellen gymnastischen Fertigkeiten ab.

Bekanntlich klingen die Gleichgewichtsstörungen stets nach einer gewissen Zeit ab, weil das Gehörorgan nicht den statischen Sinn darstellt, sondern nur ein Moment in der Erhaltung des Körpergleichgewichts bildet, das durch die Körperfühlsphäre, den Muskelsinn und die Augenbewegungen reguliert wird. Wenn somit eine plötzlich eintretende Schädigung des vestibularen Apparates auch imstande ist, eine Koordinationsstörung in der Erhaltung des Gleichgewichts und als Folge davon Schwindel auszulösen, so gewöhnen sich doch bald die übrigen eben genannten Apparate an die veränderten Verhältnisse und treten regulierend für die verloren gegangene Funktion ein.

So beobachtet man denn gewöhnlich, daß Verletzte, welche nach dem Unfall an den schwersten Gleichgewichtsstörungen gelitten hatten, die durch die Untersuchung objektiv nachgewiesen werden konnten, nach kürzerer oder längerer Zeit jede Spur von

Schwindel verloren. Trotzdem aber hat sich der Begutachter sehr häufig mit den Klagen der Verletzten über Gleichgewichtsstörungen zu befassen, die oft noch Monate, ja Jahre nach dem Unfall auftreten sollen. Ihr labyrinthärer Charakter ist nur dann anzuerkennen, wenn die oben erwähnten Prüfungsmethoden gewisse für den Labyrinthschwindel charakteristische Symptome haben erkennen lassen. Die Möglichkeit des langen Bestehens solcher vestibularen Reizzustände ist nicht kurzerhand abzuweisen, sondern es ist für die Beurteilung ihrer Abhängigkeit von einem früheren Unfall zu berücksichtigen, daß durch den Unfall nicht allein Blutungen in den Bogengangapparat durch ihre Organisation, sondern auch Knochenbrüche, welche den vestibularen Apparat trafen, durch narbige Prozesse zu dauernden Schädigungen desselben geführt haben können.

Ein bemerkenswertes Moment in den Klagen der Kranken stellt die Angabe dar, daß solche Schwindelerscheinungen erst bei körperlichen Anstrengungen auftreten, während sie in der Ruhe vollständig fehlen. Solche Kranke bieten bei der Untersuchung, die sich auf den Romberg, auf die Prüfung des Gehschwindels und des Nystagmus bezieht, zunächst keine Abweichung von der Norm dar. Sobald man aber den Kranken zu stärkeren Anstrengungen zwingt, indem man ihn auf Kommando Wendungen machen, ihn sich bücken läßt und diese Übungen unterbricht durch Gehen oder Laufen, treten mit der Steigerung der körperlichen· Anstrengungen labyrinthäre Gleichgewichtsstörungen auf, welche anfangs fehlten. Daß hier die veränderten Blutdruckverhältnisse imstande sind, bei narbigen Prozessen im Bogengangapparat durch die entstehende Hyperämie vestibulare Gleichgewichtsstörungen auszulösen, scheint mir nach dem ganzen Verhalten der Kranken wahrscheinlich.

Einen wichtigen Hinweis für den labyrinthären Charakter der Schwindelerscheinungen hat man natürlich in der gleichzeitigen akustischen Störung des Gehörorgans zu suchen. Zwar ist es möglich, daß ein Schädelbruch allein zu Fissuren, die durch die Bogengänge gingen, geführt hat, doch wird erfahrungsgemäß damit gewöhnlich eine Schädigung des cochlearen Abschnitts des Labyrinths einhergehen, sei es auch nur in Gestalt der sogenannten Commotio labyrinthi. Die Folgen werden sich bei der Hörprüfung erkennen lassen. Man wird deshalb bei nicht einwandfreiem Ausfall der Prüfung auf labyrinthären Schwindel erst dann eine gewisse Sicherung dieser Diagnose gewinnen können, wenn die Hörprüfung eine Erkrankung des nervösen Gehörorgans erkennen läßt.

Nicht zu dem labyrinthären Schwindel sind die Fälle zu rechnen, in denen sich eigentümliche psychische Erregungszustände verbunden mit einem sich allmählich steigernden Muskeltremor während der Prüfung einstellen. Mehrere Male fand ich bei Kranken, welche keine charakteristische Hörstörung nachweisen ließen, ein konstantes Bild aufeinander folgender Symptome. Der anfänglich ruhige Kranke wurde bei Stehen mit geschlossenen Augen, in noch höherem Grade beim Fixieren eines nach oben und lateral gehaltenen Gegenstandes von einer eigentümlichen Unruhe ergriffen, ohne daß Nystagmus auftrat. Das Gesicht wird stark gerötet, die Augen nehmen einen starren Ausdruck an, als ob eine Bewußtseinsstörung eintrete, der Kopf gerät durch einen Tremor der Halsmuskeln in zitternde Bewegungen, der Tremor ergreift schließlich die gesamte Körpermuskulatur, so daß der Körper in regellose Schwankungen verfällt. Das Gesicht wird gerötet, Schweiß bricht aus, dabei macht sich eine starke gemütliche Depression geltend, die zu weinerlicher Stimmung führt, und der Kranke würde ohne Stütze zu Boden fallen. Nach längerer Ruhe im Sitzen oder Liegen beruhigt sich der Kranke früher oder später und bietet nun wieder ein völlig normales Verhalten, auch bei neuerdings ausgeführten kurzen Prüfungen auf Schwindelerscheinungen, dar. Daß diese Zustände, die des Nachweises eines labyrinthären Charakters des Schwindels entbehren, nicht ohne weiteres auf eine lokale Schädigung im Labyrinth bezogen werden können, bedarf keiner Begründung.

Das charakteristische Bild einer solchen traumatischen Neurasthenie, wie ich es wiederholt sah, bot sich in einem Falle, dessen gutachtliche Beurteilung ich zum Schluß als Beispiel für diesen Symptomenkomplex folgen lasse.

Der zur Untersuchung gesendete 23jährige kräftige Arbeiter erklärt über die Art seines Unfalls, daß er beim Tragen von Steinen stürzte und die Steine ihm auf den Kopf fielen. Er trug

an der rechten Schläfe eine kleine Abschürfung davon, war nicht
bewußtlos und arbeitete bis Feierabend weiter. Als ihm am
nächsten Morgen bei der Arbeit, wie er auf Leitern und Gerüste
stieg, schwindelig wurde, ging er zum Arzt. Es ist kein Befund
erhoben worden, der für eine Schädelbasisfraktur und eine Laby-
rinthverletzung sprechen könnte. Mehrmals hat er dann den
Versuch gemacht, seine Arbeit wieder aufzunehmen, ist aber durch
den Schwindel stets daran gehindert worden. Derselbe tritt beim
Bücken, bei körperlichen Anstrengungen und besonders bei Er-
hitzung ein und beginnt mit Flimmern vor den Augen, dann wird
ihm taumelig, so daß er sich stützen muß, um nicht zu fallen.
Zuweilen hat er Getöse im rechten Ohre, das oft zugleich mit
dem Schwindel auftritt, sich jedoch auch sonst vielfach zeigt.
Außerdem behauptet der Mann seit dem Falle auf dem rechten
Ohre schwerhörig zu sein.

Die Ohruntersuchung ergibt bei normalen Verhältnissen der
linken Seite eine unbedeutende Einziehung des rechten Trommelfells mit Unregelmäßigkeit des Lichtkegels ohne Narben oder
andere bemerkenswerte Veränderungen. Die Hörfähigkeit ist links
sehr gut. Rechts zeigt sich bei positivem Rinne und nach rechts
lateralisiertem Weber normale Perzeption der kraniotympanalen
Leitung eine geringe Verkürzung der Luftleitung für die tiefen
Töne und eine Hörfähigkeit für Flüstersprache von nur 4 m. Das
Resultat der Hörprüfung besteht demnach in einer unbedeutenden
Störung im schalleitenden Apparat des rechten Ohres, die mit
dem Unfall in keinem Zusammenhang stehen kann.

Die Prüfung auf Gleichgewichtsstörungen fiel bezüglich der
Symptome, die auf labyrinthären Schwindel hinzuweisen pflegen,
negativ aus. Es besteht kein Drehschwindel, kein Schwindel beim
Stehen mit geschlossenen Augen, kein Augenzittern bei bestimmten
Blickrichtungen.

Trotzdem läßt die Untersuchung gewisse Erscheinungen erkennen, welche die Klagen des Mannes objektiv bestätigen. Es
tritt nämlich bei extremer Blickrichtung nach außen und oben,
beim Stehen auf der schiefen Ebene, nach längerem Bücken, nach
wiederholten Kehrtwendungen ein eigentümlicher Wechsel in dem
psychischen Verhalten des Kranken ein, das frei ist von Künstelei.

4*

Es bemächtigt sich des Mannes eine Unruhe, sein Gesicht wird stark gerötet, unter Anspannung der Muskeln des Halses und Nackens tritt ein Tremor des Kopfes ein. Bald nimmt auch die obere Extremität beiderseits am Zittern teil und schließlich gerät der ganze Körper in Schwankungen. Dabei wird der Blick stier, der Gesichtsausdruck ängstlich, Tränen treten ihm in die Augen.

Der Mann wird sich selbst überlassen und erholt sich nur ganz allmählich von diesem Erregungszustand, so daß er noch nach einer halben Stunde mit hochrotem Kopfe und ängstlichem unsicheren Gesichtsausdruck dasitzt.

Es handelt sich hiernach um einen nervösen Erregungszustand, der als traumatische Neurasthenie bezeichnet werden muß. Die Abhängigkeit desselben von einer Verletzung des Ohres, im besonderen des Ohrlabyrinths, ist abzulehnen. Die Verminderung der Hörschärfe ist so unbedeutend, daß sie deshalb und ihrem ganzen Charakter nach nicht von dem Unfall abhängen kann. Sie ist so gering, daß daraus überhaupt keine Beeinträchtigung in der Erwerbsfähigkeit resultiert. Durch die neurasthenischen Gleichgewichtsstörungen ist der Mann in seiner Erwerbsfähigkeit geschädigt.

Ich empfehle deshalb bei Anerkennung einer derzeitigen völligen Erwerbsunfähigkeit die Übernahme eines Heilverfahrens in einer Nervenheilanstalt.

D. SCHWABACH.

———

Beitrag zur pathologischen Anatomie des inneren Ohres und zur Frage vom primären Hirnabszeß.

Die pathologische Anatomie der durch Mittelohrentzündungen
bedingten Labyrintherkrankungen ist in den letzten Jahren, soweit
es sich um histologische Befunde an entkalkten Schläfenbeinen
handelt, namentlich durch die Untersuchungen von Habermann,
Panse und Manasse wesentlich gefördert worden. Die Mehrzahl
derselben bezieht sich auf die durch chronische Mittelohreiterungen induzierten Labyrinthentzündungen, während Untersuchungen über die durch akute Otitis media bedingten im ganzen
noch in geringer Zahl vorliegen. Soweit ich sehe, kommen hier,
außer einer Beobachtung von Panse, nur die Fälle von Habermann (im ganzen 5) in Betracht[1]). Es dürfte deshalb gerecht-
fertigt erscheinen, wenn ich einen hierher gehörigen Fall, der
übrigens auch sonst noch einiges Interesse in Anspruch nehmen
darf, mir im folgenden mitzuteilen erlaube. Es handelt sich um
ein 15 jähr. Mädchen (Else Kr.), das am 2. Sept. 1897 mit Klagen
über Kopfschmerzen, Schwindelgefühl, Brechneigung im städtischen
Krankenhaus am Urban aufgenommen wurde. Kopfschmerzen und
Schwindel sollen seit 5 Wochen bestehen und im Anschluß an eine
vor ca. 7 Wochen überstandene linksseitige Mittelohrentzündung
aufgetreten sein. Ausfluß habe nie bestanden, Schmerzen im Ohr
nur wenige Tage; das anfangs hochgradig herabgesetzte Hörvermögen sei im Laufe der in einer hiesigen Poliklinik stattgefundenen
Behandlung (Lufteinblasungen?) „wieder ganz gut geworden". Zu
den nach Ablauf der Ohrenentzündung aufgetretenen Kopfschmerzen

---

[1]) Vorliegende Arbeit war bereits abgeschlossen, als die neueste (III.) Mitteilung Manasses (Zeitschr. f. Ohrenheilk. Bd. 49) erschien, in welcher er über vier
Fälle von Labyrintherkrankungen nach akuter Otitis media berichtet.

sollen sich bald Schwindelerscheinungen gesellt haben, der Gang
sei unsicher geworden. Nach Angabe des behandelnden Arztes
soll eine linksseitige Facialisparese bestanden haben, die Temperatur
sei in den letzten Tagen etwas erhöht gewesen (bis 38° C.).

Bei der Aufnahme des großen, blassen Mädchens betrug die
Temperatur 37,2[2]), der Puls war regelmäßig, 54 in der Minute.
Respiration ruhig, regelmäßig; Beklopfen des Kopfes nicht besonders
empfindlich; häufigere Kontraktionen der linken Gesichtsmuskulatur,
namentlich im Gebiete des oberen Facialisastes. Sonst an den
Hirnnerven keinerlei Störungen; insbesondere Augenbewegungen
und Bewegungen der Pupille frei. Am linken Trommelfell leichte
Rötung. Die Untersuchung des Augenhintergundes ergibt leichte
Schlängelung der Venen, keine eigentliche Stauungspapille, keine
Nackensteifigkeit, am Körper auch sonst keine Störungen von
Seiten des Nervensystems. Bei der am 4. Sept. vorgenommenen
Lumbalpunktion werden bei 14 cm Druck 40 ccm klarer Flüssigkeit,
die weder Gerinnselbildung zeigt, noch Bakterien enthält, abgelassen.
Am nächsten Tage waren die Kopfschmerzen weniger intensiv,
doch klagte Pat. über Schmerzhaftigkeit der Wirbelsäule. Puls
dauernd verlangsamt (48 bis 54). Kontraktur der linken oberen
Gesichtshälfte; das rechte Auge bleibt bei Bewegungen nach links
zurück. Am 7. Sept., als ich Pat. zum ersten Male selbst zu
sehen Gelegenheit hatte, war sie vollständig benommen, so daß
eine Hörprüfung nicht vorgenommen werden konnte. Die Ohren-
spiegeluntersuchung ergab links leichte Rötung des im ganzen
getrübten Trommelfells, der Lichtkegel fehlte, das Manubr. mallei
trat nicht scharf hervor. Linke Pupille weiter als die rechte.
Deviation conjugée nach links, Beugekontraktur des linken Arms
im Ellenbogengelenk, leichte Steifigkeit der Wirbelsäule. Im Verlaufe der Nacht zum 8. Sept. trat unter den Erscheinungen der
Atemlähmung der Exitus ein. Eine bestimmte Diagnose war nicht

---

[2]) Die folgenden Angaben über den Status praesens verdanke ich der Freund-
lichkeit des Herrn Kollegen Japha, der den Fall bereits in der „Zeitschrift für
praktische Ärzte" i. J. 1898 (Nr. 20, 21) zum Gegenstand einer Besprechung betreffs
der „Diagnostik der Herderkrankungen des Gehirns mit besonderer Berücksichtigung
des idiopathischen Hirnabszesses" gemacht hat. Die mikroskopische Untersuchung
des Felsenbeins war zu jener Zeit noch nicht beendet, konnte deshalb von Herrn
Dr. Japha auch nicht in Betracht gezogen werden.

gestellt worden. Dafür, daß eine Druckerhöhung in der Schädelhöhle bestand, sprachen die Kopfschmerzen, die Pulsverlangsamung, der schwankende Gang und das Ergebnis der Lumbalpunktion. Da aber Lokalsymptome nicht vorhanden waren, mußte ein diffuser Prozeß (Meningitis) angenommen werden, wogegen freilich wieder die fehlende Nackensteifigkeit und die bei der Lumbalpunktion entleerte klare, bakterienfreie Flüssigkeit sprachen. Als am 7. Sept. Kontrakturen und Krämpfe auf der linken Seite auftraten, wurde der Verdacht auf einen Tumor rege, vielleicht konnte es sich um einen Tuberkel handeln, der gleichzeitig eine Meningitis angefacht hatte. Die Obduktion (Prof. Dr. Carl Benda) ergab nichts von alledem. In Lungen und Herz nichts Abnormes; in den Bronchien zähflüssiges, schleimiges Sekret, Schilddrüse ziemlich groß. Pharynxschleimhaut sehr blaß. Tonsillen mäßig geschwollen. Milz mäßig vergrößert, sonst in den Unterleibsorganen nichts Besonderes. Am Schädeldach tiefe Impressiones digitatae; Dura sehr dünn, prall gespannt, besonders rechts. Linke Seite der Dura an der Innenwand leicht gerötet, ziemlich trocken; Arachnoidea zart, Blutgefäße wenig gefüllt. Hirnwindungen sehr abgeflacht. Rechts zeigt die Dura starke fibrinöse Auflagerungen, eine kleine Stelle der Konvexität punktförmige Blutungen. Arachnoidea zart, leicht ödematös durchtränkt. Gefäße fast leer. Gehirn im ganzen Scheitellappen gelblich trübe, durchscheinend, an einzelnen Stellen hämorrhagische Flecke. In der zweiten und dritten Stirnwindung Konsistenz fluktuierend. Windungen stark gequollen und erweicht. An der Basis sind die Hirnwindungen abgeflacht. Seitenventrikel nicht ausgedehnt. Beim Durchschneiden der Hemisphären links nichts Besonderes, dagegen sieht man rechts in der Marksubstanz des Stirnlappens einen hühnereigroßen Abszeß, gefüllt mit zähflüßigem Eiter, der, wie die später vorgenommene bakteriologische Untersuchung ergab, weder Tuberkelbazillen noch andere Mikroorganismen enthält. Der Abszeß zeigt eine granulierende, stark gerötete, mehrere Millimeter dicke Kapsel, die namentlich im vorderen Teil Hämorrhagien enthält. Auch in ihr wurden bei der später vorgenommenen Untersuchung keine Tuberkelbazillen gefunden. Die Felsenbeine sind beiderseits äußerlich vollkommen intakt, ebenso die übrigen Knochen an der Schädelbasis; an den

Hirnsinus nichts Abnormes. Bei der von mir selbst vorgenommenen Eröffnung der Paukenhöhle vom Tegmen tympani her fand sich rechts nichts Besonderes, links zäher, etwas gelblich gefärbter Schleim, die Schleimhaut selbst geschwollen; Eiter, soweit der Einblick in die Paukenhöhle möglich ist, nicht zu sehen. Das linke Felsenbein, das mir zur mikroskopischen Untersuchung von Herrn Kollegen Benda freundlichst überlassen wurde, wurde in Müllerscher Flüssigkeit gehärtet, in 10 proz. Salpetersäure entkalkt, in Alkohol nachgehärtet, in Celloidin eingebettet und senkrecht zur Längsachse in Serienschnitte zerlegt. Färbung der einzelnen Schnitte meist mit Hämatoxylin-Eosin, einige nach van Gieson, andere nach Weigert (Markscheidenfärbung). Das Ergebnis der mikroskopischen Untersuchung ist folgendes: Die Schleimhaut der knorpeligen sowohl als auch der knöchernen Tuba Eustachii ist stark vaskularisiert, in der Gegend der Tympanalmündung, namentlich an der Medialwand, hochgradig geschwollen, mäßig kleinzellig infiltriert; das Epithel überall gut erhalten. In der vorderen Partie der Paukenhöhle ist die Schleimhaut an der Labyrinthwand ganz kolossal geschwollen, und zwar so, daß nur noch ein schmaler Spalt als Lumen derselben übrig bleibt; die Gefäße sind stark geschlängelt, strotzend mit Blut gefüllt. Neben diffuser, kleinzelliger Infiltration, die besonders in den tiefen, dem Knochen anliegenden Partien hervortritt, finden sich an einzelnen Stellen zirkumskripte Anhäufungen von Rundzellen. Das Epithel (hohes Zylinderepithel) ist auch hier fast überall gut erhalten, nur an einzelnen Stellen, besonders hinten unten, defekt. Weiter nach hinten nimmt die Schwellung der hier und da stark gefalteten Schleimhaut ab, das Lumen der Paukenhöhle wird entsprechend weiter. Die Nische des ovalen Fensters ist mit neugebildetem Bindegewebe, in das auch die Schenkel des Steigbügels eingebettet sind, fast ganz erfüllt. Der oberen Wand der Nische anliegend findet sich eitriges Exsudat, der Schleimhautüberzug ist hier ebenso wie das Ligamentum annulare bas. stapidis an einer kleinen Stelle an seinem oberen Umfange defekt, und der Eiter ist durch diesen Defekt in die Cysterna perilymphatica des Vestibulum hinein zu verfolgen. Auch die Nische des runden Fensters ist mit neugebildetem Bindegewebe erfüllt, das unmittelbar in den Schleimhautüberzug der Membrana tympani secundaria übergeht, ohne sich in die Membrana propria derselben fortzusetzen. Auch hier findet sich eitriges Exsudat an der oberen Wand der Nische. Von einem Durchbruch des Eiters durch die Membran ist jedoch nirgend etwas zu erkennen.

Am Boden der Paukenhöhle, in der hinteren Partie derselben, sieht man eine mäßige Menge freien Eiters, der in dünner Schicht auch der unteren Hälfte des Trommelfelles aufliegt. Die Schleimhautschicht des Trommelfelles selbst im übrigen mäßig kleinzellig infiltriert, in noch geringerem Grade die Membrana propria desselben und die Cutisschicht. Von einer Perforation ist nirgends, weder in der Pars tensa, noch in der Membrana flaccida etwas zu erkennen. Hammer und Amboß zeigen keine Veränderungen, doch ist auch hier die bedeckende Schleimhaut mäßig kleinzellig infiltriert, ebenso wie die Schleimhaut in der Gegend der hinteren Tröltschschen Tasche. Das Amboßsteigbügelgelenk ist ebenso wie die Schenkel des Steigbügels in neugebildetes Bindegewebe eingebettet.

Außerordentlich hochgradige Veränderungen finden sich in der Substanz des Felsenbeins selbst. An der Spitze desselben, medialwärts von der Tuba, zeigt sich in großer Ausdehnung eitrige Einschmelzung des Knochens, am Rande der Knochenbalken Howshipsche Lakunen mit Osteoklasten. Die eitrige Einschmelzung reicht stellenweise bis dicht an die vordere Fläche der Pyramide heran, so daß hier nur noch ein schmaler Knochensaum zurückgeblieben ist. Die ganze Labyrinthkapsel von der Spitzenbis zur Basalwindung der Schnecke ist mehr oder weniger hochgradig entzündet. Während an einzelnen Stellen, namentlich über dem Promontorium, der Knochen nur wie angenagt aussieht, reicht die eitrige Einschmelzung an anderen Stellen bis dicht an den Schneckenhohlraum heran, so daß nur noch ein ganz dünnes Knochenplättchen von der Kapsel erhalten ist. An einer Stelle über der oberen Partie der Mittelwindung ist dieselbe vollständig durchbrochen, und das den Knochen ersetzende Granulationsgewebe steht hier in direkter Verbindung mit dem die Scala vestibuli zum Teil ausfüllenden Granulationsgewebe. Ein Durchbruch zeigt sich auch an der Spitzenwindung, die ebenso wie der angrenzende

Herd im Knochen mit eitrigem Exsudat erfüllt ist. Ferner ist in der Gegend unterhalb des Fallopischen Kanals der Knochen in großer Ausdehnung eitrig eingeschmolzen und auch hier ist nur eine schmale Knochenspange erhalten, welche den N. facialis vom Eiter trennt; an einer ganz zirkumskripten Stelle ist auch diese Spange durchbrochen, doch ist das Perineurium intakt. Die Spongiosa an der unteren hinteren Partie des Felsenbeins zeigt verschiedene stark erweiterte Markräume, teils mit sequesterhaltigem Eiter, teils mit Granulations- resp. stark vaskularisiertem neugebildeten Bindegewebe erfüllt. An diesen Stellen finden sich die aus neugebildeten Knochen resp. osteoidem Gewebe bestehenden Wandungen der Hohlräume ausgekleidet mit Osteoblastensäumen, während an den Wandungen der eiterhaltigen Hohlräume zahlreiche Howshipsche Lakunen mit Osteoklasten zu sehen sind. Kariöse Stellen finden sich, allerdings nur spärlich und auf die Oberfläche des Knochens beschränkt, im Fundus des Meatus auditorius internus. Im Antrum mastoideum sowie in den übrigen Zellräumen des Warzenfortsatzes ist der Knochen vollständig intakt, und die Schleimhaut der pneumatischen Zellen ist nur in mäßigem Grade kleinzellig infiltriert; freier Eiter findet sich ebenfalls nur spärlich. Die knöchernen Wandungen der halbzirkelförmigen Kanäle sind frei von pathologischen Veränderungen, während, wie wir weiter unten sehen werden, die häutigen Kanäle hochgradig affiziert sind.

Bezüglich des Befundes im Labyrinth selbst wurde bereits oben erwähnt, daß die Schneckenkapsel an verschiedenen Stellen sich durchbrochen zeigte, und daß der Eiter resp. das Granulationsgewebe vom Knochen in den Schneckenhohlraum hineinreichte. Was diesen selbst anbelangt, so enthält er in der Spitzenwindung reichlich Eiter, von den häutigen Gebilden ist nichts mehr zu sehen. Die obere Partie der Mittelwindung ist in der Scala vestibuli teils mit Eiter, teils mit Granulationsgewebe erfüllt, während in den unteren Partien dieser Windung neben freiem Eiter und Granulationsgewebe namentlich in der Scala tympani, diese zum Teil vollständig ausfüllend, sich stark vaskularisiertes neugebildetes Bindegewebe findet. Derselbe Befund zeigt sich in der oberen Partie der Basalwindung; in der unteren Partie derselben, besonders auch in dem Vorhofsteil, ist nur freier Eiter zu sehen. In der Scala tympani der Basalwindung ist, namentlich entsprechend der Gegend des Rosenthalschen Kanals, die knöcherne Wand vom Endost entblößt, stellenweise zerstört. Im Kanal selbst sind nur wenig Ganglienzellen zu erkennen, zwischen denselben neugebildetes Bindegewebe. Die Lamina spiralis ossea ist in der Basalwindung noch erhalten, zum Teil auch die Lamina spiralis membranacea. Das Ligamentum spirale ist da, wo es nicht durch Eiterung zerstört ist, mit Rundzellen reichlich durchsetzt. Weder von der Reißnerschen, noch von der Cortischen Membran, noch vom Cortischen Organ selbst, ist überall auch nur eine Spur zu sehen. Im Aquaeductus cochleae geringe Mengen von Eiter. Von der Nervenausbreitung des N. cochlear. zwischen den beiden Lamellen der Lamina spiralis ossea sind noch Reste, in Rundzellen eingebettet, erhalten. Dasselbe gilt von den Nervenausbreitungen in den Foramina nervosa des Modiolus. Die Nervenausbreitungen im Fundus des Meatus auditorius internus sind reichlich mit Rundzellen durchsetzt, an einzelnen Stellen sind die Nervenfasern zerstört.

Was die häutigen Gebilde des Vorhofs anlangt, so ist das Vestibulum zum Teil mit Eiter gefüllt, von der Macula acustica utriculi sehr wenig, von der Macula acustica sacculi nichts zu erkennen. Das bindegewebige Balkenwerk des perilymphatischen Raumes ist, wo es, wie in den Ampullen, erhalten ist reichlich mit Rundzellen durchsetzt und zeigt zahlreiche stark geschlängelte, strotzend mit Blut gefüllte Gefäße. In den freien perilymphatischen Räumen findet sich sowohl in den Ampullen als auch stellenweise in den Bogengängen selbst reichlich freies eitriges Exsudat, an einzelnen Stellen sieht man ziemlich umfangreiche Blutextravasate. Auch die endolymphatischen Räume enthalten eitriges Exsudat. Vom Nervenepithel der Cristae ampullarum sind nur spärliche Reste erhalten. Die Nervenausbreitungen in den Maculae cribrosae sind überall unverändert wie überhaupt im ganzen Verlaufe des N. vestibularis, abgesehen von der Intumescentia ganglioformis, die in mäßigem Grade mit Rundzellen durchsetzt ist, dessen Nervenfasern überall gut erhalten sind (Weigertsche Färbung). Der Stamm des Nervus acusticus bei seinem Eintritt in den Por.

acusticus int., abgesehen von vereinzelten, bei der Weigertschen Färbung hell erscheinenden zirkumskripten Stellen, weist keine Veränderungen auf. Am Nervus facialis nichts Abnormes.

Rekapitulieren wir kurz das Ergebnis der mikroskopischen Untersuchung, so bestand neben geringen entzündlichen Veränderungen am nicht perforierten Trommelfell und mäßiger freier Eiterung in der Paukenhöhle hochgradige Schwellung der Schleimhaut derselben mit starker, zum Teil zirkumskripte Herde bildender, kleinzelliger Infiltration, namentlich an den tiefen, den Knochen anliegenden Partien und hochgradige Vaskularisation; Bindegewebsneubildung in den Nischen des ovalen und des runden Fensters neben freiem eitrigen Exsudat; Durchbruch des Eiters unter teilweiser Zerstörung des Ringbandes des Steigbügels in das Vestibulum; Übergang der Entzündung der Schleimhaut der Paukenhöhle von der Labyrinthwand auf den Knochen unter mehr oder weniger hochgradiger Zerstörung desselben bis zum vollständigen Durchbruch der Labyrinthkapsel an verschiedenen Stellen in den Schneckenhohlraum hinein, bei gleichzeitigem Auftreten von Bindegewebs- und Knochenneubildung in der Spongiosa des Felsenbeins. Dabei ganz geringe Veränderungen in der Pars mastoidea, die sich lediglich auf die Schleimhaut der pneumatischen Räume beschränkt; ferner hochgradige Veränderungen im Labyrinth, und zwar auch hier wieder neben ausgedehnter Eiterung namentlich in der Spitzen- und dem Anfangsteil der Basalwindung, unter vollständiger Zerstörung der häutigen Gebilde, Bindegewebsneubildung in der oberen Partie der Basal- und in einem großen Teil des Mittelwindung, diese nahezu ganz ausfüllend. Weiterhin Entzündungsprozesse in den häutigen Gebilden des Vorhofes und zwar kleinzellige Infiltration der bindegewebigen Grundlage der Macula acust. utriculi und der Cristae acusticae (Sept. transvers.), hämorraghisch-eitriges Exsudat in den Bogengängen, namentlich in den Ampullen derselben, sowohl im endo- wie im perilymphatischen Raum. Schließlich Übergang der Entzündung von den Endausbreitungen des N. cochlearis auf die Nervenausbreitungen des Tract. foraminulentus bis zu den Ausstrahlungen des Nerven im Fundus des Meatus auditorius internus; dabei nur ganz geringe entzündliche Infiltration im N. vestibuli, nahezu vollständige Intaktheit des Acusticusstammes bei seinem

Eintritt in den Porus acusticus internus, ebenso wie des N. facialis in seinem ganzen Verlauf.

Vergleichen wir den hier geschilderten mikroskopischen Befund mit den bei Lebzeiten nachgewiesenen objektiven Veränderungen im Ohr, so springt die Inkongruenz beider ohne weiteres in die Augen. Wie oben erwähnt, fand sich am Trommelfell weiter nichts als eine mäßige Rötung und Trübung; weder eitriges Exsudat im äußeren Gehörgange, noch eine Perforation, noch eine stärkere Schwellung oder Verwölbung war zu sehen, und da auch eine Gehörprüfung bei dem benommenen Sensorium der Kranken nicht vorgenommen werden konnte, so war die Möglichkeit, die tatsächlich vorhandenen Veränderungen zu diagnostizieren, vollkommen ausgeschlossen. An das Vorhandensein einer Erkrankung des Labyrinthes war allerdings gedacht worden, da, wie anamnestisch festgestellt wurde, 14 Tage nach dem Beginn der Otitis Pat. über Schwindel und Unsicherheit des Ganges klagte, Erscheinungen, die auch, soweit es sich um den Schwindel handelte, während des Aufenthaltes im Krankenhause, besonders beim Aufrichten im Bett, noch zur Beobachtung kamen. Allein gerade die während dieser Beobachtungszeit nachweisbaren Veränderungen: Pulsverlangsamung, Kontrakturen der linken oberen Gesichtshälfte, Beugekontraktur des linken Armes etc. ließen zwar auf eine endokranielle Erkrankung, aber, wenn überhaupt eine Lokalisation des Prozesses möglich gewesen wäre, auf einen Herd in der rechten, also der erkrankten entgegengesetzten Seite schließen, wie er sich denn auch bei der Obduktion in Form eines Hirnabszesses im rechten Stirnlappen fand.

Es liegt nun nahe, die Frage aufzuwerfen, ob denn dieser Hirnabszeß in einem ätiologischen Zusammenhang mit den durch die mikroskopische Untersuchung nachgewiesenen Veränderungen im Ohr gestanden habe. Herr Kollege Japha hat sich in der oben erwähnten Arbeit ausführlich mit der Frage nach dem Ausgangspunkt des Hirnabszesses im vorliegenden Falle beschäftigt und ist unter Erwägung aller Möglichkeiten, die für die Entstehung des Abszesses in Betracht gezogen werden könnten, geneigt anzunehmen, daß es sich um einen primären Hirnabszeß gehandelt habe. Indem ich bezüglich der hierfür geltend gemachten Gründe auf

die Arbeit selbst verweise, will ich nur kurz auf die Bemerkungen
des genannten Autors, soweit sie sich auf die Ohrenaffektion als
eventuell in Betracht kommendes ätiologisches Moment beziehen,
eingehen. „Es fand sich ja", wie er hervorhebt, „bei der Autopsie
eine Ohrenaffektion, aber auf der anderen Seite; dafür aber, daß
eine Otitis einen Hirnabszeß auf der entgegengesetzten Seite hervorrufen soll, ist kein plausibler Grund zu finden. Zudem handelt
es sich nicht einmal um eine Eiterung, sondern um einen ganz
leichten Katarrh." Zu dieser Argumentation bezüglich der fehlenden Eiterung war Japha insofern berechtigt, als bei der Eröffnung
des Tegmen tympani gelegentlich der Obduktion tatsächlich nur
eine Schwellung der Paukenschleimhaut nachweisbar war und erst
durch die später vorgenommene mikroskopische Untersuchung am
entkalkten Schläfenbein die hochgradigen Veränderungen nachgewiesen wurden. Es fragt sich nun, ob resp. inwieweit durch den
Nachweis der Eiterung im Schläfenbein der linken Seite die Entstehung des Abszesses im rechten Stirnlappen erklärt werden kann.
Nach den heutigen Anschauungen über die Lokalisation der Hirnabszesse, die im wesentlichen auf den Untersuchungen Körners[1]
basieren, liegen diese „stets in nächster Nähe des kranken Ohres
oder Knochens". Bezüglich der fern vom kranken Ohre oder Schläfenbein gelegenen Abszesse spricht sich Körner dahin aus, daß dieselben
keine otitischen seien, sondern entweder 1. pyämische infolge von
Sinusphlebitis und Pyaemia ex otitide oder 2. metastatische infolge
von Lungenabszessen und eitriger Bronchitis oder 3. zerfallene
Tuberkelknoten, die für Abszesse angesprochen wurden, oder 4.
Abszesse infolge von Tuberkulose und Osteomyelitis verschiedener
Schädelknochen. Wenn wir unsern Fall daraufhin ansehen, ob
eine dieser Möglichkeiten für die Entstehung des Hirnabszesses
in Betracht kommen kann, so müssen die unter 1, 2, 3 angeführten
von vornherein ausgeschaltet werden, da die Obduktion weder eine
Sinusphlebitis, noch einen zerfallenen Tuberkelknoten, der für
einen Abzeß angesprochen wurde (weder im Eiter selbst noch in
der Kapsel des Abszesses fanden sich Tuberkelbazillen), noch
einen Lungenabszeß resp. eine eitrige Bronchitis aufdeckte. Anders

----

[1] Körner: Die otitischen Erkrankungen des Hirns etc. (III. Auflage).

verhielt es sich mit der unter 4 genannten Möglichkeit. Zwar war auch eine Tuberkulose der Schädelknochen auszuschließen, allein es bestand doch eine Ostitis und Ostemyelitis in der Pars petrosa des Schläfenbeins und die Möglichkeit, daß diese Affektion ebenso wie Eiterungen an entlegenen Körperteilen das Gehirn infizieren und auf metastatischem Wege (Oppenheim[1]) den Hirnabszeß erzeugen konnte, läßt sich nicht von der Hand weisen. Der etwa zu machende Einwand, daß diese Annahme insofern unwahrscheinlich sei, als es sich in der Pars petrosa um einen akuten Eiterungsprozeß handelte, während die im Hirnabszeß nachgewiesene Kapsel auf ein längeres Bestehen desselben hindeute, ist insofern nicht stichhaltig, als in der Literatur, wie Körner l. c. hervorhebt, einige Beobachtungen vorliegen, bei denen schon ein bis zwei Monate nach Beginn der Ohreneiterung abgekapselte Hirnabszesse gefunden wurden. Daß der vorliegende Fall nicht, wie es ursprünglich den Anschein hatte, als Beweis für das Vorkommen primärer Hirnabszesse gelten kann, ergibt sich aus dem Gesagten wohl zur Genüge.

Kehren wir nun zur Affektion des Ohres selbst zurück, so muß uns zunächst die Frage nach der Pathogenese der Labyrintherkrankung beschäftigen, soweit dieselbe, da die klinische Beobachtung im Krankenhause aus den oben erörterten Gründen nicht verwertet werden kann, sich auf Grund der Anamnese und des anatomischen Befundes feststellen läst. Daß eine akute Affektion vorlag, kann keinem Zweifel unterliegen, denn nach den Angaben der Mutter traten die ersten Erscheinungen: Schmerzen und Schwerhörigkeit im linken Ohre 7 Wochen vor der Aufnahme des Mädchens in das Krankenhaus auf und gingen nach kurz dauernder Behandlung in einer hiesigen Ohrenpoliklinik, woselbst die Diagnose: akute Mittelohrentzündung gestellt war, zurück. Zwei Wochen später, also 5 Wochen vor der Aufnahme in das Krankenhaus, traten dann Kopfschmerzen ein, zu denen sich Gleichgewichtsstörungen (Schwindel, taumelnder Gang) gesellten, Erscheinungen, die auch bei der Aufnahme in das Krankenhaus noch bestanden.

---

[1] Oppenheim: „Die Encephalitis und der Hirnabszeß" (Nothnagel: Spezielle Pathologie und Therapie).

Wir haben danach zwei Perioden im Verlaufe der Erkrankung zu unterscheiden, nämlich die erste, in welche das Auftreten der akuten Mittelohrentzündung fällt, die zweite, in welche der Übergang dieser Entzündung auf das Labyrinth zu verlegen ist. Dabei muß allerdings berücksichtigt werden, daß vielleicht auch schon in der ersten Periode der Entzündungsprozeß durch Vermittelung der Knochenwandungen auf die Schnecke übergegangen sein könnte. Denn der Nachweis von Bindegewebsneubildung in der oberen Partie der Basal- und in der unteren Partie der Mittelwindung deutet ebenso wie die Bindegewebsneubildung in den Nischen des ovalen und runden Fensters auf einen im Verhältnis zu den Veränderungen im Vestibulum und an der Spitzenwindung der Schnecke (eitriges Exsudat) älteren Prozeß hin. Ob es sich bei diesem letzteren um eine frische Entzündung oder lediglich um ein Fortschreiten des ursprünglich in Abheilung begriffenen Prozesses der ersten Periode handelte, muß dahingestellt bleiben. Auffallend bleibt die oben erwähnte Angabe, daß mit der Beseitigung der Schmerzen auch das Gehör wieder gut geworden sei, eine Angabe, die sich mit dem anatomischen Befunde: Bindegewebsneubildung in der Nische des ovalen Fensters sowohl als auch in der Schnecke nicht vereinigen läßt, die aber insofern nicht von Bedeutung ist, als das Ergebnis einer genauen Hörprüfung nicht vorliegt.

Was nun den Weg anlangt, auf welchem der Übergang des Entzündungsprozesses von der Paukenhöhle aus auf das Labyrinth erfolgte, so muß bezüglich der als ältere zu deutenden Veränderungen in der Basal- und Mittelwindung hervorgehoben werden, daß zwar die Möglichkeit des Übergangs auf dem Wege der Blut- und Lymphgefäße vom Mittelohr auf das Labyrinth nicht auszuschließen ist, daß derselbe aber durch die mikroskopische Untersuchung nicht nachgewiesen werden konnte. Dagegen kann bezüglich des Prozesses jüngeren Datums ein Zweifel nicht bestehen, daß hier zwei Wege in Betracht kommen: einmal der Übergang des eitrigen Exsudats von der Nische des ovalen Fensters, unter Durchbrechung des Ringbandes des Steigbügels, in das Vestibulum und von da weiter in die halbzirkelförmigen Kanäle und zweitens der Übergang auf die obere Partie der Mittel- und auf die

Spitzenwindung der Schnecke nach Zerstörung der Labyrinthkapsel an den betreffenden Stellen durch eitrige Einschmelzung resp. Bildung von Granulationsgewebe in derselben.

Wenn nun somit auch der anatomische Nachweis von dem Zusammenhange zwischen der Erkrankung des Mittelohres mit der des Labyrinthes gebracht worden ist, so bliebe doch noch die Frage zu erörtern, woher es kam, daß bei den verhältnismäßig geringen Veränderungen im Mittelohr so auffallend hochgradige Zerstörungen sowohl im Knochen des Felsenbeins als auch in der Schnecke eintraten. Wir haben gesehen, daß in der Paukenhöhle selbst nur geringe Mengen eitrigen Sekretes sich fanden, daß eine Perforation des Trommelfelles nicht bestand, daß ferner das Epithel der Paukenhöhle fast überall gut erhalten, und nirgends eine tiefer gehende Ulzeration der Schleimhautoberfläche nachzuweisen war, wie wir es sonst gelegentlich bei gewissen Formen der akuten eitrigen Entzündung (Scharlach), namentlich aber bei chronischen Mittelohreiterungen zu sehen pflegen. Im vorliegenden Falle spielte sich einerseits der entzündliche Prozeß hauptsächlich in den tiefen Schichten der Paukenhöhlenschleimhaut ab und ging von da aus in großer Ausdehnung auf den Knochen und die Schnecke über, andererseits führte die an sich geringe Menge freien eitrigen Exsudats, wie es in der Nische des ovalen Fensters gefunden wurde, in verhältnismäßig kurzer Zeit zur Zerstörung des Ringbandes des Steigbügels und zur Fortleitung der Eiterung auf das Vestibulum. Eine genügende Erklärung für dieses Verhalten zu geben, bin ich nicht imstande.

Bemerkenswert ist ferner der Umstand, daß trotz der als hochgradige Ostitis und Osteomyelitis sich dokumentierenden Veränderungen der Pars petrosa die knöchernen halbzirkelförmigen Kanäle frei von Entzündung waren, während bei den bisherigen Beobachtungen von Labyrinthentzündungen, die durch Mittelohreiterungen induziert wurden, gerade Defekte ihrer Wandungen, namentlich des horizontalen Kanals, nachgewiesen werden konnten, sowohl bei Operationen als auch bei Autopsien. Ebenso auffallend ist der Befund an der Pars mastoidea, bei der nur in der Schleimhaut der pneumatischen Räume geringe entzündliche Veränderungen nachzuweisen waren, während der Knochen selbst sich als völlig

5*

intakt erwies. Durch dieses Verhalten unterscheidet sich der vorliegende Fall übrigens auch von Goerkes[1]) Beobachtungen, mit
denen er sonst manche Analogien zeigt. Auch Goerke fand bei
der mikroskopischen Untersuchung seiner Fälle bei imperforiertem
Trommelfell kleinzellige Infiltration der fast regelmäßig stark hyper-
plastisch veränderten Schleimhaut bis zur knöchernen Unterlage,
an der sie in vielen Fällen nicht Halt machte, sondern noch auf
den Knochen selbst resp. das Mark überging. Mitunter konstatierte er auch, daß es zu Einschmelzung des Knochens, zu Resorp-
tionsvorgängen mit Osteoklastenbildung kam. Auch die Labyrinthkapsel fand er bisweilen durchbrochen, und in einem Falle zeigte
sich Exsudat in der Schnecke. Dagegen scheint, im Gegensatz zu
meiner Beobachtung, die Eiteransammlung im Mittelohr eine recht
beträchtliche gewesen zu sein, die sich in den meisten Fällen auch
auf das Zellsystem des Schläfenbeins erstreckte, und speziell die
Zellen des Warzenfortsatzes waren vielfach bis zur Spitze mit
Exsudat vollgestopft. Mit Recht betont deshalb auch Goerke, daß
man mit der künstlichen Entleerung des Exsudates nicht zu lange
warten dürfe. Ob in unserem Falle durch einen derartigen Eingriff, der natürlich nur in der ersten Zeit der Erkrankung in Betracht kommen konnte, der Fortpflanzung des Prozesses auf den
Knochen und das Labyrinth hätte vorgebeugt werden können, muß
in Anbetracht der bei der mikroskopischen Untersuchung gefundenen
geringen Menge eitrigen Exsudates in der Paukenhöhle selbst
dahingestellt bleiben.

---

[1]) Goerke: Die pathologische Bedeutung der autoptisch nachweisbaren Mittel-
ohrexsudate. Verh. d. Deutschen Otologischen Gesellschaft auf der 13. Vers. in Berlin
(S. 101).

A. THOST.

Der chronische Tubenkatarrh und seine Behandlung.

Dem chronischen Tubenkatarrh und seiner Behandlung wird in den meisten neueren Lehrbüchern ein verhältnismäßig kleiner Raum gewährt, und auch in der neueren Literatur und auf Kongressen sind Publikationen und Vorträge über dies Kapitel relativ selten. Die rasche Entwicklung der operativen Behandlung der Ohrenerkrankungen hat für jetzt das Interesse für diesen Abschnitt unserer Spezialwissenschaft mehr in den Hintergrund gedrängt.

Meiner Ansicht nach mit Unrecht, denn gerade für die schwierige Behandlung der mehr chronischen, nicht operativen Ohrenfälle lohnt eine Beschäftigung mit dieser Erkrankungsform nach meiner Erfahrung reichlich die Zeit und Beachtung, die man derselben schenkt.

Es mag vielleicht in unserem feuchtkalten, norddeutschen Klima liegen, daß hier bei der großen Mehrzahl der chronischen Mittelohrkatarrhe mit Schwerhörigkeit und subjektiven Geräuschen sich regelmäßig auch ein chronischer Tubenkatarrh findet, und daß Besserung und Erleichterung der Beschwerden meist nur zu erreichen ist, wenn auch dem chronischen Tubenkatarrh und seiner Behandlung die nötige Sorgfalt gewidmet wird.

Es sei mir daher gestattet, kurz die Form, die Diagnose und die Behandlung dieser Affektion, die sich mir in einer zwanzigjährigen Praxis bewährt hat, in den Hauptzügen zu schildern. Ich will dabei nur Selbstbeobachtetes und Bewährtes geben, auf das bereits anderseits darüber Veröffentlichte nur zum Teil mich beziehen und vor allem die therapeutische Seite etwas ausführlicher besprechen, um den Raum, der mir für die kleine Abhandlung überlassen ist, nicht zu überschreiten.

Im Gegensatz zu den anderen Autoren pflegt mein verehrter Lehrer Professor V. Urbantschitsch in Wien in seinen Vorlesungen und im klinischen Unterricht diesem Kapitel besondere Aufmerksamkeit zu schenken, und seinem Namen begegnet man am häufigsten, wenn man mit diesem Zweig der Ohrenheilkunde sich beschäftigt.

Eine Menge interessanter Beobachtungen über die Erkrankung der Tube und neue Behandlungsmethoden verdanken wir Urbantschitsch, der es nicht versäumt, seinen Schülern gegenüber immer wieder zu betonen, wie dankbar und wichtig die Behandlung des chronischen Tubenkatarrhs sich erweist.

Wenn man es sich zur Regel macht, auch bei jedem Ohrenkranken Nase und Nasenrachenraum zu untersuchen und die Durchgängigkeit der Tuben zu prüfen, wird man erstaunt sein, wie häufig sich bei dieser Kategorie von Kranken auch chronische Erkrankungen der Tube finden. Die Rhinoscopia posterior, wie sie in Wien gelehrt wird, bei der mittels des von Türk angegebenen Spatels, den man sich in etwas leichterer Form aus leicht vernickeltem Eisendraht herstellen lassen kann, die Zunge in toto gegen den Mundboden gedrückt wird, legt das ganze Cavum pharyngoorale dem Blick frei, so daß man selbst mit einem größeren laryngoskopischen Spiegel bei verschiedener seitlicher Drehung die Tubengegend und die ganze seitliche Wand dieser Höhlung bis herab zum Zungengrund und den Tonsillen übersehen kann. Bei dieser Ausführung der Rhinoscopie wird eine bessere Übersicht über diesen ganzen Teil des Nasenrachenraumes ermöglicht, wie durch die Rhinoskopie mit den von anderen Autoren angegebenen Spatelformen. Der ganze Kunstgriff dabei, den man durch Übung ohne Schwierigkeit erlernen kann, besteht darin, daß man mit der linken Hand ohne jede Gewalt gleichmäßig die Zunge tief nach unten drückt und in dieser Stellung ruhig hält; es gibt dann wenig Patienten, die nicht mindestens bei der zweiten oder dritten Untersuchung so ruhig atmen lernen, daß man sie beliebig lange in dieser Stellung untersuchen oder behandeln kann. Der Anfänger drückt meist auf die Zunge zu stark oder zu ungleichmäßig, und dann lehnt sich die Zunge dagegen auf. Man muß allerdings mindestens drei verschiedene Größen von Spateln haben entsprechend dem verschieden geformten Raum zwischen den Zähnen und der Größe

und Dicke der Zunge, damit die Platte — und darauf kommt es
an — alle Teile der Zunge gleichmäßig drückt. Bei dieser Untersuchungsmethode übersieht man in sehr klarer, schöner Weise das
ganze für uns in Frage kommende Gebiet.

Am Dach dieses Raumes, am Rachendach, spielen sich auf
dem Gewebe der Rachenmandel, wenn dieselbe noch vorhanden,
alle die Prozesse ab, die auch an den Gaumenmandeln beobachtet
werden. Man beobachtet an der Rachenmandel alle Formen der
Angina, wie sie bei den Gaumenmandeln in Erscheinung treten, und
zwar genau so und meist gleichzeitig mit der entsprechenden
Affektion an den Gaumenmandeln. Es gibt daher eine follikuläre
Entzündung der Rachenmandel, eine lakunäre Form, kleinere und
größere Abszesse und auch einfache Schwellungen und Rötungen.
Die abszedierende Form der Entzündung der Rachenmandel, die
mit hohem Fieber, schwerer Benommenheit und Kopfschmerzen,
mit Nackensteifigkeit infolge der tiefliegenden, geschwollenen Hals-
drüsen einhergeht, kann im Beginn einen Typhus oder eine Meningitis vortäuschen. Ich selbst habe zwei Fälle beobachtet, wo Meningitis diagnostiziert war, die dann mit einem Schlage heilte, und
wo bei der Untersuchung eine abszedierende Pharynxtonsille sich
konstatieren ließ. Die Diphtheritis setzt an dieser Stelle ihre ersten
Kolonien und verbreitet sich von da durch den ganzen Nasenrachenraum. Auch die chronische Entzündungsform der Hyperkeratosis
findet sich hier; in seltenen Fällen finden sich tuberkulöse Geschwüre. Häufiger wird der Lupus hier getroffen, der auf seinem
Wege von der Nase zum Larynx in den meisten Fällen hier am
Rachendach eine Etappe macht.

Wie an den Gaumenmandeln lokalisiert sich auch die Syphilis
an der Rachenmandel und zwar nicht nur in den späteren Stadien,
sondern, wie ich in einer Arbeit, die in der Festschrift für Professor Neumann in den Beiträgen zur Dermatologie und Syphilis
1900 erschienen ist, nachweisen konnte, auch schon im beginnenden
ersten Stadium der sekundären Syphilis. Bei der damaligen Unter-
suchungsreihe konnte ich von 300 untersuchten Fällen von Früh-
syphilis bei 73 (demnach in 24,3 %) erythematöse, beziehungsweise
follikuläre Schwellungszustände der Rachenmandel, und ebenso ex-
sudative an Plaques erinnernde Erkrankungsformen nachweisen,

die sich durch die Therapie und gleichzeitig bestehende Drüsenschwellung als sicher syphilitisch erwiesen. Über Ohrensausen und eingenommenes Gefühl im Kopf wird häufig dabei geklagt. Die nicht zu übersehenden, ausgebreiteten Ulzerationen und Zerstörungen, die die tertiäre Syphilis im Nasenrachenraum erzeugt, haben ihr Punctum maximum meist auch an der Stelle der Rachenmandel, und in vielen Fällen findet man, namentlich bei Frauen, als alten Rest einer sonst völlig abgeheilten Syphilis an dieser Stelle noch ein Geschwür, das jahrelang bestehen konnte, ohne andere Symptome zu machen als häufiges Kopfweh und leichte Beschwerden einseitig oder doppelseitig in den Ohren.

Ich entsinne mich eines Falles, wo langjährige, heftige Kopfschmerzen und Ohrensausen bei einer Dame, die als nervös bezeichnet und behandelt wurde, auf ein Geschwür an dieser Stelle zurückgeführt werden mußten. Bei einer antiluetischen Kur, verbunden mit lokaler Behandlung, verschwanden rasch sowohl Geschwür wie die Beschwerden.

Geschwülste und Neubildungen, die im Nasenrachenraum sich entwickeln, können durch direktes Übergreifen auf die Tube oder mechanischen Druck auf dieselbe Veränderungen derselben erzeugen. Dabei treten aber die übrigen Symptome so in den Vordergrund, daß die Behandlung der Tube zunächst wohl nicht in Betracht kommt. Auch kleine karzinomatöse Geschwüre, meist mit enormen Drüsenpaketen an der Halsseite einhergehend, lokalisieren sich nicht selten an dieser Stelle.

Dazu gesellt sich das ganze Heer der einfachen Schwellungen und Katarrhe, von der am häufigsten vorkommenden, einfachen Hyperplasie der Rachenmandel bei Kindern angefangen bis zu den mehr chronischen Katarrhen, die in der zurückgebildeten Rachenmandel sich lokalisieren, und die regelmäßig die Tube mit affizieren.

Was die Existenz einer sogenannten Tubenmandel anlangt, das Vorkommen adenoiden Gewebes an der Tube, so möchte ich mich nach einer ziemlich großen Erfahrung dahin aussprechen, daß ich nie eine isolierte Tubenmandel, also eine abgegrenzte, organisierte, mandelförmige Anhäufung von lymphadenoiden Geweben an der Tube beobachtet habe, wohl aber verwächst die in den Raum

zwischen die beiden Tuben sich drängende, hyperplastische Rachenmandel durch häufige Entzündungen mit der Schleimhaut des
pharyngealen Tubenostiums. Es ist dann leicht erklärlich, daß bei
der Entfernung der hyperplastischen Rachenmandel gelegentlich
ein Stück Tubenschleimhaut oder selbst Knorpel mit entfernt wird,
so daß im mikroskopischen Präparat scheinbar direkt auf Teilen
der Tube Rachenmandelgewebe sich findet. Dieses Mandelgewebe
ist dann aber nicht dort entstanden, sondern durch Entzündung
dort angelötet. Daß dieser Vorgang der Verwachsung nicht so
selten ist, beweist das häufige Vorkommen von Strängen und festen
Bindegewebszügen, die sich in den späteren Lebensaltern zwischen
den Resten der Rachenmandel und der Tube finden. In einigen
Fällen sieht man einen glänzenden, sehnigen, schön architektonisch
geschwungenen Bogen über den ganzen Nasenrachenraum sich
spannen, der die beiden Tubenostien verzieht. In andern Fällen
wiederum eine Masse kleiner, kurzer Stränge, die wie ein Netz
oder Gitterwerk den ganzen Nasenrachenraum ausfüllen und meist
weißglänzend, sehnig aussehen. Der dadurch entstehende Zug an
der Tube kann Ohrenbeschwerden machen; es findet sich ein solcher
Fall von Moos genauer beschrieben, wo durch Trennung der
Stränge die Ohrenbeschwerden beseitigt wurden. Ich habe in
solchen Fällen, wo die Tube durch derartige Narbenstränge (nach
meiner Aufassung die Reste der früher bestehenden Verwachsung
zwischen Tubenostium und Rachenmandel) in Reizzustände versetzt war, dieselben operativ meist mit dem Beckmannschen Messer
entfernt, um die Tube zu entlasten.

Besonders häufig sind die Beschwerden bei der sehr ver-
breiteten, trocknen Form des chronischen Nasenrachenkatarrhs, wo
es zu Borkenbildung kommt; mag der Prozeß ein mehr diffuser
sein, mag er sich, wie in der von Tornwaldt beschriebenen Form
auf die Rachenmandel, respektive Bursa pharyngea beschränken.
Die trockene Form mit geringerer oder stärkerer Borkenbildung
findet sich besonders häufig bei Anämischen, und hier ist es schwer
zu entscheiden, ob die gleichzeitig bestehenden Ohrenbeschwerden
auf diesen anämischen Katarrh oder die Blutarmut selbst zurückzuführen sind. Auch der wirklichen Ozaena mit ihrer Fortsetzung
auf die Tuben möchte ich kurz Erwähnung tun.

Man sieht an dieser kurzen Aufstellung, wie mannigfaltig und wie häufig bei den verschiedensten Erkrankungsformen diese unmittelbar in der Nähe der Tuben befindlichen Stellen beteiligt sind. Es bilden diese Erkrankungen des Rachendachs den ersten und wichtigsten Ausgangspunkt für eine Miterkrankung der Tube, entweder durch direkte Übertragung oder durch Druck und Stauung, und dabei kann sich die Erkrankung der Tube auf das Ostium pharyngeum beschränken oder aber in stärkerem oder geringerem Grade auch die tieferen Abschnitte in Mitleidenschaft ziehen.

Ich sagte oben, daß die Erkrankung der Rachenmandel meist gleichzeitig mit einer Erkrankung der Gaumenmandeln sich findet, und so alle Prozesse, die in den Gaumenmandeln sich abspielen, auch in der dritten Mandel zu finden sind. Es bilden also die Gaumenmandeln den zweiten Ausgangspunkt für Erkrankungen der Tubengegend, und zwar ist die Rachenmandel gleichzeitig erkrankt, oder in den Fällen, wo die Rachenmandel völlig zurückgebildet ist, und die Rhinoscopia posterior ein völlig glattes Rachendach zeigt, können die Gaumenmandeln allein und darin sich abspielende chronische und akute Prozesse die Tube mit in Entzündung versetzen. Man sieht häufig bei Erkrankungen der Tube, wo das Rachendach absolut glatt ist, so daß von der Rachenmandel keine Spur sich mehr findet, daß von der geschwollenen Gaumenmandel die Plica salpingo-palatina, öfter auch die mehr rückwärts gelegene Plica salpingo-pharyngea als roter, dicker Strang bis zur Tube sich hinzieht und im akuten Stadium ganz enorme Schmerzen verursacht, die vor allem als Stechen und heftige Schmerzen im Ohr empfunden werden. Dabei besteht das Bild des akuten Tubenverschlusses; besonders kann man das bei einseitiger Erkrankung durch Vergleichen der gesunden Seite sehen. Am bekanntesten ist die Erscheinung bei Mandelabszeß, der regelmäßig Ohrbeschwerden macht.

Aber auch in chronischen Fällen kann eine chronisch verdickte Mandel, namentlich bei einseitiger Erkrankung, die ganze betreffende Seitenwand des Cavum pharyngo-nasale bis zur Tube in Schwellung und Rötung versetzen und starke Ohrerscheinungen hervorrufen. Ich habe wiederholt heftiges, anhaltendes, einseitiges Ohrensausen durch die Tonsillotomie geheilt. Mandelpfröpfe oder Mandelsteine, bei denen sich fast immer die als Pharyngitis lateralis bezeichnete Form des Rachenkatarrhs findet, und wo die roten hinter dem Gaumenbogen gelegenen Stränge oft direkt bis zur Tube sich verfolgen lassen, sind gleichfalls außerordentlich häufig die Ursache für einseitige oder doppelseitige Erkrankung der Tube und Ohrensymptome. Ausräumung der Mandel, Entfernung der Steine bringt dann erst die Heilung.

Nicht selten findet sich als Folge eines Tubenkatarrhs, und zwar meist des chronischen Tubenkatarrhs mit akutem Nachschub, heftiger Schwindel, und zwar war in solchen von der Tube ausgehenden Fällen von heftigem Schwindel meist eine einseitige Tubenerkrankung respektive Tubenverengerung bis zum völligen Verschluß vorhanden.

Vier Fälle sind besonders in meiner Erinnerung, die mich hervorragend interessierten, und die zur Heilung gelangten. Der erste Fall betrifft einen etwa 35jährigen Kaufmann, der an heftigem anfallsweise auftretenden Schwindel litt; man hatte denselben für nervös erklärt, da von seiten des Gehörs keinerlei Symptome sich gezeigt hatten.

Es fand sich die rechte Tube stark verengt, und der Schwindel hörte völlig auf, als mit Bougies, die in Kokainadrenalin respektive Jodglyzerinlösung getaucht waren, die Tuben behandelt wurden.

Im zweiten Falle handelte es sich um einen etwa 55jährigen Herrn, der ebenfalls an starken Schwindelanfällen litt. Die Gehörprüfung ergab fast normales Gehör und Knochenleitung. Die rechte Tube war stark verengt, oft auch die linke, wenn auch seltener. Er war zur Beseitigung des „nervösen" Schwindels monatelang in Kurorte geschickt worden. Bei stärkerem Schwindel konnte ich stets auch eine stärkere Schwellung der Tubenschleimhaut und stärkere Verlegung der Tube konstatieren. Es kamen also zu dem chronischen Katarrh akute Nachschübe, die vor allem den Schwindel verursachten

Einmal trat unter ziemlichen Schmerzen eine Entzündung der Paukenhöhle und sehr starker Schwindel ein, ohne daß vorher bougiert war, so daß an die Paracentese gedacht wurde. Die Erscheinungen gingen aber rasch zurück. Es mußte an eine herpesähnliche Entzündung der Schleimhaut der Tube, wie sie auch sonst ja im Rachen und Larynx vorkommt, gedacht werden. Bougieren

der Tube, namentlich aber Adrenalin und gründliche Behandlung
der Schleimhaut, die auch im Munde eigenartige Veränderungen
zeigte, brachten Heilung, wenn auch leichte Rezidive eintraten und
eventuell noch eintreten werden.

Die beiden letzten Fälle von Tubenschwindel betreffen Mutter
und Tochter, die auch äußerlich sich sehr ähnlich sind. Bei beiden
ist nur die linke Tube befallen und mit der Bougie als stark verengt nachweisbar.

Bei der Mutter, die enorm kongestionierte Schleimhäute der
Nase und des Nasenrachenraums hat, war schon die Berührung der
Tubengegend sehr empfindlich. Sie litt seit der Kindheit an heftigem Kopfweh. Nach den ersten enorm heftigen Schwindelanfällen dachte man an beginnende multiple Sklerose. Behandlung
der Tube mit Bougies brachte Heilung. Rezidive kamen und
wurden ebenso beseitigt. Bei der Tochter wurde die hyperplastische Rachenmandel und die Gaumenmandeln im 7. Lebensjahr
beseitigt. Schwindel und Kopfweh stellten sich erst in letzter Zeit
ein und verschwanden auf Bougierung.

Bei allen 4 Fällen verursachten Erkältungen die Affektion
und verschlimmerten dieselbe. Nystagmus fehlte. Im Freien fühlten
sich die Patienten besser.

Als dritten Ausgangspunkt für die Affektion der Tube möchte
ich die Hypertrophie der unteren Nasenmuschel anführen, die sich
meist bei zu Erkältungen neigenden Personen findet, und die, wenn
sie die hintersten Abschnitte der untersten Nasenmuschel befällt,
das bekannte rhinoskopische Bild erzeugt, wo aus einer oder beiden
Choanen ein dicker, meist kugelrunder, glasiger Tumor hervorragt,
der die Choanen völlig abschließt und sich dicht an die Tubenmündung heranlegt, so daß er dieselbe oft völlig verdeckt. Diese
Form findet man am häufigsten bei den Stadtmenschen, die wenig
an die frische Luft kommen, deren Haut verweichlicht ist, und bei
denen sich fast regelmäßig infolge der vernachlässigten Hautpflege
kalte und schweißige Füße finden. Die Diagnose derselben ist mit
einem Blick zu machen, wenn man die inneren Handflächen solcher
Patienten sich ansieht. Die Untersuchung der Beschaffenheit der
Hände sollte nicht nur von Zigeunern und Chiromanten betrieben
werden, auch der Arzt kann aus der Beschaffenheit und dem

Kulturzustand der Hände vieles herauslesen. Bei unserer Erkrankungsform wird man meist eine feuchte und kalte Hand finden und kann mit Sicherheit daraus schließen, daß die Füße in ähnlicher Verfassung sich befinden.

Wenn man diesen Zustand dann behandelt, sieht man erst, daß es sich nicht um Nebensachen, sondern bei vielen Patienten um die Hauptsache handelt, und manche Ohrbeschwerden verschwinden, wenn die kalten und feuchten Füße beseitigt werden können. Die oben geschilderte Beschaffenheit der Nase ist fast die regelmäßige Folge der vernachlässigten Pflege der Füße und der dadurch bedingten Neigung zu häufigen Katarrhen.

Katarrh und Erkrankung der Tube kann außer von den drei genannten Punkten auch ausgehen von einer Erkrankung der Paukenhöhle. Bei chronischen und akuten Eiterungen sieht man im rhinoskopischen Bild oft eine Eiterstraße von der betreffenden Tubenmündung seitlich herab in den Pharynx fließen, und dieser Abflußweg der gesunden und kranken Paukenhöhle wird für therapeutische Zwecke nicht immer genügend gewertet. Es kann auf diesem Wege, und das geschieht offenbar in einer sehr großen Anzahl von Fällen, auch von der Paukenhöhle aus bei akuten und chronischen Erkrankungen eine Mitbeteiligung der Tube eintreten.

Bei den bisher genannten Prozessen handelt es sich meistens um Schleimhautprozesse, aber die in der Tube beobachteten Exostosen und Verengerungen der Tube bis zum völligen Verschluß, ebenso die Erweiterungen deuten doch schon an, daß auch Erkrankungen des Knochens, natürlich speziell im knöchernen Abschnitt der Tube, Veränderungen setzen können, und die häufig beobachteten Knickungen der Tube, die eine Stenose vortäuschen können, sind Hinweise darauf, daß auch Prozesse im Knochen bei der Erkrankung der Tube eine Rolle spielen können. Auf Veränderungen im Knochen, mögen sie nun sekundärer Natur sein oder, wie ich immer mehr glauben möchte, auch primärer, sind wohl auch die Veränderungen, die sich bei der Ozaena in Ohr und Nase finden, zurückzuführen.

Wir kommen nun zu der Diagnose der Erkrankung der Tube. Das wichtigste Mittel, diese Diagnose zu stellen, bleibt wohl die genaue Besichtigung der Tubengegend durch die Rhinoscopia posterior in der oben geschilderten Weise. Wenn man alle die oben angeführten Veränderungen durch häufige Beobachtungen kennt, kann man meist auf einen Blick die richtige Diagnose stellen.

Zaufal hat bekanntlich mit seinen langen Tubentrichtern die Gegend von vorn untersucht und behandelt. Die Rhinoscopia posterior ist aber noch genauer und viel schonender für den Patienten, so daß die Zaufalsche Methode wohl nur ausnahmsweise geübt wird.

Der Katheterismus der Tube gibt weiteren Aufschluß über Beschaffenheit und Inhalt derselben, aber eine richtige Vorstellung vom Verhalten der Tube bekommt man erst, wenn man dieselbe sondiert. Die in neuerer Zeit namentlich von Urbantschitsch gelehrte Sondierung der Tube mit Celluloidbougies stellt eine so einfache, leicht ausführbare und schonende Untersuchungsmethode dar, daß man dieselbe jedem Patienten, auch Kindern, zumuten kann. Ich halte eine Untersuchung des Gehörorgans erst dann für vollständig, wenn auch beide Tuben mit Bougies untersucht sind. Nach Urbantschitsch kann die Tube verengt sein, selbst wenn beim Katheterismus die Luft frei durchgeht, und da nach ihm der Isthmus $1\frac{1}{2}$—2 mm weit ist, liegt eine Verengerung der Tube vor, wenn nur Sonden unter $1\frac{1}{2}$ mm Dicke in den Isthmus dringen.

Die Dicke der Bougies schwankt nach Urbantschitsch zwischen $\frac{1}{6}$ und $\frac{5}{3}$ mm; es kann also eine nur durch Bougies nachweisbare Stenose der Tube sich finden, welche eine richtige und regelmäßige Ventilation verhindert, während beim Katheterismus Luft frei in die Pauke strömt.

Auch der Inhalt der Tube läßt sich nur mit der Bougie richtig erkennen. Ein etwas geübter Finger fühlt beim Eindringen der glatten Celluloidbougie kleine Falten und Verdickungen; zäher Schleim, förmliche Schleimpfröpfe werden mit der Bougie aus der Tube zutage befördert. Bei den mehr trockenen, mit Borkenbildung einhergehenden Prozessen kann auch in der Tube das Sekret zu kleinen, trocknen Borken sich eindicken, und die Sonde fühlt dann diese kleinen Borken, so daß man das Gefühl hat, als ob man über Sandkörner gleitet. Diese „sandige Beschaffenheit" der

Tube finde ich außerordentlich häufig bei chronischen Katarrhen, und wird dieselbe durch Sondierung mit Bougies besonders günstig beeinflußt. Wird direkt nach Anwendung der Bougie wieder Luft eingeblasen, so ist das vorher gehörte Blasegeräusch oft wesentlich verändert, die Luft strömt leichter und kräftiger in die Paukenhöhle, und auch daraus lassen sich Schlüsse auf die Beschaffenheit der Tube ziehen. Durch die vorher völlig verlegte Tube dringt die Luft jetzt glatt in die Pauke, wenn Schleim oder Borken die Tube verlegt hatten; handelt es sich um eine Schwellung der Schleimhaut der Tube, so tritt sehr oft die Luft in Absätzen ein, ähnlich wie bei dem saccadierten Atmungsgeräusch in den erkrankten Bronchien. Ich bezeichne daher dieses Blasegeräusch in der Tube in meinen Krankengeschichten auch meist als „saccadiert" und schließe bei diesem Vorkommen auf eine Schwellung der Tubenschleimhaut. Ist die Tube verengt, so ist das Einführen der Bougie durch den Isthmus meist mit einem knackenden Geräusch verbunden, und der Patient empfindet den bekannten, leicht stechenden Schmerz seitlich im Larynx.

Oft kommt es zu kleinen Einrissen und leichten Blutungen, die man sorgfältig beobachten muß, wenn man nach der Bougierung Lufteinblasungen vornehmen will. Bekanntlich geben solche kleinen Einrisse in die Tubenschleimhaut die Veranlassung zu dem zwar ungefährlichen, aber für den Patienten doch recht lästigen Emphysem der Tubenschleimhaut, das sich von da herab bis über die Clavicula ausbreiten kann. Ich nehme daher die Bougie, nachdem ich sie aus dem Katheter hervorgezogen, so zwischen den Zeigefinger und dritten Finger der linken Hand, mit der ich den Katheter fixierte, daß das freie Ende der völlig durchsichtigen Celluloidbougie voll von der zur rechten Seite des Patienten stehenden Lichtquelle durchleuchtet wird. Es entgeht mir so nicht die kleinste Blutspur, die am Celluloid haftet, und da ich, wenn sich Blut findet, von weiteren Lufteinblasungen nach dem Bougieren abstehe, kann ich Emphysem nach Bougierung mit Sicherheit vermeiden. Ehe ich diese Vorsicht gebrauchte, habe ich gelegentlich in den langen Jahren vielleicht ein Dutzend Fälle von Emphysem gesehen, die stets nach ein, zwei Tagen geheilt waren.

Das gelbe, durchsichtige Celluloid ist ein wundervolles, festes, glattes Material zur Anfertigung von Bougies, ist aber spröde; es entstehen leicht kleine Einrisse in demselben, die man ebenfalls am besten erkennt, wenn man die Bougie, wie oben geschildert, auch schon vor der Einführung in der den Katheter fixierenden linken Hand zwischen Zeigefinger und drittem Finger frei gegen die Lichtquelle hält; man überzeugt sich bei dieser Haltung sicher vor der Einführung von der tadellosen Beschaffenheit des Instrumentes. Wenn die Bougie abbrechen sollte, und ein Teil in der Tube stecken bliebe, so würde das für den Moment eine recht peinliche Situation sein, und ängstliche Patienten würden in begreifliche Aufregung geraten. Es ist mir das nie passiert, Urbantschitsch teilt aber ein paar Fälle von Wendt mit, wo die abgebrochene Bougie, der Richtung des aus der Tube fließenden Sekrets folgend, spätestens nach einem Tage entleert wurde. Ich bin fest überzeugt, daß das abgebrochene Stück einer so glatten Celluloidbougie spontan entleert und keinerlei Beschwerden machen würde.

Urbantschitsch empfiehlt, sich die Bougies vorher mit Tintenstrichen zu markieren, zn meiner Zeit geschah dies in Wien durch kleine Siegellack- oder Wachströpfchen. Jacobson empfiehlt, weiße Fäden als Marke an den Bougies anzubringen. Bei einiger Übung ist diese Markierung überflüssig, ich führe nur die Bougie vorher durch den Katheter und messe mir die Länge derselben ab, indem ich knapp am Eingang des Katheters mit Daumen und Zeigefinger der rechten Hand die Bougie fasse und dieselbe auf einem Glas, einer Glasschale oder auch auf dem Tischrand so lagere, daß ich beim Zufassen die Bougie wieder an derselben Stelle ergreife; ich führe dann die Bougie durch den Katheter, über dessen richtige Lage mich das Otoskop versichert hat, und schiebe dann die Bougie etwa $2^1/_2$ cm vor. Man fühlt auf diese Weise genau, wie die Bougie in der sich verengernden Tube bis an den Isthmus gelangt, und wenn man das Gesicht des Patienten, speziell den Augenwinkel beobachtet, erkennt man an dem leichten Zucken des Augenwinkels genau, wenn man den Isthmus passiert, und fühlt auch mit der Hand, wie man durch den engen Isthmus in die weitere knöcherne Tube vordringt. Die Bougie weiter vorwärts zu schieben, hat keinen Zweck, wenn nicht, wie nach Radikaloperationen oder großen Trommelfellperforationen, die Bougie bis in die Paukenhöhle vordringen soll. Die Markierung ist also für den Geübteren überflüssig.

Wie schon erwähnt, kann man aus der Beschaffenheit und Krümmung der entfernten Bougie sehr wichtige Schlüsse machen, ebenso durch Betrachtung des an der Bougie haftenden Sekrets, eventuell Blutes. Ob eine Tube so stark verengt ist, daß selbst feine Bougies nicht passieren, oder ob es sich um eine Knickung der Tube handelt, ist schwer zu entscheiden, höchstens würde ein Eindringen des Luftstromes, bei völliger Unmöglichkeit, selbst dünne Bougies vorwärts zu schieben, für eine Knickung sprechen, während völlige Undurchgängigkeit der Tube für Bougie und Luftstrom als Zeichen einer Verwachsung oder völligen Stenose aufgefaßt werden müßte.

Leicht drehende und rotierende Bewegung beim Einführen, Vermeidung jeder Gewalt ist, wie bei allen Sondierungen, auch hier das Rationellste. Zeigt sich an der zurückgezogenen Bougie Blut, so wird man wenigstens an diesem Tage nicht Luft einblasen, um Emphysem, wie oben gesagt, zu vermeiden; man kann dann aber meist schon am andern Tage wieder katheterisieren.

Starke Speichelabsonderung, Singultus und stundenlang anhaltende Schlafsucht, die von Urbantschitsch als üble Folgen der Bougierung beobachtet wurden, habe ich nie gesehen.

Die Bougie wird aber nicht nur als diagnostisches Mittel mit Vorteil verwendet, sie dient auch zur Ausführung sehr wichtiger und wirkungsvoller, therapeutischer Maßnahmen. Urbantschitsch wiederum war es, der die Verwendung der Bougies als Massageapparat empfahl, und der zuerst darauf aufmerksam machte, wie eine durch die Bougie ausgeführte Massage der Tube vor allen Dingen die subjektiven Geräusche bei den Patienten außerordentlich günstig beeinflußt. Durch Übung gelang es ihm, mit der Hand kurze Stöße bei Massagebewegung bis zu 200 in der Minute auszuführen. Er nennt diese Massage Friktionsmassage, im Gegensatz zu der später zu beschreibenden, gleichfalls mittels der Bougies auszuführenden Vibrationsmassage, die Bougie wird dabei bis durch den Isthmus vorgeschoben.

6*

Ernst Urbantschitsch, der Sohn von Victor Urbantschitsch, hat zur Ausführung dieser Massage einen Apparat angegeben, der in der Monatsschrift für Ohrenheilkunde 1903, No. 4 abgebildet ist, und der mittels Elektrizität die in einer Hülse steckende Bougie bewegt. Der Apparat ist ähnlich dem Breitungschen nach einem von dem verstorbenen Beregszászy angegebenen Instrument konstruiert. Ernst Urbantschitsch verbindet damit auch die Lucaesche Drucksonde, die, wie jeder, der in deren Anwendung etwas Übung und Erfahrung besitzt, weiß, in hartnäckigen Fällen von Schwerhörigkeit und Ohrgeräuschen oft noch recht große Erleichterung verschafft, ihren Wert aber nach meiner Ansicht verliert, wenn die individualisierende Möglichkeit und das feine Gefühl einer wohlgeübten Hand die Einwirkungen des zarten Instrumentes nicht mehr kontrolliert. Ich habe daher auch nicht gehört, daß der von Urbantschitsch angegebene Apparat für die Drucksonde und auch für die Bougie bisher große Verbreitung gefunden hat, und halte die Ausführung der Massage der Tube und die Anwendung der Lucaeschen Drucksonde durch die Hand des Arztes für nötig.

Ich habe auch gute Erfolge dabei gesehen, wenn ich diese Friktionsmassage in einem ruhigeren Tempo, etwa 120 Stöße in der Minute, ausführte.

Victor Urbantschitsch, der sich mit der Einwirkung der Massage auf das Ohr eingehend befaßt hat, hat in einer Arbeit in Pflügers Archiv 1883, Bd. 30, S. 123 nachgewiesen, daß von den tubaren Trigeminusästen auf den Acusticus selbst eine reflektorische Beeinflussung stattfindet, so daß diese Massage nicht nur auf die Schleimhaut selbst, die Blutgefäße und Muskeln, vor allem auf den M. tensor tympani, sondern auch auf die sensiblen Trigeminusäste und dadurch auf den Hörnerv wirkt, und daß durch die Massage nicht nur eine subjektive Erleichterung und eine wesentliche Besserung der subjektiven Geräusche bewirkt, sondern auch in vielen Fällen eine Hörverbesserung erzielt wird.

Auffallend ist jedenfalls, und das hat mich veranlaßt, diese Behandlungsmethode immer ausgedehnter in Fällen von chronischer Schwerhörigkeit anzuwenden, wie dieselbe erleichternd auf die Beschwerden des Patienten wirkt, so daß dieselben, obgleich diese

Methode mit Empfindlichkeiten und Unannehmlichkeiten für die Patienten verknüpft ist, diese Behandlung immer wieder verlangen, und daß alle Patienten, die ich entweder selbst vorher ohne Massage behandelt hatte, oder die von anderer Seite nur durch Katheterismus und Vibrationsmassage mit dem Breitung schen Apparat behandelt waren, spontan und sehr befriedigt über die mit der Friktionsmassage bewirkte Erleichterung und Verbesserung sich äußerten.

Die zweite Form der Massage mit Bougies ist die Vibrationsmassage, die gleichfalls von Ernst Urbantschitsch in der Monatsschrift für Ohrenheilkunde No. 3, 1903 beschrieben ist. Diese Methode besteht darin, daß eine in die Tube eingeführte Bougie mit dem Katheter, welcher durch die Bougie fixiert liegen bleibt, in Vibration versetzt wird durch eine Pelotte, die man, wie bei der äußeren Vibrationsmassage, auf das Ohr selbst oder die Umgebung desselben wirken läßt. Als Ansatzpunkt dieser äußeren Massage wählt man den Tragus, den Warzenfortsatz oder auch Teile des Nackens und findet so, wie Urbantschitsch jun. angibt, bei verschiedenen Patienten individuell verschiedene Punkte heraus, von denen aus das sichtbare Ende der Bougie am stärksten in Vibration versetzt wird. Oft wird dabei von der rechten Ohrseite aus die Bougie in der linken und umgekehrt von der linken Seite aus die rechte Bougie am stärksten in Vibration versetzt. Es genügen dann relativ schwache Einwirkungen des Motors, während zu starke und häufige Einwirkungen oft geringere Bewegungen auslösen. Bei dieser Methode wird die Bougie in horizontaler Richtung bewegt, so daß die Vibrationsmassage die Friktionsmassage ergänzt und die Tube in seitlicher Richtung erweitert, während die Wirkung der Friktionsmassage der Achse der Bougie folgend in der Längsrichtung erfolgt. Ich habe mich mit dieser Form der Massage erst in der letzten Zeit in einzelnen Fällen beschäftigt und habe mir ein abschließendes Urteil, ob diese Form der Vibrationsmassage in der Wirkung der Friktionsmassage überlegen ist, noch nicht bilden können. Immerhin ist es angenehm, eine Methode, die nach Ernst Urbantschitsch in einzelnen Fällen schon nach kurzer Zeit vorher nicht erreichte Resultate ergeben hat, zur Verfügung zu haben.

Ich füge noch hinzu, daß ich allgemeine manuelle Massage der Ohrengegend, vor allem aber der Nackenmuskulatur, auf die Ohrgeräusche, auf neuralgische Schmerzen, auf das Gefühl von Völle und Druck im Ohr einen ausgezeichneten Einfluß habe üben sehen, und daß man in hartnäckigen Fällen die Massage der Ohrgegend und des Halses empfehlen oder selbst ausführen soll.

In einigen, sonst jeder Therapie spottenden Fällen, namentlich wenn gichtische und rheumatische Disposition und kurze, fleischige Hälse sich finden, habe ich durch Massage des ganzen Halses große subjektive Erleichterung erzielen können. Der Patient sitzt dabei mit entblößtem Oberkörper rittlings auf einem Stuhl, stützt sich auf die Stuhllehne, und der Masseur stellt sich hinter den Patienten; es wird dann von der Haargrenze an nach der Schultermuskulatur hin der Nacken, besonders aber auch der Warzenfortsatz kräftig unter Anwendung von Vaseline massiert.

Der gute Einfluß der Massage mittels des Breitungschen Apparates, der Handapparate von Delstanche und der Hommelschen Traguspresse sind bekannt und sollen nur kurz erwähnt werden.

Broich hat auf der Versammlung der Deutschen Otologischen Gesellschaft in Hamburg im Jahre 1899 über ein Verfahren berichtet, das darin besteht, daß mit einer katheterförmig gebogenen dünnen und zugleich elastischen, neusilbernen Sonde die Tube direkt mittels eines Elektromotors massiert wird und das katheterförmig gebogene Instrument durch den unteren Nasengang so geführt wird, daß der 2—3 mm dicke, ovale Sondenknopf in die Tube zu liegen kommt; diese Sonde wird dann mit dem von Spieß angegebenen Griff für Sägen in Verbindung gebracht und die Tubenöffnung dann ziemlich energisch massiert. Dabei kann die Sonde natürlich nicht tiefer in die Tube eindringen, trotzdem hat aber Broich auch von dieser Massageform einen günstigen Einfluß sowohl auf die katarrhalischen Erscheinungen in der Tube als auch auf die Hörfähigkeit beobachtet und empfiehlt auf Grund dieser Beobachtung seine direkte Massage der Tuba Eustachii.

Der Gedanke, mit der Bougie zugleich Medikamente in den Tubenkanal zu bringen, ist von Beginn dieser Untersuchungs- und Behandlungsmethode praktisch ausgeführt worden. Ehe man die

Celluloidbougies kannte, benutzte man Darmsaiten und legte dieselben, bevor sie eingeführt wurden, in konzentrierte Höllensteinlösungen; ob damit große Erfolge erzielt worden sind, wird nirgends berichtet. Nach den Erfahrungen, die man in der Nase macht, ist es sehr bedenklich, entzündete und nah aneinander liegende Schleimhautflächen mit starken Lapislösungen zu ätzen, weil sehr leicht Verwachsungen der Schleimhautflächen eintreten können; ich habe daher immer Bedenken getragen, den Tubenkanal mit stärkeren Lapislösungen, mit Trichloressigsäure oder mit Galvanokaustik zu verschorfen, weil ich glaube, daß man eine völlige Verwachsung riskiert. Urbantschitsch hat auch die Celluloidbougies in Lapislösung getaucht, die Lösung an der Bougie antrocknen lassen und dieselben in die Tube eingeführt, über den damit erzielten Erfolg wird nichts Weiteres berichtet.

Ich habe nun mit meiner Bougie fast in jedem Fall Medikamente in den Tubenkanal gebracht, aber anstatt der stärkeren, mildere Ätzmittel verwendet, vor allem aber Medikamente, die das Abschwellen der Tubenschleimhaut begünstigen. So habe ich schon seit Jahren meine Bougies, nachdem ich mich von der Durchgängigkeit der Tube überzeugt, in stärkere (10 proz.) Kokainlösungen, denen 1 % Alkohol zugesetzt ist, getaucht und in die Tube eingeführt. In neuerer Zeit habe ich Adrenalin entweder rein oder mit Kokain gemischt in derselben Weise verwendet und in vielen Fällen konstatieren können, daß die vorher schwierig einzuführende Bougie in die abgeschwollene Tube leichter hineinglitt. Vom Adrenalin benutze ich gewöhnlich die reine im Handel gebräuchliche Lösung von 1,0 : 1000,0. Mit Vorliebe benutze ich aber Lösungen von Tannin und Jod - Glyzerin. (Tannin 10,0, Glyzerin 40,0 und Jodi 0,25, Kal. jodat. 5,0 Glyzerin 50,0.) Die Glyzerinlösungen haften in vielen kleinen Tröpfchen an der Bougie und gelangen sicher in die Tube. Man kann, namentlich bei der oben beschriebenen, sandigen Beschaffenheit der Tube, wo kleine Borken im Tubenkanal sich befinden, durch das Gefühl nachweisen, daß die Bougie, die vorher über die rauhe, mit Borken bedeckte Schleimhaut sich vorschob, nach dem Eintauchen in Jod-Glyzerin leicht und ohne Geräusch eindringt, weil das Jod-Glyzerin die Borken löst und die Schleimhaut schlüpfrig macht.

Ich gehe bei der mehr akut geschwollenen Tube meist so vor, daß ich erst die Bougie ohne jedes Medikament einführe und die Tube massiere, dann dieselbe mit Kokain und Adrenalin anfeuchte und die so armierte Bougie einen Moment liegen lasse; kann man dann an dem leichteren Vordringen der Bougie die erweiternde Wirkung der Kokain-Adrenalinlösung fühlen, so führe ich die in Tannin-Glyzerin getauchte Bougie nochmals ein und massiere mit diesem Medikament die Tube.

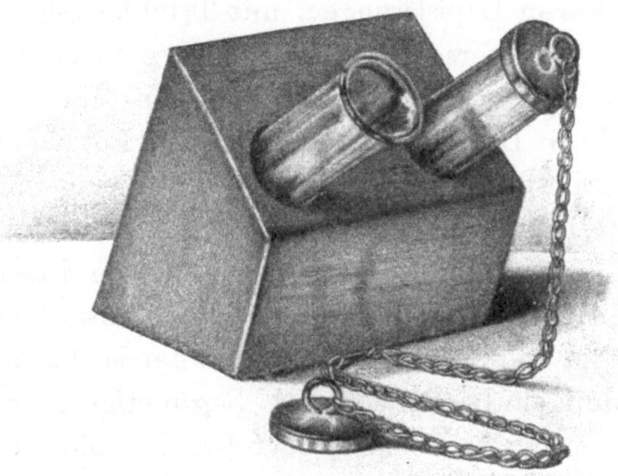

Handelt es sich um die mehr trockne Form, so verwende ich ebenfalls nach der Massage erst Kokain-Adrenalin und führe dann eine Bougie, die statt in Tannin-Glyzerin in Jod-Glyzerin getaucht ist, ein.

Da man mit der linken Hand während der ganzen Prozedur den Katheter fixieren muß, während die rechte die Bougie ein- und ausführen und in die Flüssigkeiten tauchen muß, hat sich mir ein kleiner Holzblock mit kurzen Eprouvetten, die das Medikament enthalten und so gestellt sind, daß ich mit der rechten Hand die Bougie leicht eintauchen kann, bewährt. Siehe vorstehende Abbildung.

Ebenso wie Jod- und Tannin-Glyzerin können natürlich auch andere Medikamente in Glyzerin gelöst eingeführt werden, da das Glyzerin in einer recht günstigen Weise sich an der Bougie verteilt. Ich bin aber mit den angeführten Medikamenten meistens ausgekommen. In der Mehrzahl der behandelten Fälle handelte es sich um chronischen Mittelohrkatarrh mit oder ohne Beteiligung des nervösen Apparates. Da es sich meist um ältere, länger bestehende Erkrankungsformen handelte, und die Patienten schon früher teils von mir, teils von anderer Seite mit Katheter, Lufteinblasungen und der Breitungschen Massage behandelt waren, mußte ich die Verbesserung, die bei der Behandlung mit Bougies jetzt erzielt war, und die Befriedigung, die die Patienten darüber meist spontan äußerten, als Ergebnis dieser Behandlung mit Bougies und Medikamenten ansprechen; namentlich die Beeinflussung der subjektiven Geräusche und das leichtere Gefühl im Kopf, das die Patienten zu ihrer Freude mir konstatierten, war sicher der Effekt der oben geschilderten Behandlung. Die Breitungsche Vibrationsmassage, die bei verlegter Tube häufig als unangenehm empfunden wird, wurde in einigen Fällen dann gut vertragen, wenn durch Behandlung mit Bougies die Tube freier geworden war, und der Druck in der Paukenhöhle sich mehr ausgeglichen hatte.

Ein geringer Prozentsatz solcher Patienten bleibt natürlich immer übrig, bei denen jedes Medikament ohne Erfolg angewendet wird, die Zahl derselben ist aber, seit ich diese Behandlungsmethode ausgedehnter anwende, bedeutend geringer geworden, und die Behandlung solcher chronischen Fälle hat mir seitdem so häufig gute und Arzt und Patienten befriedigende Resultate ergeben, daß ich dieselbe aufs wärmste empfehlen möchte.

Wie ich schon oben sagte, habe ich mich nicht darauf beschränkt, nur die chronischen, trocknen Formen mit intaktem Trommelfell so zu behandeln, sondern habe die mit Medikamenten armierten Bougies auch in Fällen mit Trommelfellperforation, bei chronischen Ohreneiterungen und nach Radikaloperationen, wo die Tube nicht verödet war, zu dieser Massage angewendet und mindestens eine subjektive Erleichterung erzielt, da ich glaube, daß es auch in Fällen von chronischer Eiterung und Schwellung der Schleimhaut der Paukenhöhle und nach Operationen für die Ausheilung dieser Prozesse günstig ist, wenn die Tube gut durchgängig ist und nach dieser Seite Sekret abfließen kann. Es ist selbstverständlich, daß bei allen Fällen darauf geachtet wurde, welcher von den eingangs beschriebenen Ausgangspunkten für den chronischen Tubenkatarrh jedesmal in Betracht kam. So

wurden vorhandene Rachenmandelreste entfernt, Stellen, die zu
Borkenbildung neigten, mit dem Galvanokauter oder Ätzmitteln
zerstört, Borken zur Lösung gebracht.

Bei der trocknen Form wurde der Ölspray mit besonderem Vorteil verwendet und meist eine Lösung von Kampfer, Menthol ãã 1,0
und Paraffin. liquid. 50,0 benutzt.

In den letzten Wochen wurde mir ein von Parke, Davis & Co.
konstruierter, sehr handlicher, gläserner Ölspray vorgelegt, der ein
außerordentlich handliches, zierliches und dabei sauberes Instrument
darstellt, mit dem man in selten feiner Verteilung ölige Medikamente durch die Nase in alle Teile des Nasenrachenraumes bis
tief herunter in den Rachen bringen kann. Das Chloreton inhalant,
das mit dem Instrument gleichzeitig von der amerikanischen Firma
abgegeben wird, besteht aus:

Chloreton	1,0 g
Kampfer	2,5 -
Menthol	2,5 -
Olei Cinnamom.	0,5 -
Refined Liquid Petrolatum . .	93,5 -

Das Chloreton hat ähnlich wie Kokain eine anästhesierende
Wirkung ohne die gleichzeitige Giftigkeit des Kokains.

Dieser Spray mit dem genannten Medikament schafft dem
Patienten eine große Erleichterung und ein außerordentlich angenehmes Gefühl und wirkt auch, da die Richtung des Strahls
durch den unteren Nasengang geht, besonders auf die Tubenöffnungen.

Die Firma versendet mit ihrem Apparat außerdem eine in
Öl gelöste Adrenalinlösung, und in Fällen von infektösen Nasenkrankheiten ein Acetozon (Benzoyl-Acetylsuperoxyd) genanntes
Medikament.

Man wird natürlich das für den Ölspray nötige Medikament
ebensogut und vielleicht billiger aus deutschen Apotheken verschreiben können und zur Lösung entweder das Paraffin. liquid.
verwenden oder sonst ein feines ätherisches Öl (Mohnöl) dazu gebrauchen.

Sind Affektionen in den Gaumenmandeln der Ausgangspunkt
für die Tubenerkrankung, was sich namentlich bei einseitiger Er-

krankung mit Sicherheit feststellen läßt, so bringt eine Behandlung der Mandeln, Ausräumen der Mandelpfröpfe, Schlitzen der Mandeltaschen, eventuell einfache Tonsillotomie oft eine sofortige und definitive Besserung der Beschwerden.

Auch die Beseitigung der unter Punkt drei als Ausgang für Tubenkatarrhe bezeichneten Schwellung der Nasenmuscheln erfordert eingehende Beachtung. Ätzungen der unteren Muscheln mit Trichloressigsäure, mit Galvanokaustik haben, wie allgemein bekannt, oft wunderbare Wirkung auch auf die Ohraffektion. Sind die hinteren Enden der unteren Muschel besonders voluminös, so trägt man dieselben am besten mit einer einfachen Stahlschlinge ab; man muß es aber unterlassen, in diesem Fall die Nase vorher zu kokainisieren, weil das Kokain eine so starke Abschwellung bewirkt, daß für die Schlinge dann meist nicht mehr viel zu fassen übrig bleibt. Oft folgt auf den Zug mit der Schlinge ein ganz enormes ödematöses, infiltriertes Stück Schleimhaut, und die Blutung ist relativ gering. Wendet man Kokain oder Adrenalin an, so erfolgt häufig nach einiger Zeit eine ganz profuse Blutung. Ich verwende daher wie bei der Abtragung von Nasenpolypen auch bei der Abtragung der hinteren Muschelenden nie Kokain oder Adrenalin, weil auch so der Schmerz kein nennenswerter, und die Blutungen ohne Kokain und Adrenalin meist geringer sind. Bei operationsscheuen Patienten kommt man meist auch aus, wenn man das verdickte, hintere Muschelende mit Chromsäure oder reiner Trichlorsäure kauterisiert.

Zum Auftragen dieser Ätzmittel in recht exakter, genau zu begrenzender Weise hat sich mir eine von Katz angegebene Ätzsonde bewährt, die statt des Knopfes ein aus Goldstäbchen gefertigtes, korbähnliches Ende hat, in das ein Tropfen der genannten Medikamente aufgenommen wird.

Diese Schwellform der Nase findet sich, wie ich oben schon sagte, bei Leuten, die zu Erkältungen neigen und meistens über feuchte und kalte Füße klagen. Die Allgemeinbehandlung muß natürlich da einsetzen. Abhärtung des Körpers durch Abreibungen mit Wasser und Spiritus, Luftbäder, elektrische Schwitzbäder, Beseitigung zu warmer Kleider, namentlich der wollenen Unterkleider, und Ersatz derselben durch poröse, leinene oder baumwollene

Unterkleider, Behandlung der Schweißfüße mit Formalinlösungen 1,0 : 100,0 kommen hier in Betracht. Anämischen werden heiße Bäder und Eisenmittel verordnet, ich gebe mit Vorliebe das Mineralwasser von Roncegno, das auch von Gruber besonders bei Schwerhörigkeit auf anämischer Basis empfohlen wurde. Gichtische läßt man entsprechende Brunnen trinken und verordnet die allgemeine Massage. Ist Lues im Spiel, so kommt neben der lokalen die allgemeine Behandlung in Betracht.

Wenn ich bei meinen chronisch schwerhörigen Patienten alle die geschilderten Punkte genau beachtete und die Allgemeinbehandlung nach den kurz skizzierten Grundsätzen mehr in den Vordergrund stellte, als das gewöhnlich zu geschehen pflegt, so konnte ich einer Reihe von Patienten großen und andauernden Nutzen bringen, und da ich den Eindruck habe, daß vielleicht über der Behandlung des Gehörorgans selbst diese Punkte, speziell auch die Behandlung der Tube vernachlässigt wird, schien mir eine Mitteilung der von mir gemachten Erfahrungen und ein Hinweis auf die Bougiebehandlung der Tube mit Massage und Medikamenten einer Mitteilung wert.

O. KÖRNER.

Können die Fische hören?

I.

Historisch-kritische Darstellung der Frage und der bisherigen Versuche, dieselbe zu entscheiden.

Bis in die neueste Zeit haben selbst die größten Forscher Fühlen und Denken der Tiere gerade so beurteilt wie Fühlen und Denken des Menschen, und die Leistungen der menschlichen Sinnesorgane gaben fast allein den Maßstab für die Bewertung der Sinne des Tieres. Die Tatsache z. B., daß die Hunde sehr viel schlechter sehen als wir, erscheint noch heutzutage dem Durchschnitte der Gebildeten, ja selbst manchem einsichtigen und gut beobachtenden Jäger unglaublich.

Es ist das große Verdienst eines nicht zünftigen Gelehrten, der sich unter dem Pseudonym Th. Zell[1]) verbirgt, das Verständnis für diese Dinge weiten Kreisen vermittelt und manch eine falsche Vorstellung über die Leistungen der tierischen Sinne zurückgewiesen zu haben. Überall in der Natur waltet ein Gesetz der Sparsamkeit. Kein Tier z. B., das wehrhafte Hörner hat, besitzt ein scharfes Gebiß; kein ausgezeichneter Kletterer kann vorzüglich laufen, und was die Sinneswahrnehmungen betrifft, so können alle scharf sehenden Geschöpfe, wie Menschen, Affen, Katzen, Vögel, nicht wittern, alle feinnasigen Tiere dagegen, wie Elefanten, Rinder, Pferde, Hunde, nicht gut sehen.

---

[1]) Th. Zell, Ist das Tier unvernünftig? Franckhscher Verlag, Stuttgart, ohne Jahreszahl erschienen 1904. Zells hier wiedergegebene Ansichten sind auch schon vor ihm geäußert worden; er hat aber das unbestreitbare Verdienst, diese vorher nur Wenigen geläufigen Dinge der breiten Masse der Gebildeten genießbar gemacht und vielleicht auch manchem Fachgelehrten darüber die Augen geöffnet zu haben.

Was für die höheren Tiere gilt, wird wohl auch für die niederstehenden von Bedeutung sein. Wenden wir das Sparsamkeitsgesetz auf die Sinne der niedersten Wirbeltiere, der Fische, an, so finden wir bei ihnen ein vorzügliches Auge und ein sehr feines Hautgefühl; ferner dürfen wir annehmen, daß auch ihr Geruchsorgan gut funktioniert, denn sie haben ein ganz enorm entwickeltes Riechhirn. Daß sie außerdem noch vorzüglich hören sollten, ist also nicht gerade wahrscheinlich.

Was zunächst das Auge der Fische betrifft, so ist es wohl das leistungsfähigste ihrer Sinnesorgane. Ein in das Wasser gefallenes Insekt lockt hungrige Fische aus anscheinend weiter Entfernung herbei. Der Schatten eines zusammengerollten Regenschirmes oder dicken Stockes, den ich vom Ufer oder von einer niedrigen Brücke her über das Wasser gleiten ließ, verjagte stets die an der Oberfläche stehenden Fische oder erregte zum mindesten einen sprungartigen Fluchtreflex. Einst sah ich einer Menge Fische zu, die spielend aus dem Wasser sprangen. Da glitt der Schatten einer etwa 10 Meter hoch fliegenden Möve über das Wasser und augenblicklich verschwanden die Fische in der Tiefe, um erst nach 10 bis 15 Sekunden wieder zu erscheinen und emporzuspringen. Dieses Schauspiel wiederholte sich an der gleichen Stelle mehrere Male. Der Schützenfisch, Toxotes jaculator, sieht Insekten, die an Pflanzen bis fast einen Meter hoch über dem Wasserspiegel sitzen, und wirft sie durch Anspeien mit einem sicher treffenden Wasserstrahle herab. Nach interessanten Untersuchen von Zolotnitski[1]) können die Fische Farben unterscheiden. Wie wichtig das Auge für sie ist, erhellt auch daraus, daß es eine Einrichtung zum Akkommodieren hat und bei den im Dunkeln lebenden Tiefseefischen, die auch Leuchtorgane haben, eine monströse Ausbildung zeigt.

An Schärfe scheint dem Gesichtssinne der Fische ihr Hautgefühl nahezukommen. Erschüttert man nur leise ein Aquarium, so schießen die darin befindlichen Fische blitzschnell in die Tiefe, so lange sie sich nicht an solche Störungen gewöhnt haben.

---

[1]) Zolotnitski in „Physiologiste Russe“, 24. Oktobre 1902, Vol. II p. 277.

Daß nun die Fische hören könnten, galt von altersher bis vor wenigen Jahrzehnten für selbstverständlich. Der heilige Antonius von Padua soll ihnen gepredigt haben. Seitdem man weiß, daß sie ein Organ besitzen, das einem Teile des Gehörorganes der höheren Wirbeltiere entspricht, sahen auch große Naturforscher des 18. und 19. Jahrhunderts — ich nenne nur Hunter, Haller und Johannes Müller — keinen Grund, an dem Gehöre der Fische zu zweifeln. Nicht wenige neuere Beobachter, unter ihnen auch Brehm[1]), erzählen die alte, seit fast 100 Jahren aus einem Buch ein das andere übernommene Geschichte, daß Teichfische durch Glockenläuten zur Fütterung herbeigerufen werden könnten, und sehen darin — wie wir zeigen werden, mit Unrecht — den Beweis, daß sie hören. Der Bericht, daß während der Seeschlacht bei Abukir Haifische zwischen den feuernden Flotten herumschwammen und mehrere von einem brennenden Kriegschiffe ins Wasser gesprungene Franzosen verschlangen[2]), wurde nur als Beweis für die Unerschrockenheit dieser Tiere ins Feld geführt, und niemand dachte daran, daß sie den mächtigen Kanonendonner vielleicht gar nicht hören konnten.

Erst die Fortschritte der vergleichenden Anatomie und Physiologie in der zweiten Hälfte des 19. Jahrhunderts ließen Zweifel an dem Gehöre der Fische aufkommen.

Diese Fortschritte beginnen 1851 mit der Entdeckung des Cortischen Organes in der Gehörschnecke, an welche sich die Helmholtzsche Theorie der Schallwahrnehmung anknüpft. Es wurde dann immer wahrscheinlicher, zuletzt fast sicher, daß bei den höheren Wirbeltieren der Schall nur durch Vermittlung des Cortischen Organes empfunden wird. Anfangs glaubte Helmholtz, daß außer der Schnecke auch noch der Vestibularapparat, Vorhof und Bogengänge, am Hörakte stark beteiligt sei, indem er die Geräusche wahrnehme; später schrieb er ihm nur noch die Empfindung sehr hoher Geräusche zu.

Nun haben unter den Wirbeltieren allein die Fische keine Gehörschneke, während sie einen gut entwickelten Bogengangs-

---

[1]) Brehm, Tierleben, II. Aufl., Bd. 8, S. 10.
[2]) G. Jäger, Das Leben im Wasser, Hamburg 1868, S. 226.

und Vorhofsapparat mit mächtigen sogenannten Otolithen aufweisen. Nur ein ganz gering entwickeltes Gebilde, die Lagena, stellt die Andeutung einer Schnecke dar, führt aber noch kein dem Cortischen Organe der höheren Wirbeltiere entsprechendes Nervenendorgan; erst bei den Amphibien tritt an ihr die Papilla acustica basilaris als solches auf (Lee[1]). Läßt es sich also nachweisen, daß den Fischen das Gehör fehlt, so haben wir allen Grund, anzunehmen, daß bei ihnen — und analog auch bei den höheren Wirbeltieren — kein einziger Teil des Bogengangs- und Vorhofsapparates, einschließlich der sogenannten Otolithen, dem Hörakte dient.

Man könnte nun denken, dieser Nachweis sei gar nicht mehr nötig, da der Vorhofs- und Bogengangsapparat nach unserer jetzigen Kenntnis anderen Zwecken dient, als der Wahrnehmung von Schalleindrücken. In dem genannten Zeitraume reifte bekanntlich auch die Erkenntnis, daß die als Otocysten und Otolithen gedeuteten Gebilde der niederen Tiere, insbesondere der Quallen und der Krebse, sowie der Bogengangsapparat der Wirbeltiere, speziell auch der der Fische, zur Erhaltung des Körpergleichgewichtes dienen, also statische Organe sind. Statt von Otocysten und Otolithen spricht man deshalb jetzt von Statocysten und Statolithen. Es bliebe also nur noch der Einwand übrig, daß Teile des Bogengangs- und Vorhofsapparates neben der sicher nachgewiesenen statischen gleichzeitig auch noch einer akustischen Sinnesfunktion dienten. Dies nimmt in der Tat noch heute der Physiologe Hensen[2] an.

Obwohl es von vornherein nicht wahrscheinlich ist, daß ein und dasselbe Organ in solcher Weise zwei verschiedenen Sinnesfunktionen dienen könne, wird der die Wahrheit suchende Forscher erst dann dem Vorhofs- und Bogengangsapparate der Wirbeltiere jede Beziehung zum Gehörsinne absprechen dürfen, wenn der Nachweis geliefert ist, daß die Fische, die keine Schnecke, aber Vorhof, Bogengänge und Statolithen besitzen, nicht hören.

Es mag nun dem Zoologen, vielleicht selbst dem Physiologen, auffällig erscheinen, daß diese wichtige und interessante Frage erst

---

[1]) Lee, American Journal of Physiology, Vol. I, p. 136.
[2]) Hensen, Münchener med. Wochenschrift 1904, No. 1, S. 42.

an den Fischen entschieden werden soll und nicht längst durch Beobachtung und Sektion ohrenkranker Menschen entschieden worden ist. Bisher hat es aber uns Ohrenärzten gänzlich an Fällen gefehlt, die zur Entscheidung der Streitfrage brauchbar gewesen wären. Man müßte die Labyrinthe eines Menschen histologisch untersuchen können, bei welchem beide Cortischen Organe völlig zerstört, Vorhof- und Bogengänge aber mindestens auf einer Seite völlig gesund wären; hätte dieser Mensch kurz vor dem Tode noch irgend einen Rest von Gehör gehabt, so müßte man dem Vorhofs- und Bogengangsapparate Hörfähigkeit zuschreiben. Beide Cortischen Organe müßten deshalb zerstört sein, weil es bei nur einseitiger Zerstörung unmöglich ist, das Hören mit dem anderen, noch ganz oder teilweise erhaltenen Organe auszuschließen. Nun ist aber schon die völlige Zerstörung eines Cortischen Organes ohne gleichzeitige Schädigung des Vorhofes und der Bogengänge ein außerordentlich seltenes Ereignis. Darum dürfen wir nicht erwarten und kaum hoffen, daß jemals eine solche Rarität auf beiden Seiten zugleich vorkommen, und dann noch die Möglichkeit gegeben sein wird, vor dem Tode das Gehör eingehend zu prüfen und nach dem Tode die Labyrinthe der ungemein schwierigen histologischen Bearbeitung zu unterwerfen.

Je mehr sich nun die Erkenntnis von den verschiedenen Funktionen der einzelnen Teile des sogenannten Gehörorganes Bahn brach, desto lebhafter regten sich Zweifel an der Richtigkeit der alten Ansicht, daß die Fische hören könnten. Der erste Zweifler scheint Cyon[1] (1878) gewesen zu sein. Er berichtete, daß die Neunaugen (Petromyzon) zwar auf Lichtreize stets schnell fliehen, auf die stärksten Geräusche aber nie. 1889 bemerkte Bateson[2], daß eine Fischart (pollock) weder auf den Ton, den das Reiben mit naßen Fingern an der Glaswand des Aquariums hervorbringt, reagierte, noch durch Anschlagen mit

---

[1] Cyon, Recherches expérimentales sur les fonctions des canaux semicirculaires etc. Paris 1878, zitiert nach Th. Beer, Archiv für die gesamte Physiologie, Bd. 73, S. 2.

[2] Bateson, Journal of the Marine Biological Association of the United Kingdom. New Series, Vol. I, p. 225, zitiert nach Parker (s. u.).

einem Steine an ein Stück Glas unter Wasser aus ihrer Ruhe gebracht wurde, vorausgesetzt, daß die Fische die Prozedur nicht
sehen konnten.

Ehe wir auf die umständlicheren Versuche neuerer Autoren
eingehen, scheint es mir nötig, die Schwierigkeiten zu beleuchten,
die sich dem Forscher bei der Beurteilung und experimentellen
Prüfung unserer Frage entgegenstellen.

Vor allem müssen wir beachten, daß der Fisch im Wasser,
nicht wie der Mensch in der Luft hören müßte. Nach Blochmann[1]
hatten übrigens Versuche über Tonempfindung in der Luft bei
Fischen, welche sich zeitweilig außer Wasser aufhalten, wie beim
Aale und beim Kletterfische, negative Resultate[2].

Was nun die Schalleitung im Wasser betrifft, so ist diese
bekanntlich sehr gut, da hier die Schallwellen $4^{1}/_{2}$ mal so schnell fortschreiten als in der Luft. Dagegen haben wir nur eine annähernde
Vorstellung von der Schallstärke bzw. Hörweite bestimmter Töne
im Wasser, weil unser Ohr ein Luftohr, aber kein Wasserohr ist
und deshalb unter Wasser nicht so hört wie in der Luft. Füllen
wir den Gehörgang mit Wasser, oder tauchen wir unter, so wird
die Schwingungsfähigkeit des Trommelfells durch die direkte Belastung mit Wasser bzw. durch die Kompression der im Gehörgange
zurückgebliebenen Luft beeinträchtigt oder aufgehoben, die Über-
legenheit der Schalleitung durch die Gehörknöchelchen über die
durch die Kopfknochen geht verloren und das Hören wird durch
Interferenz undeutlicher. Bei den im Wasser hörenden Säugetieren,
insbesondere den Walen, wird dieser Nachteil durch eine besondere
Anpassung des Ohres an gewisse Bedingungen, unter denen ein
besseres Hören im Wasser möglich ist, ausgeglichen (Bönninghaus[3]).

Wollen wir nun das Gehör der Fische prüfen, so dürfen wir
nur solche Töne verwenden, die im Wasser selbst entstehen

---

[1] Blochmann, Jahreshefte des Vereins für vaterländische Naturkunde in
Württemberg, 59. Jahrgang, 1903, S. XCV.

[2] Leider gibt Blochmann nicht an, wer diese Versuche angestellt hat, wie
sie gemacht wurden, und wo sie veröffentlicht sind. Ich habe sie nicht finden können;
sie werden auch sonst nicht zitiert.

[3] Bönninghaus, Das Ohr des Zahnwales, Zoologische Jahrbücher, Bd. 19,
Heft 2 (1903).

oder wenigstens gut in das Wasser geleitet werden; denn der in der Luft erzeugte Schall dringt nur in sehr geringem Maße ins Wasser ein. Läßt man eine Weckuhr direkt über der Wasserfläche einer Badewanne ertönen und taucht dann unter, so ist der Schall wie abgeschnitten (Beer[1])); freilich ist diese Abschwächung nicht allein auf das schwere Eindringen des Schalles ins Wasser, sondern teilweise auch auf unser im Wasser schlechter als in der Luft hörendes Ohr zu beziehen. Schwebt man bei einer Ballonfahrt über einem See, so kann man durch Hinunterrufen ein vorzügliches Echo erzeugen: ein Beweis, wie geeignet eine Wasserfläche ist, den Schall zurückzuwerfen (Beer). Versuche von Ducceschi[2]) zeigten, daß Worte, die man einem Untergetauchten von oben zurief, bis zu einer Tiefe von 5 Metern verstanden wurden; bei einer Tiefe von ca. 6 Metern konnten noch die Töne einer Glasglocke und einer Trompete, sowie ein Pfiff unterschieden werden; bei ca. 7 Metern wurde die Wahrnehmung unsicher und blieb ganz aus.

Selbst wenn der in der Luft erzeugte Schall viel besser in das Wasser eindränge, als es der Fall ist, wäre es doch nicht recht einzusehen, welchen Nutzen dem Fische die Wahrnehmung von Tönen bringen könnte, die außerhalb des Wasser entstehen, denn seine in der Luft lebenden natürlichen Feinde, z. B. Fischadler, Eisvogel, Reiher, Möve, jagen ihn, ohne Laut zu geben. Daß Teichfische beim Läuten einer Glocke am Ufer zur Fütterung herbeischwimmen, beweist nicht, daß sie die Glocke hören. Das zeigen Versuche von Kreidl[3]), die Lang[4]) folgendermaßen zusammenfaßt:

„Kreidl konnte der Versuchung nicht widerstehen, sich durch eigenen Augenschein und genaue Untersuchung davon zu überzeugen, ob wirklich sogenannte zahme oder gar abgerichtete Fische durch ein Glockenzeichen zum Essen gerufen werden können, wie die hungrigen Sommerfrischler zur Table d'hôte. Er machte sich in Begleitung von Professor Exner auf den Weg zu dem altberühmten Benediktinerstift Kremsmünster in Ober-Österreich, wo in einem nahezu 1000 qm großen Teiche allerlei Fische gehalten werden.

<hr>

[1]) Beer, Archiv für die gesamte Physiologie, Bd. 73, S. 1.

[2]) Ducceschi, Gli animali acquatici possiedono il senso dell' udito ? Rivista d' Italia, decembre 1903.

[3]) Kreidl, Archiv für die gesamte Physiologie, Bd. 63, S. 581.

[4]) Lang, Ob die Wassertiere hören? Mitteilungen der naturw. Gesellschaft in Winterthur. IV. Heft 1902.

In diesem Kloster werden die Forellen durch ein Signal zur Fütterung gerufen, in früheren Zeiten durch Trommelschlag, jetzt, und zwar schon seit langer Zeit, dadurch, daß der Fischer, sich über das Steingeländer vorbeugend, mit einer Handglocke läutet, wobei er gleichzeitig den Tieren das Futter vorwirft, die nun in der Tat von allen Seiten blitzschnell herangeschwommen kommen."

„Allein es wurde den Herren Kreidl und Exner nicht schwer, in einer alle Zweifel ausschließenden Weise zu zeigen, daß die Fische das Glockensignal gar nicht wahrnehmen, und daß sie nur zum Futterplatze kommen, wenn sie den die Glocke schwingenden und Futter streuenden Fischer sehen, oder wenn sie durch die beim Heranschreiten des Fütterers auf dem steinernen Einfassungsgewölbe dem Wasser mitgeteilte Erschütterung aufmerksam werden. Beim Hunger veranlaßt sie überhaupt der geringste Reiz, zur gewohnten Futterstelle zu schwimmen."

„Wenn die Beobachter, ohne von den Fischen gesehen werden zu können, sich, geräuschlos und sachte auftretend, der Futterstelle näherten, um hinter einer Säule verborgen den hungrigen Fischen kräftig und mehrere Male hintereinander zu läuten, so nahmen die Tiere nicht die geringste Notiz davon." —

Ist es also nicht einzusehen, daß die Fische auch nur den geringsten Nutzen von der Wahrnehmung eines in der Luft erzeugten Schalles haben könnten, so fragt es sich doch noch, ob es für sie nicht von Wert wäre, im Wasser selbst entstehende Geräusche zu hören, wie das Anbranden der Wogen an der Küste und das Mahlen, Reiben und Klappern der Geröllsteine am Strande, damit sie sich der Gefahr entziehen könnten, an Land gespült zu werden. Doch brauchen sie wohl hierzu das Gehör nicht, denn das Auge und das Gefühl an der Körperoberfläche werden ihnen ebensogut die gefährliche Ufernähe verraten können. Ob Seehunde, Fischottern, im Tauchen fischende Vögel, fischfressende Schlangen und Raubfische sich wirklich so geräuschlos unter Wasser fortbewegen, wie es den Anschein hat, wenn wir derartige Vorkommnisse hinter den Scheiben eines großen Aquariums beobachten, wissen wir nicht.

Mehrfach ist bei der Erörterung unserer Frage die Tatsache herangezogen worden, daß unter den mehr als 10 000 bekannten Fischarten sich etwa 80 sogenannte musikalische finden, die unter Wasser Töne oder Geräusche, mitunter nach den Berichten von Seefahrern sogar einen Heidenspektakel erzeugen. Man kommt da unwillkürlich zu der Vermutung, daß ein Tier, das sich hören läßt, auch selbst hören müsse; denn was sollten seine Töne oder

Geräusche für einen Zweck haben, wenn sie nicht dazu dienten, Artgenossen anzulocken oder Feinde zu verscheuchen? So annehmbar diese Vermutung auf den ersten Blick scheint, so wenig wahrscheinlich ist sie. Zwar lassen uns die innigen Beziehungen der Stimme (als Verständigungsmittel) zum Gehörorgane beim Menschen und den höheren Wirbeltieren ähnliches bei den niederstehenden Tieren vermuten, aber die Töne und Geräusche, welche von Fischen hervorgebracht werden, entsprechen keineswegs einer stimmlichen Leistung. Da die Fische durch Kiemen atmen, können sie gar keine Stimme hervorbringen. Die Töne und Geräusche, die einige Fische erzeugen, sind akzidentell. Ein solcher Fisch, Chilomycterus Schoepfi, bläht sich, wenn er von anderen Fischen angegriffen wird, durch Wasserschlucken so auf, daß sich seine Hautstacheln aufstellen, und knirscht dabei hörbar mit den Zähnen. Wenn Parker[1]) annimmt, daß das Knirschen den feindlichen Fisch schrecken soll, also auch von diesem gehört werden müsse, so darf man doch entgegnen, daß es wahrscheinlich nur eine zufällige Begleiterscheinung der hastigen Schluckbewegung ist. Der durch das Aufblähen vermehrte Leibesumfang und die gespreizten Stacheln würden den feindlichen Fisch auch wohl leichter abhalten, als das Zähneknirschen, wenn er es wirklich hören sollte. Bei Cynoscion regalis macht allein das Männchen ein grunzendes Geräusch; ob das, wie Parker meint, nur zu verstehen ist, wenn man annimmt, daß das eine oder andere Geschlecht höre, kann natürlich niemand wissen. Von anderen musikalischen Fischen weiß man, daß sie nur zur Fortpflanzungszeit musizieren, also doch wahrscheinlich zur gegenseitigen Anlockung; aber trotzdem brauchen sie deshalb nicht zu hören. Der Zoologe Blochmann[2]) sagt darüber, das Geräusch entstehe bei ihnen durch Aneinnanderreiben bestimmter Knochenstücke oder Schwingen von Hautteilen, und fährt dann wörtlich fort: „Aber auch hierbei dürfte der Fisch bloß die Bewegung des Wassers empfinden, wie das die Liebesspiele der Makropoden (und der Tritonen) zeigen, wo das Männchen

---

[1]) Parker, Hearing and allied senses in fishes. U. S. Fish. Commission Bulletin for 1902. p. 45. Washington 1903. Abgekürzt auch in „The American Naturalist", Vol. XXXVII, No 435.

[2]) Blochmann, l. c.

rasch gegen das Weibchen anschwimmt, ohne es zu berühren, dann plötzlich stehen bleibt und so eine Strömung, einen Stoß des Wassers, gegen das Weibchen erzeugt, eine Art Streicheln par distance". Einer der Physiologen[1]), die sich mit dem angeblichen Gehöre von Wassertieren beschäftigt haben, lehnt dabei die Beachtung solcher akzidenteller Geräusche mit der etwas drastischen, aber unanfechtbaren Bemerkung ab, daß die bei den höheren (und höchsten) Wirbeltieren bisweilen mit der Darmbewegung einhergehenden Geräusche von niemandem als Beweis dafür angesehen würden, daß ihre unfreiwilligen Erzeuger hörten. Für die geringe Bedeutung der akzidentellen Geräusche als gegenseitiges Verständigungsmittel von Tieren spricht jedenfalls auch die Tatsache, daß unter den Schlangen nur die Klapperschlangen eine Rassel am Schwanze haben, die wohl kaum zur Verständigung unter den Klapperschlangen dienen wird, denn diese unterscheiden sich in ihrem Leben und Treiben in nichts von anderen Schlangen, die keine Rassel haben. Sehr bezeichnend für die Schwäche der Argumente mancher Forscher auf unserem Gebiete ist es, daß einige, die an das Gehör der Fische glauben, die 80 bekannten musizierenden unter den mehr als 10 000 lebenden Fischarten für sehr viele oder gar, wie Hensen[2]), für „unfraglich viel zu wenige" halten, während andere, die den Fisch für taub erklären, diese Zahl für so gering ansehen, daß die Existenz geräuschmachender Fische überhaupt nichts für das Gehörvermögen beweisen könne.

Eine große Schwierigkeit der Untersuchungen liegt ferner darin, daß wir nicht sicher wissen, wie ein Fisch reagieren würde, wenn er einen Schall wahrnehmen sollte. Von vornherein ist es wahrscheinlich, daß der Fisch, wenn er einen Nutzen von seinem hypothetischen Hörvermögen haben sollte, auf Schalleindrücke gerade so reagieren müßte wie auf Licht- und Gefühlseindrücke, d. h. wir müßten erwarten, daß er die Flucht ergriffe. Dementsprechend haben auch fast alle Untersucher nur den Fluchtreflex, zum mindesten einen kurzen Reflexsprung, als Reaktionszeichen auf Schall erwartet. Nur Parker[3]) meint,

---

[1]) Beer, l. c.

[2]) Hensen, bei Lang, l. c. S. 55.

[3]) Parker, l. c. Ebenso Parkers Schüler Bigelow, l. infra c.

daß dies nicht genüge, sondern daß feinere Reflexe beobachtet werden müßten. Er achtete auf das Spiel der Kiemendeckel und der Brustflossen vor und nach einer Schalleinwirkung. Die Kiemendeckel arbeiten gleichmäßig, denn sie regeln den Zufluß des Atemwassers zu den Kiemen, sind also ein Hilfsapparat der Respiration, und wahrscheinlich hilft auch die Bewegung der Brustflossen mit zur Erneuerung des Atemwassers. Weshalb aber ein Hörreiz gerade die Atemfrequenz beeinflussen soll, ist nicht einzusehen. Parkers Schüler Bigelow hat, wie wir sehen werden, noch viele andere Bewegungen als Reflexe auf Höreindrücke angesehen.

Wie die Beobachter übereinstimmend, besonders für optische und taktile Reize, angegeben, ist eine weitere Erschwerung bei der Beobachtung der durch Sinnesreize hervorgerufenen Reflexe, namentlich auch des Fluchtreflexes, dadurch bedingt, daß schon bei wenigen aufeinander folgenden Versuchen die Reflexe schwächer werden oder ganz ausbleiben und sich erst nach einer Ruhepause wieder einstellen.

Haben wir nun einen Ton im Wasser hervorgerufen und darauf eine Reaktion der Versuchsfische beobachtet, so bleibt noch zu entscheiden, ob es auch wirklich ein Gehörseindruck war, der die Reaktion hervorgerufen hat. Zunächst sind grobe Versuchsfehler vorgekommen. Da die Fische sehr gut sehen und auf Gesichtseindrücke lebhaft reagieren, muß ihnen die Möglichkeit genommen werden, irgend eine Bewegung des Untersuchers oder der Schallquelle zu bemerken; auch dürfen beim Versuche keine Oberflächenwellen erzeugt werden, denn diese werfen, wie man im Bade beobachten kann, in schnellem Wechsel fortschreitende Schatten und Lichtblitze in die Tiefe, die von den Fischen bemerkt werden müssen. Eine bei dem Versuche auftretende Erschütterung des Wassers, in welchem sich der Fisch befindet, kann auch seine Hautnerven oder das Seitenlinienorgan reizen und so irreführende Reflexe auslösen.

***

Sehen wir nun, ob und wie die neueren Untersucher solche Schwierigkeiten zu vermeiden gewußt haben. Unsere Aufgabe ist eine streng kritische. Wir Ohrenärzte stehen der Frage noch objektiv gegenüber, da wir bis jetzt an dem Kampfe der Meinungen, abgesehen von einer gelegentlichen Bemerkung Bezolds (s. u.), in keiner Richtung beteiligt waren.

Der Erste, welcher brauchbare systematische Versuche über das Gehör der Fische angestellt hat, war Kreidl[1]) (1895). Er experimentierte an Goldfischen (Carassius auratus), welche in einer kleinen Glaswanne gehalten wurden. Zunächst wurde von ihm festgestellt, daß die Fische auf die geringsten Gesichtseindrücke sowie auf Erschütterungen der Wanne stets lebhafte Fluchtversuche machten. Um die optischen Reize fern zu halten, wurde über die Wanne ein Pappdeckelkasten gestülpt, welcher nur die dem Beobachter abgewendete Langseite der Wanne frei ließ. Dieser gegenüber befand sich ein Spiegel, in welchem der Experimentator die Tiere durch ein kleines Fenster in einem Wandschirme beobachten konnte, ohne von ihnen bemerkt zu werden. In dem Deckel des Kastens befanden sich 2 Öffnungen, eine, durch welche man die Tiere füttern konnte, und eine, durch welche der tönende Apparat ins Wasser tauchte. Als Tonquelle wurden Stäbe benutzt, die, außerhalb des Kastens im Knotenpunkt fixiert, mit dem einen Ende in das Wasser tauchten. Der außerhalb des Wassers befindliche Teil wurde zum Tönen gebracht und der im Wasser befindliche mußte nun die gleiche Anzahl Schwingungen machen, also denselben Ton im Wasser geben. Das Anstreichen der Stäbe mit dem Violinbogen oder das Ansprechen durch die Stimmgabel konnte von den Fischen nicht gesehen werden. Auf diese Weise wurde festgestellt, daß die Fische in keiner Weise auf die im Wasser erzeugten verschiedenen Töne reagierten. Auch Fische, die durch Vergiftung mit Strychnin in einen Zustand erhöhter Reflexerregbarkeit gebracht waren, reagierten auf die Töne gar nicht, wohl aber gerieten sie schon bei der leisesten Berührung der Wanne oder des Tisches, auf dem dieselbe stand, ja sogar bei leichter Berührung des Stabes, dessen Schallschwingungen keine Reaktion erzeugt hatten, in krampfhafte Zuckungen. Ebensowenig reagierten die strychninisierten Tiere auf Töne, die in der Luft hervorgebracht wurden. Das Tönen

---

[1]) Kreidl, Archiv für die gesamte Physiologie, Bd. 61, S. 450 (1895).

einer großen Glocke und ein plötzlicher schriller Pfiff, bei dem
ein im Zimmer befindliches strychninisiertes Kaninchen sofort
Tetanus bekam, ließ die Fische so ruhig, als ob nichts geschehen
wäre. Jedoch zuckten sie zusammen, sobald man recht kräftig
die Hände zusammenschlug oder einen Revolver abfeuerte. Um
nun zu sehen, ob diese Reaktion der strychninisierten Fische auf
eine Gehörswahrnehmung oder auf das Fühlen der Lufterschütte-
rung zurückzuführen war, entfernte Kreidl einigen Fischen die
sogenannten Gehörorgane beiderseits. Nachdem sie sich von
diesem Eingriffe erholt hatten und mit Strychnin vergiftet worden
waren, zuckten auch sie krampfhaft zusammen, wenn man kräftig
die Hände zusammenschlug. Kreidl schließt aus seinen Versuchen, daß für die Goldfische ein Hören mit dem sogenannten Gehörorgane nicht nachgewiesen werden konnte,
daß sie jedoch auf starke Schallwellen reagierten, welche
sie aber durch einen besonders entwickelten Hautsinn
empfanden.

Zu demselben Schlusse kam Lee[1]) (1898) auf Grund eigener
Versuche an anderen Fischen, die ich nicht mitteilen will, weil der
Autor keine neue Versuchsanordnung eingeführt hat.

Der Gedanke, daß die Fische, unter unnatürliche Bedingungen
gebracht, auch unnatürlich reagierten, bildet den Ausgangspunkt
einer Untersuchung des Physikers Zenneck[2]). Dieser meint, daß
Kreidls Fische wegen der vielfachen Reflexion der Tonwellen an
den Glaswänden vielleicht nicht unterscheiden konnten, aus welcher
Richtung die Töne kamen, und deshalb nicht darauf reagiert hätten.
Deshalb fordert er Versuche an freilebenden Tieren in genügend großen Wasserbecken und mit Tonquellen größerer Intensität. Er selbst wollte nur die Vorfrage entscheiden,
ob die Fische überhaupt auf Schallwellen reagierten,
ohne darauf einzugehen, mit welchem Organe sie dieselben eventuell empfänden.

---

[1]) Lee, l. c. p. 137.
[2]) Zenneck, Archiv für die gesamte Physiologie, Bd. 95, S. 346 (1903).

Zur Erzeugung der Töne benutzte er eine größere Glocke, in deren Innenraum sich ein elektro-magnetisch betreibbarer Klöppel befand. Dieselbe wurde mit der Öffnung nach oben bis fast zu ihrem Rande in das Wasser versenkt und mittels einer Schnur an einem Brette, das 2—3 m über den Uferrand hinausragte, befestigt. Da nun der hin- und herschwingende Klöppel die Glocke samt der Aufhängevorrichtung in Schwingungen versetzte, die Oberflächenwellen erzeugten, wurde die ganze Glocke mit einem Eimer aus 2 mm starkem Eisenblech umgeben. In dem Eimer stand das Wasser ebenso hoch wie außerhalb. Er war, ohne in fester Verbindung mit der Glocke zu stehen, auf dem Grunde des Flusses mit Hilfe untergelegter Steine und Sand solide aufgestellt. Nun erzeugte die im Eimer zum Tönen gebrachte Glocke keine mit bloßem Auge sichtbaren Oberflächenwellen außerhalb des Eimers, während ihr Läuten von dem untergetauchten Beobachter noch ebenso weit — nämlich 50 Meter — gehört wurde wie vorher ohne Eimer.

Bei den Versuchen stand der Beobachter auf einer Brücke und hatte den Kontakt der über das Brett und am Ufer entlang geführten Leitung, in welche 2 Bunsen-Elemente eingeschaltet waren, in der Tasche. So konnte er die Fische, welche in Scharen nahe der Oberfläche standen, bequem beobachten und ohne eine vom Wasser aus sichtbare Bewegung den Strom schließen und die Glocke zum Tönen bringen. Sobald die Glocke tönte, schwammen diejenigen Fische, die sich vorher nahe bei ihr (bis etwa 3 m Entfernung) befunden hatten, blitzschnell von der Glocke weg. Weiter entfernte Fische flohen weniger rasch, und über 8 m Entfernung hinaus reagierten keine mehr.

Um die Frage zu entscheiden, ob nicht trotz des umgebenden Eimers die mechanischen Schwingungen der Glocke und des Aufhängeapparates bei der Reaktion der Fische eine Rolle gespielt hätten, wurde die Glocke an der Stelle, wo sie der Klöppel trifft, mit einem Lederlappen belegt. Die Töne der Glocke wurden dann fast unhörbar. Während also hierdurch die Schallschwingungen fast vollkommen ausgeschaltet waren, blieben die mechanischen Schwingungen des ganzen Apparates, soweit merklich, ungeändert, da Amplitude und Schwingungszahl des Klöppels keine merkliche Änderung erfuhren. Der Apparat machte also jetzt dieselben mechanischen Schwingungen wie vorher, aber keine Schallschwingungen mehr. Der Erfolg war, daß die Fische, wenn man den Apparat in Funktion treten ließ, im allgemeinen überhaupt nicht mehr reagierten; nur solche, die sich ganz nahe der Glocke befanden ($^1/_2$ m und weniger) wurden unruhig, schwammen aber nur zum Teil von der Glocke weg. Sie reagierten also auf die mechanischen Schwingungen des Apparates allein nicht und müssen also nach der Ansicht von Zenneck bei den Versuchen mit unbelegter Glocke auf die Tonschwingungen reagiert haben.

Gegen diese Auffassung machte der Physiologe Ewald[1] folgendes Bedenken geltend. Wenn man eine Stimmgabel anschlägt, so erhält man anfänglich statt der einfachen Sinusschwingungen, welche dem Tone der Stimmgabel entsprechen, einige stark gedämpfte, nicht sinusförmige Schwingungen größerer Amplitude, die allmählich in die einfachen Sinusschwingungen übergehen. Da es wahrscheinlich ist, daß Ähnliches auch bei der durch einen Klöppel angeschlagenen Glocke eintritt, so ist es denkbar, daß für die Reaktion der Fische diese Anfangsschwingungen größerer Amplitude und nicht die folgenden Sinusschwingungen verantwortlich zu machen waren.

Um diesen Einwand zu beseitigen, ließ Zenneck ungedämpfte und durch Lederauflegen an der Anschlagstelle gedämpfte Stimmgabeln ihre Schwingungen aufzeichnen, da es ihm nicht gelang, von seiner Glocke deutliche Schwingungskurven zu erhalten. Er nimmt an, daß hier die Verhältnisse bei der Glocke wenigstens qualitativ mit denen bei den Stimmgabeln übereinstimmen müßten. Die Versuche ergaben, daß die Amplitude der anfänglichen, nicht sinusförmigen Schwingungen der mit Leder gedämpften Stimmgabel dieselbe war, wie bei der ungedämpften. Überträgt man dieses Ergebnis auf die Glocke, so ist es nach Zenneck klar, daß die großen Anfangsschwingungen nicht die Reaktion der Fische hervorgerufen haben können. Zenneck kommt zu dem Schluß, daß die untersuchten Flußfische (Leuciscus rutilus, Leuciscus dobula und Alburnus lucidus) eine Reaktion auf die Tonschwingungen einer im Wasser befindlichen Glocke zeigten.

----

[1] bei Zenneck, l. c

Gegen die Beweiskraft dieser Versuche läßt sich immerhin einiges einwenden. Ich will ganz absehen von der hypothetischen Annahme, daß sich die großen Anfangsschwingungen der Glocke ebenso verhalten müßten wie die der Stimmgabel, sondern nur darauf aufmerksam machen, daß die Einwirkung von optischen Reizen auf die Reaktion der Fische bei den Versuchen anscheinend nicht ausgeschlossen war. Der Schatten des über den Fluß ragenden Aufhängebrettes, welcher bei dessen mechanischen Schwingungen über das Wasser hinzittern mußte, könnte vielleicht die Fische verscheucht haben. Wir müßten auch noch erfahren, ob nicht etwa bei den negativ ausgefallenen Versuchen mit der belegten Glocke zufällig die Sonne durch eine Wolke verdeckt war, wodurch der Schatten wegfiel. Aber auch wenn die Zenneckschen Beobachtungen sich als ganz einwandfrei erweisen sollten, so würden sie doch, wie Zenneck wohl weiß, nur zeigen, daß Fische unter Umständen auf Schallschwingungen reagieren, ohne daß wir sagen können, ob für diese Reaktion das sogenannte Gehörorgan oder das Hautgefühl in Betracht kommt. Dies muß ausdrücklich hervorgehoben werden, weil Hensen[1]) in gänzlicher Verkennung der Zenneckschen Fragestellung die Versuche dieses Autors als Beweis für das Hörvermögen der Fische anführt. Auch Bezold[2]) ist die vorsichtige Einschränkung der Zenneckschen Schlußfolgerung entgangen; er bekämpft die vermeintliche Behauptung Zennecks, daß die Fische hörten, mit dem Hinweise auf die Tatsache, daß sie trotz der guten Leitungsfähigkeit des Wassers für Töne schon in 8 m Entfernung nicht mehr reagierten, und meint, daß taktile Empfindungen die Reaktionen der Fische veranlaßt hätten. Trifft dieser Einwand auch nicht Zenneck, so erscheint er doch berechtigt, wenn wir bedenken, daß die umhüllte Glocke für den untergetauchten Untersucher, obwohl das menschliche Luftohr im Wasser schlecht hört, noch auf 50 m vernehmlich war, die Fische aber nur auf höchstens 8 m Entfernung reagierten.

---

[1]) Hensen, Münchener med. Wochenschrift, 1904, No. 1, S. 42.
[2]) Bezold, Zeitschrift für Ohrenheilkunde, Bd. 48, S. 158, Anm. 3.

In ein neues Stadium schien die Frage getreten zu sein, als 1903 der Zoologe G. H. Parker[1]) auf Grund anderer Versuchsanordnungen wenigstens einem Fische, dem im Meere lebenden Zahnkarpfen Fundulus heteroclitus, ein Hörvermögen zusprach, während der glatte Hundsfisch (smooth dogfish)[2]) auf Schallwellen überhaupt nicht reagierte, also dieselben weder durch das sogenannte Gehörorgan, noch durch die Hautnerven wahrzunehmen schien.

Parker ging von der, wie wir gesehen haben, sehr anfechtbaren Meinung aus, daß die Fische hören müßten, weil es Fische gibt, die Geräusche hervorbringen können. Folgerichtig plante er Versuche an lautgebenden Fischarten, kam aber bald wieder davon ab, ohne anzugeben, weshalb, und wählte als hauptsächliches Versuchstier den Fundulus heteroclitus, der keine Geräusche macht.

Er benutzte ein gewöhnliches, 87 cm langes, 37 cm breites und 40 cm hohes Kastenaquarium mit Schieferboden. Die langen Seiten waren von Glas, die kurzen von Schiefer. Eine der letzteren wurde durch ein Fichtenholzbrett ersetzt, das als Schallbrett diente. An dieses wurde an der Mitte des einen Seitenrandes ein Balken befestigt, der einen Meter weit über den Rand des Brettes horizontal hinausragte. Vom Ende des Balkens wurde eine Baßsaite zum entfernteren Rande des Brettes über einen auf der Mitte desselben ruhenden Steg gespannt. So wurde der Ton der gespannten Baßsaite durch das Brett dem Wasser zugeleitet. Zupfte man die Saite in bestimmtem Maße, so wurde ein lauter Ton von ca. 40 Schwingungen in der Sekunde erzielt.

Der Versuchsfisch schwamm nicht frei im Aquarium, sondern befand sich in einem Kästchen, das im Wasser mit 2 Fäden an einem quer durch das Zimmer gespanntem Stricke aufgehängt war. Das Kästchen konnte in verschiedene Entfernung von dem Schallbrette gebracht werden. Es war 20 cm lang, 10 cm breit und hoch und bot also dem ca. 7 cm langen Fische gerade noch genügenden Raum für einige Bewegung. Sein Boden war von Holz, mit Baum-

---

[1]) Parker, l. c.

[2]) Welcher Fisch damit gemeint ist, geht aus Parkers Angaben nicht hervor. Als Hundsfische werden sowohl kleine Haiarten als auch Angehörige der Gattung Umbra bezeichnet.

wolle unter Tuch gepolstert, damit der Fisch darauf ruhen konnte.
Die dem Schallbrette zugekehrte Seite war offen und nur mit einem
Netze verwahrt, die anderen Seiten und der Deckel von Glas.

Wurde nun der Tonapparat in Bewegung gesetzt, so reagierten die Fische nach Parkers Angaben in verschiedener Weise.
Standen die Brustflossen still, so machten sie nur ein paar leichte
Bewegungen, waren sie in Bewegung, so wurden diese Bewegungen häufiger oder stärker. Die respiratorischen Bewegungen der
Kiemendeckel nahmen dabei an Zahl zu, z. B. stiegen sie von 114
in der Minute auf 138, in einem anderen Falle von 120 auf 156,
jedoch nur für 10—12 Bewegungen. Bei starkem Tönen des Apparates wurde auch eine Bewegung an der Schwanzflosse bemerkt,
bei dem stärksten Tönen machten die Fische einen kurzen schnellen
Sprung vorwärts.

Diese Reaktionen zeigten die Fische bei verschiedener Entfernung vom Schallbrette, jedoch deutlicher, wenn sie demselben
näher gebracht waren. Bei bald wiederholten Versuchen fielen
die Reaktionen schwächer aus oder traten überhaupt nicht mehr
ein und kehrten erst nach einer Minute wieder.

Gegen die Beweiskraft dieser Versuche lassen sich aber schwere
Bedenken nicht unterdrücken. Wir haben schon oben gegen die
Verwertung von Veränderungen in der Atemfrequenz als Reaktion
auf Schalleindrücke protestiert. Dazu kommt noch folgendes: Sollte
es wirklich möglich sein, die Steigerung der Kiemendeckelbewegung
von z. B. 114 Schlägen in der Minute auf 138, oder von 120 auf
156 richtig zu zählen, wenn diese Steigerung nur für 10—12 Bewegungen eintritt? Zwei vielfach mit subtilen Methoden experimentierende Physiologen haben mir das für unmöglich erklärt, und
ein erfahrener Kliniker bestätigte meine Überzeugung, daß beim
Pulse solche kurzdauernden Frequenzzunahmen, wie sie Parker bei
der Kiemendeckelbewegung beobachtet haben will, ohne graphische
Methoden nicht konstatiert werden könnten.

Ein zweites Bedenken richtet sich gegen die Verwertung
der Brustflossenbewegung als Reaktionszeichen. Die Brustflossen
werden, wie Parker selbst angibt, vom Fundulus unter normalen Verhältnissen nicht gleichmäßig bewegt, sondern stehen oft
still, um dann wieder in wechselnder Häufigkeit und Stärke zu

schlagen. Bei einem jeden auf eine Schalleinwirkung folgenden und bei einem jeden nach einer Schalleinwirkung verstärkten Flossenschlage ist es also doch fraglich, ob ein zufälliges zeitliches Zusammentreffen vorliegt oder eine Reaktion. Bewegt der Fisch in der Versuchszeit die Flossen häufig, so wird ihr Schlagen öfter mit der künstlichen Schalleinwirkung zusammentreffen als zu Zeiten, in denen er die Flossen ruhiger hält. Die Anwendung der statistischen Methode durch eine vergleichende Zählung der zutreffenden und der nicht zutreffenden Beobachtungen, wie sie von Parker angestellt wurde, gibt den Resultaten zwar eine größere Wahrscheinlichkeit, aber noch lange keine Sicherheit, da auch die Zählung nichts an der subjektiven Auffassung des Beobachters ändert, ob im einzelnen Falle eine Reaktion oder ein zufälliges Folgen der Flossenbewegung auf den erzeugten Ton vorliegt.

Parkers weitere Versuche an operierten Tieren sollten nun zeigen, ob der die behauptete Reaktion veranlassende Reiz durch das sogenannte Ohr, die Seitenlinienorgane oder die sensiblen Nervenendigungen der Haut empfunden werde.

Zu diesem Zwecke machte Parker Haut und Seitenlinien-Organe in großer Ausdehnung gefühllos, indem er den 5. und 7. und den zur Seitenlinie ziehenden Ast des 10. Hirnnerven beiderseits, ferner das Rückenmark am 4. oder 5. Wirbel durchschnitt. Trotz des schweren Eingriffes reagierten angeblich die so operierten Tiere noch auf die Schwingung der Baßsaite in der oben beschriebenen Weise. Parker nimmt an, daß die „Reaktionen" nicht durch die Wahrnehmung einer Erschütterung des Wassers mittels Hautnerven und Seitenlinienorgan ausgelöst sein könnten, da diese durch die Operation ausgeschaltet gewesen seien; die Reaktionen müßten also durch Reizung des Hörnerven erfolgt sein.

Hier muß die Kritik wiederum einsetzen. Parker gibt selbst an, daß seine Nerven- und Rückenmarksdurchschneidungen die Sensibilität in der Gegend der Kiemen und der Brustflossen nicht herabsetzen konnten. Also durfte er auch die Wahrnehmung der sogleich zu besprechenden, bei dem Versuche eintretenden Wasserbewegungen durch sensible Hautnerven nicht als ausgeschlossen betrachten.

Beim Tönen des Apparates wurden nämlich dem Wasser außer den Schallwellen noch grobe Bewegungswellen mitgeteilt. Zupfte man die Saite, so geriet das ganze Aquarium einschließlich des Tisches, auf dem es stand, in eine zitternde Bewegung, und von seinen vier Wänden her strebten deutlich sichtbare Wellen der Mitte zu. Diese Oberflächenwellen mußten auch bis zu einem gewissen Grade in die Tiefe wirken. Sie konnten auch deutlich gefühlt werden, wenn man die Hand bis zu 8 cm weit von der Wand entfernt in das Wasser eintauchte. Nicht das Schallbrett allein übertrug seine Bewegung auf das Wasser, sondern der lange, mit der Saite schwingende Balken mußte außerdem das ganze Aquarium in seinen Fugen erschüttern, so daß auch in der Tat ein Schwanken des suspendierten, den Fisch enthaltenden Kästchens bemerkt wurde.

Um sicherzustellen, daß die Fische nicht auf die fühlbaren Oberflächenwellen, sondern nur auf die Schallwellen reagierten, suchte Parker die Reaktionszeit der Fische mit der Fortpflanzungsgeschwindigkeit der Schall- und der Oberflächenwellen zu vergleichen. Während er auf das Ticken eines Chronometers horchte und dabei die Fische bezw. die Oberflächenwellen beobachtete, fand er, daß die Brustflossenreaktion in weniger als $^2/_{10}$ Sekunden nach dem Ertönen der Saite auftrat, während die Oberflächenwellen eine ganze Sekunde mehr brauchten, um den Fisch zu erreichen. Daraus schließt er, daß die Fische nur auf die sich weit schneller fortpflanzenden Schallwellen reagiert haben könnten.

Diese Zeitschätzungen können aber kaum für zuverlässig angesehen werden. Parker bedauert selbst, daß er die Reaktionszeit nicht sicherer feststellen konnte, glaubt aber an die Richtigkeit seiner Schätzungen.

Neben der Fühlbarkeit der Oberflächenwellen hätte Parker die Sichtbarkeit derselben in Rechnung stellen müssen. Er hat das merkwürdigerweise unterlassen, obwohl er ausdrücklich die große, den Versuch erschwerende Erregbarkeit seiner Fische durch optische Reize hervorhebt. Schon die erste an der Wand des Aquariums beim Ertönen der Baßsaite sich erhebende Welle mußte von den Fischen durch die in raschem Wechsel von den Wänden zur Mitte des Aquariums fortschreitenden Lichtbrechungserscheinungen an der Oberfläche und ihre Schatten und Reflexe in der Tiefe bemerkt worden sein und konnte die Reflexbewegungen ausgelöst haben; es bedurfte dazu nicht erst des Fortschreitens der Oberflächenwelle bis zum Standorte des Fisches wie etwa bei einer Wahrnehmung durch das Hautgefühl.

Parker hat die Baßsaitenversuche auch noch an labyrinthlosen Fischen wiederholt. Brachte er solche operierten Tiere, nachdem sie sich erholt hatten, in seinen Versuchsapparat und ließ die Saite ertönen, so konnte er bei 100 Versuchen den Brustflossenreflex nur 18 mal beobachten, während derselbe bei 100 Versuchen an normalen Tieren 96 mal aufgetreten war; und auch beim stärksten Tönen der Baßsaite machten die labyrinthlosen Fische niemals einen Reflexsprung. Dieses Ausbleiben der Reaktion führt er allein auf den Verlust des Labyrinthes als Gehörorgan zurück.

Warum die Zählung der zutreffenden und der nicht zutreffenden Beobachtungen keine absolute Beweiskraft hat, ist schon erörtert. Aber auch aus einem anderen Grunde ist der gezogene Schluß nicht überzeugend. Die schwere beiderseitige Verstümmelung, die wegen des Ausfalles der statischen Organe schwerer ist als die operativ erzeugte partielle Anästhesie, kann nicht ohne Folgen für das Tun und Lassen des Tieres geblieben sein. In dem sogenannten Gehörorgane, das heißt dem Vorhofs und Bogengangsapparate, ist dem Fische das ganze statische Organ geraubt; er beherrscht seine Bewegungen nicht mehr und bedarf deshalb einer besonderen Hilfsleistung von Seiten eines anderen Organs, um sich im Gleichgewicht zu halten. Dieses andere Organ aber ist bekanntlich das Auge. Ist also der labyrinthlose Fisch gezwungen, sich mit Hilfe der Augen im Gleichgewicht zu halten, so wäre doch wohl ein Ausbleiben der Parkerschen Reflexe, wenn wir überhaupt die betreffenden Reaktionszählungen als einwandsfrei hinnehmen wollen, eher darauf zurückzuführen, daß durch die Inanspruchnahme der Augen zur Erhaltung des Gleichgewichts die Oberflächenwellen nicht mehr beachtet würden und deshalb die Reflexe ausfielen.

Außer einer Einwirkung der fühlbaren Oberflächenwellen auf die Reaktion der Fische wollte Parker auch noch die Einwirkung

der Erschütterung der ganzen im Aquarium enthaltenen Wassermasse infolge der Schwingungen des langen, die Saite tragenden
Balkens ausschließen. Er wählte deshalb eine andere Tonquelle,
indem er den Stiel einer schwingenden Stimmgabel von
128 Vibrationen in der Sekunde in Berührung mit der als Schallbrett dienenden Holzwand des Aquariums brachte. Dabei will er
bei Fischen, denen die sogenannten Gehörorgane entfernt
waren, gar keine, bei normalen und bei durch Operation an-
ästhetisierten aber gewöhnlich die gleichen Reaktionsbewegungen
der Brustflossen wie beim Schwingen der Saite bemerkt haben;
auch wenn die Brustflossenreaktion fehlte, soll doch die Respira-
tions-Bewegung der Kiemendeckel gesteigert gewesen sein. Dieser
Versuch scheint ihm beweisend für das Hörvermögen seiner normalen Fische.

Hierzu möchte ich folgendes bemerken: Johannes Müller
hat festgestellt, daß wir Schallwellen nicht nur hören, sondern
auch fühlen können; das gilt ebenso wie von den in der Luft
auch von den im Wasser fortgeleiteten. Wenn man einen Kasten
mit Wasser füllt und den Stiel einer tönenden Stimmgabel mit
einer seiner Wände in Berührung bringt, so fühlt die ins Wasser
getauchte Hand die Vibrationen deutlich, am deutlichsten, wenn
das Wasser Körpertemperatur hat, und zwar ohne daß sichtbare
Oberflächerwellen auftreten; ja selbst auf die Oberfläche gestreutes
Lycopodiumpulver bleibt dabei gleichmäßig verteilt. Nahe der
vibrierenden Wand werden die Schallwellen am leichtesten gefühlt,
verlieren sich in größerer Entfernung, um nahe der gegenüber-
liegenden Wand, durch Reflexion verstärkt, von neuem empfunden
zu werden[1]). Sie könnten also auch von den normalen und von
den, wie wir gesehen haben, nur unvollständig anästhesierten
Fischen empfunden worden sein und Reaktionen ausgelöst haben.
Daß die des sogenannten Ohres beraubten Fische auf diese geringen sensiblen Reize nicht mehr reagiert haben, braucht keine
Folge der Ohrlosigkeit gewesen zu sein, denn von schwer ge-
schädigten Tieren dürfen wir doch wohl auf schwache Reize
irgend eine überzeugende Reaktion nicht mit Sicherheit erwarten.

----

[1]) Beer, l. c. und eigene Versuche.

Schließlich wollte Parker noch dem Einwande begegnen, daß die unnatürlichen Verhältnisse, unter welchen die Fische sich im Aquarium befanden, namentlich die allseitige Reflexion der Schallwellen von den Wänden, zu Reaktionen geführt hätten, welche in der Freiheit vielleicht nicht eingetreten wären. Er hat zu diesem Zwecke die Versuchsfische zwar in ihrem engen Glaskästchen gelassen, aber dieses im offenen Wasser eines Teiches suspendiert und dann den vom Aquarium losgelösten Tonapparat (Schallbrett mit Balken, Steg und Saite) unter Wasser in $^1/_2$ Meter Entfernung vom Versuchstiere ertönen lassen. Die normalen und die operierten Fische sollen sich hier beim Tönen der Saite ebenso verhalten haben, wie im Aquarium. Wie hierbei das Spiel der Flossen und Kiemendeckel beobachtet werden konnte, ist nicht angegeben, aber jedenfalls werden Oberflächenwellen beim Zupfen der Saite unter Wasser nicht vermieden worden sein, und somit beweist auch dieser Versuch nichts.

Bei den am Ende seiner Arbeit zusammengestellten Schlußfolgerungen bezieht sich Parker nur auf die Stimmgabelversuche; den Baßsaitenversuchen scheint er selbst kein großes Vertrauen entgegenzubringen.

———

An Parkers Experimente schließen sich ähnliche seines Schülers Bigelow [1]) an. Parker hatte infolge des entgegengesetzten Ergebnisses seiner Versuche am Fundulus und am „Hundsfische" angenommen, daß es hörende und taube Fischarten gäbe. Bigelow wollte deshalb ähnliche Experimente an einem weiteren Fische anstellen und wählte dazu den Goldfisch, um zugleich Kreidls Behauptung, daß dieser taub sei, nachzuprüfen.

Seine Versuchsanordnung war im wesentlichen dieselbe wie bei Parkers Stimmgabelexperiment, nur war der Versuchsfisch nicht in ein besonderes Behältnis eingeschlossen, sondern schwamm frei im Aquarium. Auf die Baßsaitenversuche seines Lehrers Parker scheint Bigelow keinen Wert zu legen, denn er wiederholt sie nicht an seinen Goldfischen.

———

[1]) Bigelow, The sense of hearing in the Goldfish (Carassius auratus L.). The American Naturalist, Vol. XXXVIII, No. 448, June 1904, und Contrib. from the Zool. Laboratory of the Museum of Comparative Zool. at Harvard College, No. 151.

Die „Reaktionen“ der Goldfische wichen stark von denen des Fundulus ab. Sie waren bei verschiedenen Exemplaren sehr verschieden, bei dem einzelnen aber ziemlich konstant. Als wichtigste Reaktionen des Goldfisches bezeichnet Bigelow: eine plötzliche Vibration des Schwanzes ohne Ortsveränderung des Tieres; plötzliche Schwanzschläge hinüber und herüber, die oft einen schnellen Stoß vorwärts zur Folge hatten; gewöhnliche Ortsveränderung vorwärts, rückwärts oder zur Seite; endlich, bei vorher gefalteten Brustflossen, ein kräftiges Ausbreiten derselben — also kurz gesagt, fast jede Bewegung, die der Fisch überhaupt machen kann. Die „Brustflossenreaktion“, wie sie Parker beim Fundulus beschreibt, scheint bei Bigelows Goldfischen keine Rolle zu spielen, und der „Kiemendeckelreflex“ des Fundulus wird bei ihnen gar nicht erwähnt.

Bei normalen Goldfischen trat nun die eine oder die andere der beschriebenen „Reaktionen“ in 78 % der Versuche ein.

Der Auffassung Bigelows, daß diese Bewegungen, wenn sie nach dem Tönen der Stimmgabel auftraten, jedesmal als „Reaktion“ zu deuten waren, können wir nicht beistimmen. Bigelow hebt selbst die außerordentliche Lebhaftigkeit (extreme activity) der Goldfische hervor. Da können doch recht oft Schall und irgend eine der vielen als Reaktionen gedeuteten Bewegungen zufällig zusammen getroffen sein. Eine Angabe, wie lange nach dem Beginne des Tönens der Gabel Bewegungen noch als Reaktionen gedeutet wurden, fehlt. Auch ist kein Kontrollversuch gemacht worden über die Häufigkeit des Zusammentreffens irgend eines gleichgültigen Vorganges mit Bewegungen der Versuchsfische.

Eine zweite Versuchsreihe betrifft Goldfische, die wie Parkers Tiere partiell anästhetisch gemacht waren. Hierzu wurden solche Individuen gewählt, die vorher im normalen Zustande die Brustflossen „als Reaktionszeichen“ zu entfalten pflegten. Sie lagen auf der Seite (weil die Rückenmarksdurchschneidung das hintere Körperende lähmt) und verhielten sich völlig ruhig, solange sie nicht gereizt wurden. In 80 % der Versuche entfalteten sie die Brustflossen beim Tönen der Stimmgabel.

Waren es hier wirklich die Schallwellen, welche die Brustflossenentfaltung ausgelöst haben, so bleibt doch unentschieden, ob die zentripetale Bahn des Reflexes im Nervus „acusticus" zu suchen ist, und nicht vielmehr die Schallwellen lediglich von dem nicht anästhetischen Hautbezirke an Kopf und Brust gefühlt worden sind.

Wenn dann endlich in einer anderen Versuchsreihe nach Durchschneidung beider sogenannter Hörnerven die Goldfische nicht mehr reagierten, so beweist das hier ebensowenig, daß das „Ohr" als Hörorgan außer Tätigkeit gesetzt war, wie bei Parkers gleichen Versuchen am Fundulus. Daran wird nichts geändert durch Bigelows Durchschneidung des sogenannten Hörnerven auf nur einer Seite, wonach die Fische noch auf Schallwellen „reagierten", denn die beiderseitige Ausschaltung des statischen Organs ist unstreitig ein schwererer Eingriff als die einseitige und wird wohl die Fische so krank gemacht haben, daß auch die sensiblen Reize durch die Schallwellen keine Reflexbewegung mehr auszulösen imstande waren.

Bigelow suchte nun noch zu ergründen, warum er zu einem, dem Kreidlschen entgegengesetzten Ergebnisse gekommen war, und gelangte dabei zu der Überzeugung, daß Kreidl die Labyrinthe seiner Goldfische nicht völlig entfernt habe, während er selbst sie mittels Durchschneidung des Nervus „acusticus" ganz außer Funktion gesetzt hatte. Kreidl hatte das aufgedeckte Labyrinth an einem Bogengange gefaßt und mit den anhängenden Teilen herausgezogen. Bei dieser Methode soll nach Bigelow zwar der Utriculus mit seinem Otolithen entfernt werden, nicht aber Sacculus und Lagena. Versuche an drei nach Kreidl operierten Tieren sollen kaum schwächere „Reaktionen" auf Schallwellen wie die Versuche an normalen Tieren ausgelöst haben. Nehmen wir auch an, daß das alles richtig sei, so muß doch daran erinnert werden, daß Kreidl schon bei seinen nicht operierten Tieren im Gegensatze zu Bigelow keinerlei Reaktionen auf im Wasser erzeugte Schallwellen bemerken konnte. Der Widerspruch zwischen den Ergebnissen der beiden Forscher wird also — entgegen der Ansicht von Bigelow — durch die verschiedenen Operationsmethoden nicht aufgeklärt.

Fassen wir nun die Versuche von Parker und Bigelow mit ihren vielen Fehlerquellen zusammen ins Auge, so müssen

wir sagen, daß es den beiden Forschern nicht gelungen
ist, bei ihren Versuchstieren einen Gehörsinn überzeugend nachzuweisen, und daß Hensen (l. c.) mit Unrecht
Parkers Versuche für beweiskräftig hält. Auch Ducceschi (l. c.)
hält Parkers Versuche nicht für überzeugend.

Über weitere, in Amerika angestellte Versuche steht mir nur
ein Referat in der Zeitschrift „Natur und Haus", Bd. XII, S. 53,
zur Verfügung[1]). Es lautet:

„Anders ging Wynne, (A., Prof. in Brooklyn) vor. Er nahm
einen kleinen elektrischen Apparat, der Ton- und Schallwellen
überaus verstärkt, ein Akustikon, befestigte ihn an dem Beob-
achtungsfische und verband den Apparat durch Seidenschnüre mit
dem Klangüberträger. Je nachdem die Instrumente und Melodien
andere waren, zeigten die Fische die Reaktion auf die Töne in
verschiedenster Bewegung, durch stürmisches Umhertollen, häufiges
Wenden, leichtes Wiegen des Körpers, ja fast rhythmische Takt-
bewegungen an."

Aus diesem für die Laien abgefaßten Referate können wir
natürlich nicht auf die Qualität der Wynneschen Versuche schließen.
Es läßt sich jedoch daraus erkennen, daß die Versuchstiere in eine
höchst unnatürliche Situation gebracht worden sind, und annehmen,
daß lediglich sensible Hautreize ihr wunderliches Gebaren veranlaßt haben werden.

Nicht nur das Experiment, sondern auch die einfache Beobachtung eines zufälligen Ereignisses ist neuerdings ins Feld geführt worden, um zu beweisen, daß die Fische hörten. Martenson[2])
berichtet nämlich folgendes: Als er einmal träumend am Ostsee-
strande weilte, sah er eine Menge kleiner Fische plötzlich aus dem
Wasser emporspringen. Ein bald darauf hörbarer dumpfer Knall

---

[1]) Die Originalmitteilung von Wynne habe ich nicht finden können. Der
neueste amerikanische Forscher auf diesem Gebiete (Bigélow) erwähnt sie nicht,
und im „Zoologischen Anzeiger", der alle Arbeiten aus dem Gesamtgebiete der
Zoologie, auch die in für Laien bestimmten Zeitschriften veröffentlichten, aufzählt,
werden sie nicht verzeichnet.

[2]) bei Th. Zell, l. c. S. 89.

belehrte ihn nach seiner Meinung über die Ursache der Erscheinung: auf dem Admiralschiffe der 11 Werst entfernten Flotte hatte man den Abendschuß gelöst, und der sich im Wasser schneller als in der Luft fortpflanzende Schall soll die Fische emporgeschreckt haben, bevor der Beobachter den Knall gehört hatte.

Betrachten wir diese, auf den ersten Blick beweiskräftig erscheinende Beobachtung etwas genauer.

Zunächst ist es auffällig, daß die vermeintlich durch den Schuß erschreckten Fische aus dem Wasser emporschnellten, denn sonst reagieren die an der Oberfläche des Wassers stehenden oder spielenden Fische auf ungewohnte Sinneseindrücke durch schleunige Flucht in die Tiefe. Aber auch wenn sie auf im Wasser fortgepflanzte Schallwellen durch Herausspringen reagierten, so ist in dem vorliegenden Falle der Beweis nicht erbracht, daß das Emporspringen auf den fernen Kanonenschuß zurückgeführt werden muß.

Das einfache „post hoc ergo propter hoc“ genügt bei einer solchen einmaligen und zufälligen Beobachtung nicht. Es hätte zunächst mindestens wahrscheinlich gemacht werden müssen, daß keinerlei andere Ursache für das plötzliche Springen der Fische vorgelegen haben konnte als der Schuß. Gewöhnlich springen Fische scharenweise aus dem Wasser, wenn sie von Raubfischen verfolgt werden, wie man es z. B. in unseren Flüssen bei dem Schneider (Alburnus lucidus) beobachten kann, wenn er von einem Barsche gejagt wird. Ferner — und das wäre das Entscheidende gewesen — hätte die Zeitdifferenz zwischen der Reaktion der Fische und dem Hören des Knalles durch den Beobachter wenigstens annähernd bestimmt werden müssen. Bei der bekannten Entfernung des feuernden Geschützes hätte man dann berechnen können, ob wirklich der Schuß das Emporspringen der Fische veranlaßt haben konnte. Da der Schall in der Luft in der Sekunde einen Weg von 330 Metern zurücklegt, im Wasser sich aber etwa $4^{1}/_{2}$mal so schnell fortpflanzt, ergibt sich für 11 Werst[1]) Entfernung eine Schallgeschwindigkeit in der Luft

---

[1]) 1 Werst = 1066,781 Meter.

von 31, im Wasser von 7 Sekunden. Zwischen dem Sehen des
Springens der Fische und dem Hören des Knalles hätten also
24 Sekunden gelegen. Ich glaube, der Beobachter hätte seine
beiden Wahrnehmungen überhaupt nicht miteinander in ursächliche Beziehung gebracht, wenn eine so lange Zeit zwischen ihnen
vergangen wäre.

II.

Neue Versuche.

Unter den im vorstehenden besprochenen Versuchen, einen
Gehörsinn bei Fischen nachzuweisen, können wir als zugleich ausreichend und einwandsfrei nur die negativ ausgefallenen von
Kreidl ansehen. Alle Versuche und Beobachtungen derjenigen
Autoren, die bei Fischen einen Gehörsinn nachgewiesen haben
wollen, konnten einer strengen Kritik nicht standhalten, und wir
sahen, daß die Experimente um so anfechtbarere Ergebnisse aufwiesen, je unnatürlicher und verwickelter sich die Versuchsanordnung gestaltet hatte. Darum erscheint es notwendig, zu
einfachen und möglichst den natürlichen Verhältnissen
angepaßten Methoden zurückzukehren, wenn wir die
streitige Frage entscheiden wollen.

Zu diesem Zwecke habe ich Versuche hauptsächlich an solchen
Fischen angestellt, welche bereits seit längerer Zeit in relativ
großen Aquarien mit reichlichem Pflanzenbestande eingewöhnt
waren und in denselben nur selten gestört wurden, so daß sie
einerseits ihre natürliche Scheu bewahrt hatten und auf optische
wie auf sensible Reize gut reagierten, und andrerseits sich so
wohl fühlten, daß sie sich zum Teil in der Gefangenschaft fort-
pflanzten.

Gelegenheit zu den Versuchen boten zahlreiche Aquarien und
einige eiserne und steinerne trogartige Behälter, alle mit reichlichem Pflanzenbestand, in welchen mancherlei Arten kleiner
exotischer Zierfische gehalten und gezüchtet wurden. Diese
Aquarien befinden sich in Treibhäusern des Botanischen Gartens

in Rostock und des Palmengartens in Frankfurt am Main. Gern benutze ich die Gelegenheit, den Herren Obergärtner Baum in Rostock und Kunstgärtner Zweifel in Frankfurt für ihre freundliche Hilfe bei den Versuchen zu danken. Außerdem wurden noch Versuche in verschiedenen eigenen und fremden Zimmeraquarien an einheimischen und ausländischen Fischen angestellt.

Die Behälter, in welchen die Versuchsfische lebten, hatten sehr verschiedene Größen und enthielten 5 bis 1800, in den meisten Fällen 40—120 Liter Wasser. Von allen Fischarten wurden mehrere und oft viele Exemplare verschiedenen Alters in verschieden großen Aquarien zu den Versuchen benutzt.

Die untersuchten Arten waren folgende:

a) Einheimische.

1. Abramis blicca, Blicke.
2. Cobitis fossilis, Schlammbeißer.
3. Gasterosteus pungitius, Neunstachliger Stichling.
4. Idus melanotus, var. miniatus, Goldorfe.
5. Petromyzon fluviatilis, Flußneunauge.
6. Rhodeus amarus, Bitterling.

b) Ausländische.

7. Betta pugnax, Kampffisch.
8. Callichthys fasciatus, Panzerwels.
9. Carassius auratus, Goldfisch.
10.   -   -   var. Japanischer Schleierschwanz.
11.   -   -   var. Teleskop-Schleierschwanz.
12. Chromis multicolor.
13.   -   tristramus.
14. Eleotris spec.
15. Gambusia affinis.
16. Geophagus brasiliensis.
17. Girardinus caudimaculatus, Lebendgebärender Schwanzfleckkärpfling.
18. Haplochilus panchax, Indischer Zahnkarpfen.
19. Heros fascetus, Chanchito.
20. Poecilia mexicana, Lebendgebärender Zahnkarpfen.
21. Polyacanthus viridi-auratus, Chinesischer Makropode.

22. Saccobranchus fossilis, Indischer Fadensackwels.
23. Tetragonopterus spec. Rautenfleckkärpfling.
24. Trichogaster fasciatus, Bunter Gurami.
25.   -   lalius.

Als Schallquelle wählte ich ein Instrument, welches unter Wasser zum Tönen gebracht werden kann und nicht wie Parkers und Bigelows Stimmgabeln oder Zennecks elektrisch betriebene Glocke einen langdauernden, bezw. in rapider Folge wiederholten, sondern jedesmal nur einen einzelnen, kurz abgeschnittenen Schall aussendet. Dadurch wollte ich die sensiblen Reize der Schallwellen, welche bei schnell aufeinander folgenden Vibrationen durch Summierung stärker empfunden werden müssen, nach Möglichkeit einschränken. Das benutzte Instrument war das als Kinderspielzeug bekannte Cri-cri, d. i. eine kleine längliche Metallplatte, die in der Mitte eine Delle trägt, welche beim Biegen der Platte mit einem unangenehm lauten und scharfen Knacken nach der anderen Seite ausspringt, um beim Nachlassen der Biegung wieder mit Knacken in die frühere Lage zurückzukehren. Die Metallplatte ist am einen Ende so in eine handliche Fassung eingefügt, daß man das Instrument bequem in der Hohlhand halten und das Knacken durch Niederdrücken des freien Endes der Platte mit dem Daumen hervorrufen kann. Es kamen solche Instrumente von verschieden lautem und verschieden hohem Schalle in Anwendung. Wurde das Knacken mit eingetauchter Hand unter Wasser erzeugt, so hörte man es außer Wasser kaum weniger laut, nur etwas gedämpft. Ein im Prinzipe gleichartiges Instrument hatte bereits Beer[1]) zu Hörprüfungen bei Krebsen angewendet.

Vor jedem Versuche wurden das Treiben und die Bewegungen der zu prüfenden Fischart sorgfältig beobachtet und dann das Instrument vorsichtig und langsam, möglichst hinter Wasserpflanzen verborgen, eingetaucht. Bei einiger Vorsicht gelang das Eintauchen fast stets, ohne daß die Fische in ihrem gewöhnlichen Treiben gestört wurden. Waren sie dennoch unruhig geworden, so wurde mit eingetauchter Hand geduldig gewartet, bis sie sich wieder gerade so benahmen wie vor der Störung. Die Hand mit

---

[1]) Beer, l. c.

dem Instrumente wurde stets vollständig eingetaucht, so daß bei
der das Knacken erzeugenden langsamen Daumenbewegung keine
Oberflächenwellen entstanden. Es zeigte sich, daß auch bei vor-
sichtigem Eintauchen optische Reize leicht Fluchtreflexe der Fische
zur Folge hatten, wenn das Aquarium in der Sonne stand; bei
bedecktem Himmel und im Schatten fiel diese Schwierigkeit weg.
Bei jedem Versuche wurde ein dem Auge des Untersuchers nahe
befindlicher Fisch beobachtet und das Knacken in der Regel erst
dann erzeugt, wenn derselbe an einer Stelle verharrte, und jede
seiner Bewegungen, namentlich auch das Spiel der Brustflossen
und, wo es erkennbar war, auch das der Kiemendeckel, gut beobachtet werden konnte. Die Entfernung der Schallquelle von den
Fischen betrug in der Regel 30 bis 60 cm, in den großen trog-
artigen Behältern manchmal 1 Meter und darüber und wurde bei
fast jeder Fischart mehrfach geändert. Bei den meisten Versuchen
achtete auch ein zweiter Beobachter auf das Benehmen des gleichen
oder eines anderen Fisches. In den großen Trögen ließ der eine
Untersucher die Schallquelle ertönen, während der andere die
Fische beobachtete.

Das Ergebnis der zahlreichen Versuche war nun übereinstimmend folgendes.

In keinem einzigen Falle hatte das Knacken auch
nur die geringste Änderung in dem ganzen Benehmen
und in den einzelnen Bewegungen der Fische zur Folge.
Nichts geschah, was als Fluchtreflex hätte gedeutet werden können.
Keine vor dem Knacken regelmäßige Bewegung der Brustflossen
änderte sich merklich in Stärke oder Häufigkeit bei dem Knacken.
Ebenso war es mit dem Spiele der Kiemendeckel, wo dieses überhaupt zu erkennen war. Auch wurden ruhig gehaltene Brustflossen nach dem Knacken nicht bewegt und zusammengefaltete
nicht ausgebreitet. Mit Fressen beschäftigte Fische ließen sich
darin durch das Knacken nicht stören, Kampf- und Liebesspiele
wurden durch dasselbe nicht unterbrochen. Dagegen hatten, wie
schon erwähnt, selbst geringe optische Reize im Sonnenscheine
bisweilen einen Fluchtreflex und einmal auch eine Brustflossenbewegung zur Folge, die ich zuerst als akustischen Reflex deutete,
bis sich der Irrtum herausstellte. Bei einem männlichen Tricho-

gaster lalius sah ich nämlich mehrmals hintereinander beim
Knacken sofort einen einmaligen Brustflossenschlag erfolgen. Der
Fisch hielt sich am Boden, etwa 20 cm von dem Instrumente entfernt, ganz ruhig, bewegte aber sehr lebhaft die Augen; ungewöhnlich war bei dem Versuche, daß der Fisch sich in einem sehr
kleinen Gefäße, einem etwa 5 Liter Wasser haltenden, zylindrischen
Glase, befand, das stark von der Sonne beschienen war; auch
wurde wegen des geringen Raumes nicht die ganze Hand eingetaucht. Nachdem diese jedoch von dem Mitbeobachter vorsichtig
beschattet worden war, blieb die erwähnte Reaktion stets aus; sie
war also ein optischer Reflex gewesen. Das in demselben Glase
befindliche Weibchen hatte die Reaktion auch in der Sonne nicht
gezeigt.

III.

Schlußfolgerungen.

Aus der kritischen Betrachtung der von anderen Forschern
angestellten und aus meinen eigenen Versuchen ziehe ich folgende
Schlüsse.

1. Es scheint, daß manche Fischarten auf im Wasser erzeugte
oder in dasselbe geleitete in rapider Folge wiederholte Schallschwingungen reagieren (Versuche mit Stimmgabeln und elektrisch
betriebenen Glocken).

2. Daß die Fische solche andauernden Schallreize durch das
sogenannte Gehörorgan wahrnehmen, ist trotz mühevoller und
scharfsinnig angestellter Versuche nicht bewiesen. Vielmehr
scheinen dabei bald Gefühls-, bald Gesichtseindrücke die von den
Autoren beschriebenen Reaktionen, sofern es sich wirklich um
solche handelte, veranlaßt zu haben.

3. Unter Wasser erzeugte **einmalige** laute knackende
Geräusche von verschiedener Stärke und Höhe hatten bei
25 Fischarten nicht die geringste Reaktion zur Folge.

4. Die Tatsache, daß die Funktion anderer Sinne der Fische,
wie des Gesichtes und des Gefühles, sich stets leicht und überzeugend nachweisen läßt, macht es fast sicher, daß auch das Ge-

hör leicht und überzeugend nachzuweisen wäre, wenn es die Fische hätten.

5. Da unter allen Wirbeltieren allein die Fische kein dem Cortischen vergleichbares Nervenendorgan besitzen und, soweit bekannt, die einzigen Wirbeltiere sind, bei denen sich ein Gehörsinn nicht nachweisen läßt, darf man bei den Wirbeltieren nur dem Nervenendorgan der Gehörschnecke das Vermögen zuschreiben, Gehörseindrücke zu vermitteln. Daß ein solches Vermögen auch irgend einem Teile des Vestibularapparates zukomme, ist eine zur Zeit unbegründete Hypothese.

Abgeschlossen im März 1905.

E. BLOCH.

Zur Skopolaminnarkose in der Ohrchirurgie.

(Aus der Universitäts-Ohrenklinik Freiburg i. Br.)

Auf dem zwölften Kongresse der Deutschen Otologischen Gesellschaft in Wiesbaden empfahl ich vor zwei Jahren die zu jener Zeit noch wenig bekannte Skopolaminnarkose nach Schneiderlin zur Ausführung der großen Operationen am Schläfebein.

Obwohl wir an der Freiburger Ohrenklinik bis zum Mai 1903 nur erst 26 Fälle in der neuen Narkose operiert hatten, von welchen die zehn ersten gewissermaßen zur Einübung in dem neuen Verfahren dienten und uns nicht sehr befriedigten, so war doch schon damals demselben eine Zukunft zu prophezeien. Die Erfahrungen, welche mittlerweile an verschiedenen Orten gesammelt wurden, haben unsere Vorhersage bestätigt.

Auch wir haben inzwischen mit der Skopolaminnarkose ganz regelmäßig weiter operiert und verfügen nun, bis Ende März 1905, über 124 bezügliche Beobachtungen.

Wir haben unsere Erfahrungen nur an Erwachsenen und Halberwachsenen gesammelt. Kinder operieren wir stets in Chloroformnarkose. Hier braucht man nur eine kleine Menge des Inhalationsmittels, um eine volle Narkose zu erzielen und für die Dauer der Operation zu unterhalten. Nie haben wir bei Kindern einen Nachteil von dieser Narkose zu sehen bekommen. In den allermeisten Fällen handelt es sich bei ihnen um Aufmeißelungen bei akuter Mastoiditis, die in 10 bis 20 Minuten ausgeführt sind. Die Radikaloperation suchen wir bei Kindern in den ersten 6 oder 7 Jahren tunlichst zu vermeiden, um die Hörfunktion zu erhalten.

Die Vorzüge der Skopolaminnarkose bewährten sich auch an diesem größeren Materiale.

9*

Allerdings hatten wir nur selten reine Injektionsnarkosen. Meist müßte eine kleine Menge Chloroform zugegeben werden, 1 bis 5 ccm, selten mehr, etwa bei besonders lange dauernden Eingriffen oder gegen Skopolamin ungewöhnlich renitenten Kranken. Noch kürzlich haben wir eine Radikaloperation der Stirnhöhle von fast $2^1/_2$ stündiger Dauer in Skopolaminnarkose ausgeführt unter Zugabe von nur 5 ccm Chloroform.

Welche Chloroformmenge hätte man wohl bei einer so lange währenden Operation in reiner Inhalationsnarkose verbraucht, und wie lange hätten die üblen Nachwirkungen angehalten?

Gerade für solche ausgedehnten Operationen, wie z. B. die Killiansche Radikaloperation der Stirnhöhle, erscheint die Schneiderlinsche Narkose wie geschaffen. Wir haben fünf solcher und zwei Kieferhöhlenoperationen mit ihr ausgeführt, im übrigen Aufmeißelungen des Warzenfortsatzes und Radikaloperationen[1]) chronischer Eiterungen mit ihren endokraniellen Komplikationen, Operationen, die vom ersten Schnitt durch die Haut bis zur Anlegung des Verbandes etwa $^1/_2$ bis $1^1/_2$ Stunden Zeit beanspruchen.

Einen der vor zwei Jahren beklagten Übelstände sind wir inzwischen von selbst losgeworden. Die wachsende Arbeit in der stationären Klinik und in der Poliklinik beansprucht so völlig unsere Zeit von morgens bis reichlich in den Mittag hinein, daß wir die größeren Operationen nur noch am Nachmittag ausführen können. Eine Störung der Nachtruhe verursachen also die Einspritzungen der Skopolamin-Morphiumlösungen nicht mehr. Sie beginnen etwa 1 Uhr mittags. Die zweite wird um 3, die letzte gegen 4 Uhr gegeben.

Wir haben keinen Grund gehabt, von der s. Z. mitgeteilten Vorschrift Korffs abzuweichen. Auch heute noch verschreiben wir eine Lösung von:

---

[1]) Wenn hier der Ausdruck „Radikaloperation" statt der von manchen gewünschten Bezeichnung „Totalaufmeißelung" beibehalten ist, so geschieht dies in der Erwägung, daß demjenigen das Recht zur Benennung eines Verfahrens zusteht, der es eingeführt oder weiter ausgebildet hat, daß ferner dieser Ausdruck in der Otochirurgie gang und gäbe geworden ist, und daß unter „Totalaufmeißelung" keinerlei Modifizierung der „Radikaloperation" verstanden werden soll. Auch ist die Bezeichnung nicht etwa schon an ein anderes otochirurgisches Verfahren vergeben.

Scopolamin. hydrobromic. . . . 0,012
Morph. muriatic. 0,12
Aq. destillat. 10,0

und verwenden sie, solange sie klar bleibt.

Statt dreier ganzen Pravazspritzen geben wir bei Personen in der ersten Hälfte des zweiten Jahrzehntes dreimal je $^1/_2$ Spritze, wohl auch $1+^1/_2+^1/_2$ Spritze in den gleichen Abständen, ohne bis jetzt einen üblen Zufall bei ihnen erlebt zu haben.

Wohl aber stellte sich ein solcher bei einem unserer erwachsenen Patienten ein, und dieser verwickelte und ernste Fall ist es, der mir in der Skopolaminnarkosefrage noch einmal die Feder in die Hand gibt.

Ein 34 jähriger Mann (J.-No. 808, 1904), Angestellter einer Weinhandlung und Schaumweinfabrik, litt an rechtsseitiger chronischer Mittelohreiterung mit Cholesteatom.

Mit 13 Jahren war ihm infolge eines Unfalles der linke Arm im Humerus amputiert worden. 1898 hatte er rechtsseitigen Ohrenfluß. Juni 1904 bestätigte die Untersuchung auf unserer Klinik die Eiterung.

Die konservative Behandlung, bestehend in fleißigen Paukenspülungen mit nachfolgender Ausblasung mittels Druckluft und sorgfältiger Austrocknung, sowie die Entfernung von Polypen und cholesteatomatösen Massen beseitigten die Eiterung nicht. Es stellten sich Kopfschmerzen ein, besonders heftig seit November 1904, die bis zur Operation andauerten.

Seit 17 Jahren in der Weinhandlung beschäftigt, trinkt Pat., seinen Angaben zufolge, gerne und viel Sekt. Er ist ein anscheinend kräftig gebauter Mann von mittlerer Größe und blühendem Aussehen mit starker Fettentwickelung. Herzdämpfung wenig verbreitert, zweiter Ton an der Spitze etwas klappend, alle Töne rein. Lungen ohne pathologischen Befund. Kein Eiweiß, kein Zucker.

Im rechten Meatus käsig fötider Eiter in geringer Menge, Membran. tymp. mit dem Promontor. verwachsen, hinter dem Process. brev. Fistel nach dem Attic. Linkes Trommelfell eingezogen, Nase und Rachen frei.

Hörprüfung am 13. Dezember 1904.

Flüstern $\dfrac{\text{r. } 5\text{—}4\text{ m}}{\text{l. } >9 \text{ — } >9}$

Uhr (normal 8 m) $\dfrac{0,6}{2,0}$, Knochenleitung, vom Scheitel median

Untere Grenze $\dfrac{F^{II}}{D^{II}}$

Galton-Edelmann (normal 0,1) $\dfrac{0,6\ldots}{0,4\ldots}$

$$C \frac{-}{+}\, m;\quad c \frac{+}{+}\, r\ 28''\ (\text{statt normal } 25'').$$

Radikaloperation am 15. XII. 1904 (Operationsbuch IX S. 260, No. 67, 1904). Dauer 4 Uhr 45 bis 5 Uhr 45.

Reine Skopolaminnarkose, drei Spritzen der üblichen Dosierung. Kein Inhalationsmittel verwendet.

Zuerst wird das Trommelfell umschnitten und die Tenotomie des Tensor tymp. gemacht, alsdann radikal operiert. Pat. schläft bei gutem Pulse (120) und guter Atmung (10) stets ruhig. Hautschnitt und Zurückschieben des Periostes wie gewöhnlich. Blutung mäßig. Spina supra meatum nicht sehr prominent, 16 mm vom lateralen Aditusrand entfernt, Knochen stark sklerosiert. Aufmeißelung nach dem bei uns üblichen Verfahren: allmählich vertiefte Rinne über die Spina weg durch die Corticalis des Proc. mast. in den Meatus hinein (Zaufal), bis man bequem mit Schutzsonde und Meißel zum lateralen Aditusrande gelangen kann, um nach Stacke weiter zu meißeln. Cholesteatom im Aditus und Antrum, letzteres tiefliegend. Die gesunde Dura in etwa 0,5 cm Durchmesser über dem Aditus freigelegt. Facialis zuckt einige Male flüchtig. Horizontaler Bogengang breit sichtbar. Kürettement fördert Hammer und Amboß nebst Trommelfell zutage. Nur der obere Teil des Hammergriffes erhalten, Hals und kurzer Fortsatz kariös. Der lange Amboßschenkel eingeschmolzen, auch der kurze an einer Stelle angefressen. — T-Plastik der Auskleidung der hinteren Gehörgangswand, Verschluß der Hautwunde hinter der Ohrmuschel mit Ausnahme des unteren Viertels mittels Michelscher Klammern, Tamponade der Operationshöhle vom Gehörgang aus mit steriler Gaze, Bedeckung der Hautwunde mit ebensolcher.

Der Operierte schläft andauernd ruhig, gegen Ende der Operation ein wenig Rasseln hörbar, Inspiration leicht seufzend. Nachdem er zu Bett gebracht ist, richtet er sich plötzlich einmal auf, legt sich aber sofort wieder ruhig hin. Atmung und Puls bleiben gut.

Ganz unerwartet tritt eine Stunde nach der Operation, 6 Uhr 45, Atmungsstillstand und äußerst starke Cyanose ein. Dabei bleibt der Puls fühlbar, nur setzt er alle 3—4 Schläge einen aus.

Sofort wird künstliche Atmung eingeleitet, sechs Spritzen Kampfer werden nach und nach injiziert und eine subkutane Kochsalzinfusion gemacht.

Die Bemühungen zur Wiederbelebung der Respiration werden bis 8 Uhr, $1\,^1/_4$ Stunde lang, fortgeführt. Dann beginnen die Atmungsbewegungen endlich spontan einzusetzen, zunächst mit drei Zügen in der Minute. Der Puls zählt zu dieser Zeit 140 Schläge, ist kräftig und setzt nicht mehr aus. Der Kornealreflex noch erloschen, Pupillen ganz weit und reaktionslos.

8 Uhr 20. 4 spontane Atemzüge in der Minute, Cheyne-Stokes. Starkes Rasseln; aus Kehlkopf und Rachen in kurzen Fristen blutig gefärbtes Sekret mit Wattepinsel entfernt.

9 Uhr. Noch immer 4 spontane Atemzüge bei gutem Pulse. Somnolenz unverändert andauernd.

9 Uhr 30. 8 Atemzüge in der Minute, von nun an stets spontan, so daß die künstlichen Atembewegungen weggelassen werden können. Noch immer starkes Rasseln mit massenhafter Schleimbildung. P. 120, stets kräftig.

16. XII. 3 Uhr 45 morgens. Kornealreflex vorhanden, P. 120, R. 10, Röcheln abnehmend; doch muß noch alle halbe Stunde das Sekret aus dem Rachen entfernt werden. Somnolenz noch in gleicher Weise bestehend.

8 Uhr morgens. P. 120, R. 14, regelmäßig. Temperatur in der Achselhöhle 40,6⁰. Öffnet auf Anrufen die Augen.

12 Uhr mittags. Atmung frei, 16, Puls andauernd gut, Temp. 39,2⁰. Patient ist wach, aber nicht bei klarem Bewußtsein.

2 Uhr 30 nachmittags. 38,7⁰, Herztöne rein, II. Spitzenton etwas klappend. Auf der Lunge RHO Schallverkürzung,

bronchiales Exspirium. (Infarkt oder lobuläre Pneumonie?) Augenhintergrund normal (Dozent Dr. Stock). Im Laufe des Vormittags ist der Urin zweimal ins Bett gegangen, um 11 Uhr abends tritt spontane Entleerung ein. Während des Nachmittags leichte motorische Unruhe. Pupillen reagieren jetzt auf Lichteinfall. Pat. antwortet ziemlich gut, ist aber noch etwas benommen.

Temp. abends 38,6°. Am Kreuzbein tritt Decubitus auf. 17. XII. 37,0° bis 37,9°, P. 120. Pat. ist noch einigermaßen benommen und verwirrt.

18. XII. 37,8 bis 39,5°, P. 114. Sensorium jetzt freier.

19. XII. Erster Verbandwechsel. Der untere Lappen der Plastik ragt ein wenig in die Operationshöhle herein, sonst alles in Ordnung. 39,1 bis 39,4°.

20. XII. 37,8 bis 39,8°.

21. XII. Zweiter Verbandwechsel, die Klammern entfernt. Der Decubitus hat sich vergrößert. Das Allgemeinbefinden ist befriedigend. Temp. m. 36,5°, a. 39,1°, reichliche Schweißsekretion, ziemliche Apathie. RHO noch Schallverkürzung, aber kein bronchiales Exspirium mehr zu hören.

22. XII. Nach einer recht guten Nacht m. 40,0°, P. 150, weich, starke Somnolenz.

12 Uhr mittags Allgemeinbefinden schlechter, 40,0°.

4 Uhr nachmittags 40,6°, vollständig reaktionslos, Pupillen mittelweit, Augenhintergrund normal (Dr. Stock), Radialpuls kaum fühlbar.

4 Uhr 30 nachmittags. Tiefstes Koma. Exitus.

Sektion 23. XII., 10 Uhr vormittags im patholog. Institut (Assistent Dr. Schultze). (Auszug aus dem Protokoll.)

Starker Knochenbau, Muskulatur gut entwickelt, reichliches, bis 3 cm dickes Fettpolster. Das außerordentlich fettreiche Netz überlagert die Dünndarmschlingen. Die Lungen kollabiert, ohne Verwachsungen. Herzbeutel enthält wenig Flüssigkeit, beide Ventrikel schlaff, im l. Vorhof flüssiges Blut und Cruormassen. Mitralis für drei, Tricuspidalis für vier Finger durchgängig. Perikard glatt, subperikardiales Fettgewebe reichlich. Aortenklappen zart. Endokard der Wandungen verdickt. L. Ventrikel dilatiert,

Papillarmuskeln abgeplattet, Muskulatur bräunlichgelb, sehr schlaff, an einzelnen Stellen vom subperikardialen Fett durchwuchert. Im l. Herzohr ein leicht festsitzender kleiner Thrombus. Wandung der Koronararterien zeigt leichte Intima-Verfettung.

Bronchien und Gefäße am l. Hilus frei, Pleura überall glatt, Konsistenz beider l. Lungenlappen elastisch, blutreiches, lufthaltiges Parenchym. Am unteren Rand des l. Oberlappens ein bohnengroßer verkalkter Herd.

Rechte Lunge im allgemeinen ebenso. Im Oberlappen ein walnußgroßer Herd von festerer Konsistenz mit getrübter Pleura und subpleuralen Blutungen. Auf dem Durchschnitt das Lungengewebe hier erweicht, die Umgebung pneumonisch infiltriert. Dicht daneben noch drei weitere Herde von gleicher Beschaffenheit. Übrige Lunge lufthaltig und blutreich.

Milz 16:8:3 cm, Parenchym hellbraunrot, weich, nicht sehr blutreich.

Nieren beiderseits deutliche Verfettung der Substant. glomerulosa.

Im Leberparenchym wechseln hellgelbliche mit bräunlichen Stellen.

Zu beiden Seiten des Kreuzbeines ein handtellergroßer Decubitus.

Im Hirn nichts Pathologisches gefunden.

Anatom. Diagnose: Adipositas universalis, fettige Degeneration des Herzmuskels, Dilatation beider Ventrikel, eitriger Zerfallsherd im rechten Oberlappen mit beginnender pneumonischer Infiltration. Leichter Milztumor, Fettdegeneration des Nierenparenchyms. Decubitus am Kreuzbein.

Bei der Beurteilung des hier erzählten Falles müssen wir zwei Gruppen von Erscheinungen auseinanderhalten: die Wirkungen der Skoplaminnarkose und die nachfolgenden Symptome der fieberhaften Erkrankung, die zum tödlichen Ausgang führten. Zeitlich überlagern sie sich freilich zum Teil.

$5^3/_4$ Stunden nach der ersten, $2^3/_4$ nach der letzten Skopolamin-Morphium-Injektion tritt plötzlich Atemstillstand ein, nachdem schon etwa $1^1/_2$ Stunden zuvor die Atmung etwas erschwert, wie seufzend geworden war. Schon diese erste ungewohnte Erscheinung gegen Ende der Operation hatte uns veranlaßt, der Respiration besondere Aufmerksamkeit zu widmen. Die Apnoe verläuft unter hochgradiger Cyanose bei ziemlich gutem Pulse. Der Atemstillstand währt volle $^5/_4$ Stunden, und erst nach $2^1/_4$ Stunden kommen vier spontane regelmäßige Atemzüge in der Minute zustande. Dabei besteht andauernde tiefste Somnolenz und komatöse Reaktionslosigkeit. Die vorübergehende Störung des Pulses — Aussetzen alle 3—4 Schläge — ist wohl auf die Atmungsstörung zurückzuführen.

Wir haben hier durchaus das Bild einer akuten Morphium-Vergiftung.

Wenn man die wenigen mitgeteilten und hinlänglich genau beschriebenen Fälle von Exitus in der Skopolaminnarkose in der Literatur durchsieht, so kommt man auf den Gedanken, daß auch sie nicht dem Skopolamin, sondern der zu großen — relativ oder absolut zu großen Gabe Morphium zur Last zu legen sind.

Mit ihnen teilt unser Fall das Einsetzen der bedrohlichen Störung der Respiration stundenlang nach Verabreichung des Mittels mit ihren weiteren Folgen für den Blutkreislauf und die Einwirkung auf das Nervensystem. Er unterscheidet sich von ihnen durch den Wiedereintritt der spontanen Atembewegungen und eines relativ normalen Zustandes der Respirations-, Zirkulations- und cerebrospinalen Funktionen. Aber auch diese vorübergehende Störung wird auf Rechnung des Morphiumanteiles der Injektionen gesetzt werden müssen.

Es ist darum nicht zu billigen, wenn von einzelnen noch größere Morphiummengen zur Schneiderlinschen Narkose vorgeschlagen werden.

In dieser Hinsicht beansprucht unsere Beobachtung den besonderen Wert, daß sie einen Fingerzeig gibt für die Erklärung der letalen Folge der Skopolaminnarkose[1]).

---

[1]) Eine monographische Bearbeitung der Skopolaminnarkose unter besonderer Berücksichtigung der ungünstig verlaufenen Fälle bringt demnächst eine an unserer Klinik gefertigte Dissertation von Schmitz: Die Skopolaminnarkose nach den Erfahrungen der Freiburger Ohrenklinik, 1905.

Welche Lehre können wir aus dieser Beobachtung ziehen?

In meiner ersten Mitteilung über die neue Narkose sind bereits mehrere Fälle von Herzaffektionen, auch Fettherz, erwähnt, in welchen sie glatt verlaufen ist. Sie erschien sogar besonders wertvoll für Potatoren, die gegen Chloroform so renitent zu sein pflegen, wie wir ja auch in dem vorliegenden Falle ohne einen Tropfen Chloroform ausgekommen waren. Man wird in Zukunft nun bei Trinkern und solchen Kranken, bei denen eine Schwächung der Herzkraft befürchtet werden muß, mit den Injektionen vorsichtiger sein. Schlafen sie schon nach der ersten vollen Einspitzung andauernd ruhig, so wird man eine zweite nicht mehr oder nur in halber Dosis machen. Man wird auf die Zeit des Eintrittes der Pupillenerweiterung achten, man wird das Erlöschen der Sensibilität der Gehörgangsauskleidung ermitteln, die länger erhalten bleibt als der Kornealreflex, und man wird die Zahl und Art der Atemzüge beobachten.

Vielleicht wird auch speziell die Morphiummenge der Injektionen noch mehr reduziert werden müssen.

Daß aber die Adipositas universalis und das Fettherz Kontraindikationen für die Schneiderlinsche Narkose seien, kann nach den vorliegenden Beobachtungen noch nicht ausgesprochen werden.

Zugegeben sei, daß wenn wir die vorliegende Erfahrung bei der 10. statt bei der 110. Narkose gemacht hätten, wir wahrscheinlich eine elfte nicht mehr ausgeführt haben würden, obwohl der Exitus, der genau eine Woche nach der Narkose eintrat, dem Verfahren nicht angerechnet werden kann.

Einen halben Tag nach Schluß der Operation trat plötzlich Fieber auf, 14 Stunden nach derselben war die Achselhöhlentemperatur auf 40,0° gestiegen. Zweifellos war es bedingt durch die alsbald ermittelten leichten pneumonischen Symptome der rechten Lunge. Nach dem Befunde der Autopsie handelte es sich wohl um embolische Prozesse. Sie beschränkten sich auf einen engen Bezirk des rechten Oberlappens und gewannen in den sechs folgenden Tagen keine weitere Ausdehnung. Ihren Ausgang mögen sie von der Operationsfläche genommen haben. In dieser Beziehung ist das plötzliche brüske Aufrichten des soeben vom Operationstische ins Bett Zurückgebrachten beachtenswert.

Unter ähnlichen Verhältnissen sahen wir früher einmal eine im Verlaufe der Operation nicht begründete Meningitis entstehen.

Im Anschluß an die hohe Temperatur stellte sich alsbald, noch am gleichen Tage, Decubitus ein, der uns von neuem die Schwäche der Herzmuskulatur vor Augen führte.

Der weitere Verlauf der Temperaturkurve war nun weniger der einer Pneumonie als eines septischen Fiebers. Abfälle bis zur Norm wechselten in unregelmäßiger Folge mit sehr hohen Ziffern, und gegenüber der hohen Temperatur der letzten 24 Stunden, die zwischen $39{,}1^0$ und $40{,}6^0$ stand, war der lokale Befund an den Lungen kein recht entsprechender. Immerhin mag die Pneumonie in Verbindung mit dem rasch wachsenden Decubitus die Ursache für die septische Form des Fieberablaufes gewesen sein.

Die hohe Temperatur trägt auch bei dem pathologischen Zustande des Herzens und seiner Gefäße die Verantwortung für den letalen Ausgang.

Nachdem die schädliche Wirkung der Skopolamin-Morphium-Narkose glücklich überwunden war, durfte man zunächst, etwa am zweiten Tage nach der Operation, da die Temperatur sich zwischen $37{,}0^0$ und $37{,}9^0$ hielt, auf einen glücklichen Verlauf hoffen. Aber hier setzte von neuem die zweite Episode ein, in der sich die Herzdegeneration, der Decubitus und die Pneumonie vereinigten, um unsere Hoffnungen zu vernichten.

L. KATZ.

Allgemeines und Spezielles über die Bedeutung und die Technik der mikroskopischen Untersuchung des inneren Ohres mit einigen histologischen Bemerkungen und 3 Abbildungen.

Wie es einerseits feststeht, daß in den letzten Dezennien dank den modernen chirurgischen Maßnahmen die Behandlung der akuten und chronischen Schläfenbeinentzündungen und ihrer cerebralen Folgen die wesentlichsten Fortschritte gemacht hat, so muß andrerseits zugegeben werden, daß eine ganze Reihe von Ohrenerkrankungen, bes. die sogen. trocknen Mittelohrprozesse und die nervösen Labyrintherkrankungen, noch wenig der Behandlung bezw. Heilung zugänglich gemacht werden konnten. Aber nicht nur in klinisch-therapeutischer, sondern auch in physiologischer Hinsicht — es sei nur an das Problem der Schalleitung resp. Schallempfindung oder an die funktionelle Bedeutung der Schnecke und Vorhofsgebilde erinnert! — ist noch manche wichtige Aufgabe zu lösen. Gilt doch beispielsweise selbst die geistreiche Helmholtzsche Lehre der Schalleitung und Tonempfindung nach dem Prinzip der Mitschwingung mehreren Forschern für nicht haltbar, und Victor Hensen bleibt trotz gewichtiger klinischer Einwände bei seiner Ansicht, daß der Ampullen- und Otolithenapparat nicht der statischen, sondern der Hör-Funktion dient.

Ohne Zweifel ist dieser unbefriedigende, zu immer neuen und gewagten Hypothesen führende Zustand zu nicht geringem Teil auf unsere noch recht mangelhaften Kenntnisse des feineren pathologisch-anatomischen Substrates, welches vielen Erkrankungen des mittleren und besonders des inneren Ohres zugrunde liegt, zurückzuführen. Wenn es uns später einmal gelingen wird, sorgfältige klinische Beobachtungen und funktionelle Prüfungen des kranken Gehörorgans in häufigen Fällen durch eine exakte und zweifelsfreie makroskopische und mikroskopische Untersuchung zu fundamentieren, dann wird sicherlich manches jetzt noch rätselhafte Symptom in seiner Ursache aufgeklärt werden können. Ein ermutigender, wenn auch nur kleiner Anfang ist schon gemacht; wissen wir doch beispielsweise dank vielfältigen mikroskopischen Untersuchungen jetzt, daß die so weit verbreitete Otosklerose, die meist mit unaufhaltbar progressiver Schwerhörigkeit und Ohrgeräuschen verbunden ist, auf einer Ostitis chronica vasculosa des Schläfenbeins beruht. Wir wissen ferner, daß diese chronische Knochenentzündung, bei der ich auch, wie beiläufig bemerkt sei, eine Wucherung der Knorpelzellen in den interglobulären Räumen der Schnecke konstatiert habe[1]) in den ersten Stadien charakterisiert ist durch Neubildung von Markräumen, daß sie zuerst mit gewisser Vorliebe in der Nähe des ovalen Fensters sich etabliert und daß der Prozeß, sehr oft auf einem konstitutionellen, ererbten Leiden sich aufbauend, m. E. erst durch eine meist leichte, gelegentliche Paukenhöhlenaffektion (Katarrh) zum Ausbruch bezw. zur weiteren Entwicklung gelangt.

Ohne weiteres muß aber eingestanden werden, daß es sich bei der vorliegenden Materie um ein anatomisches Untersuchungsobjekt handelt, welches, was Schwierigkeit der technischen Behandlung, was Zartheit der histologischen Gebilde betrifft, auf

---

[1]) Neuerdings beschreibt Manasse (Zeitschrift f. O. Band XLIX, 2. Heft) in einer interessanten Arbeit bei akuter und chronischer Labyrintheiterung in Übereinstimmung mit Friedrich „eine starke Wucherung der Knorpelsubstanz innerhalb der Interglobulärräume".

Ich bemerke, daß ich im Arch. f. O. Band 53, S. 73 i. J. 1901 in einem Fall von Otosklerose, also bei nicht eitriger Labyrinthentzündung (Ostitis chron. vasculosa des Schläfenbeins) einen gleichen Befund von Knorpelwucherung beschrieben habe. „An einzelnen Stellen der Labyrinthkapsel jedoch, und zwar in der Nähe der basalen Schneckenwindung, fand ich gewucherte Knorpelzellen in den Interglobulär-Räumen, und man mußte an der Grenzlinie den Eindruck gewinnen, daß die in der Nähe gelegenen neu gebildeten plumpen, zahlreichen und weiten (Ed. Hartmann, Politzer) Knochenzellen z. T. direkt aus den Knorpelzellen hervorgehen" . . . . . „Schon Virchow gibt in seiner Zellularpathologie an, daß aus gewucherten Knorpelzellen im Knochen sowohl Markzellen, als auch direkt Knochenkörperchen hervorgehen können. Das neugebildete Knochengewebe ist stets frei von Knorpelzellen".

Den Vorgang denke ich mir demnach so, daß bei der Ostitis auch der Knorpel wuchert, und daß aus diesen gewucherten Knorpelzellen sich z. T. der neue charakteristische Knochen bildet. Es ist bemerkenswert, daß in dem neugebildeten Knochen sich keine Spur von Knorpelzellen findet.

dem Gebiete der pathologischen Anatomie kaum seinesgleichen hat. Wenn schon die Untersuchung des normalen inneren Ohres beim kleinen Tiere große Schwierigkeiten darbietet, so sind diese beim erwachsenen Menschen, wo wir es meist mit einem außergewöhnlich festen knöchernen Labyrinth zu tun haben, sehr bedeutend. Es kommt in erster Linie darauf an, chemische Agentien, das heißt Fällungsmittel für Eiweißkörper, sorgfältig auszuwählen, welche leicht und sicher in die Tiefe der Hohlräume des Knochens eindringen und dort die zarten, eiweißhaltigen Gewebe möglichst in ihrer natürlichen Struktur fixieren; sodann Mineralsäuren in genügender Konzentration zur Entkalkung anzuwenden, ohne dadurch die bereits fixierten inneren Weichteile zu schädigen.

Diese letzteren sind nämlich von einer solchen Empfindlichkeit, daß schon der geringste Wechsel der angewandten Fixations- oder Decalcinierungsflüssigkeit erhebliche morphologische und Lage-Veränderungen durch Quellung, Schrumpfung oder Zerrung der epithelialen oder nervösen Elemente herbeiführen kann, welche leichtgläubige Untersucher zu falschen und gewagten Schlüssen oft genug verlocken.

Wenn wir die älteren grundlegenden Arbeiten über die normale Histologie des membranösen Labyrinths in Betracht ziehen, so müssen wir geradezu erstaunt sein, mit wie einfachen und unvollkommenen Mitteln Männer wie Corti, Kölliker, Max Schulze, Deiters, Böttcher, Waldeyer, Retzius u. a. ihre großen Entdeckungen gemacht haben.

Wenn auch selbstverständlich nicht alles der späteren Nachprüfung stand hielt, so hat sich vieles und wesentliches in bezug auf die Morphologie der Sinneszellen, Nervenverlauf, topographische Lage der einzelnen labyrinthären Gebilde etc. als durchaus zutreffend bis jetzt erhalten. Vieles ist damals durch gewöhnliches aber mühevolles Zerzupfen des Gewebes in Humor vitreus, verdünnter Zuckerlösung, 0,25 proz. Chromsäurelösung etc. gefunden worden. Die Konservierung der ganzen Organe dagegen bestand damals schon (Waldeyer) durch Lösungen von Osmiumsäure, Chromsäure, Goldchlorid etc., aber es fehlte eine brauchbare Einbettung, die ja von außerordentlicher Bedeutung ist. Waldeyer empfiehlt noch 1872 in Strickers Handbuch die Füllung der Hohlräume des Labyrinths mit Leim-Glyzerin- oder Wachs-Ölmischung. Ein Mikrotom von der Vollendung, wie wir es jetzt haben, gab es nicht; es wurde meist aus freier Hand mit dem Rasiermesser geschnitten.

In folgendem möchte ich nun unter Nichtberücksichtigung der sonstigen überaus großen Menge von diesbezüglichen Vorschlägen und Empfehlungen lediglich einige wenige Methoden der Fixierung, Konservierung, Entkalkung und Einbettung anführen, welche sich mir selbst als praktisch und relativ zuverlässig, besondes für feinere Details, erwiesen haben. Bei manchen sonst gut befundenen Härtungsmethoden hängt aber, was von vornherein zu bemerken ist, nicht selten das Gelingen von Zufälligkeiten ab, die wir noch nicht alle kennen, von sog. Imponderabilien. Wahrscheinlich ist das Verhalten der verschiedenen Fällungsmittel zu den einzelnen Eiweißkörpern in den Geweben und die verschiedene Löslichkeit oder Unlöslichkeit der Niederschläge von Bedeutung. Bemerken möchte ich ferner, daß z. B. die moderne Methylenblau- oder die Chromsilbermethode nach Golgi, die zu schönen Entdeckungen in bezug auf Verlauf und Endigung von Nerven im Cortischen Organ und in der Macula und Crista acustica geführt hat, sich nicht für das Labyrynth des Erwachsenen, sondern nur für das des neugeborenen Tieres eignet, wo noch keine Knochenbildung vorhanden ist. Ähnliches läßt sich vom Goldchlorid sagen, das ich für die Labyrinthuntersuchungen (Nervendarstellung) wegen seiner Unsicherheit vorläufig nach vielfachen eignen Versuchen nicht empfehlen möchte. In bezug auf die verschiedenen anderen, z. T. sehr wertvollen einschlägigen Maßnahmen und Methoden verweise ich auf „Politzers Zergliederung des menschlichen Gehörorgans", wo diese Materie eine sehr eingehende und klare Bearbeitung gefunden hat.

Meine heutigen Vorschläge in bezug auf die Histologie des Labyrinths haben deshalb nur einen subjektiven Wert und schließen sich in wesentlichen Punkten dem bereits früher von mir empfohlenen Vorgehen (Arch. f. O. Band 28) an. Die chemischen Agentien sind z. T. altbewährte Mittel; nur ist es, wie mich die Erfahrung lehrte, von großer Wichtigkeit, sie in bestimmter Konzentration, Kombination und Einwirkungszeit zu gebrauchen.

Als Probepräparate dieser Methode füge ich meiner Mitteilung 3 Abbildungen bei, und zwar eine von der normalen Schnecke des Affen, die ja, was das Cortische Organ, Lamina spiral. ossea et membranac. etc. betrifft, eine frappante Ähnlichkeit mit der menschlichen hat. Das zweite stellt das Cortische Organ einer Katze bei stärkerer Vergrößerung dar, das dritte betrifft die lange Zeit strittige Frage, ob die Cupula terminalis Kunstprodukt ist oder nicht? Das Präparat stammt von einer Tanzmaus und beweist, daß die Cupula aus isolierten, mit den Hörhaaren zusammenhängenden Fasern besteht, und daß das Gebilde als solches ein Kunstprodukt ist.

In bezug auf die unzweifelhafte Langwierigkeit und Umständlichkeit der meisten heutigen Methoden wollen wir und können wir uns der Hoffnung hingeben, daß es in Zukunft gelingen wird, durch noch geeignetere chemische Agentien, bes. durch eine schnelle und sichere Einbettung die Technik zu verbessern bezw. das Verfahren abzukürzen. Jedenfalls sind wir heute durch die Photoxylin- oder Celloidineinbettung, oder die Paraffinmethode und dank der Erfindung des Mikrotoms weit glücklicher als vor ca. 25 Jahren, wo die mikroskopische Untersuchung eines menschlichen Schläfenbeins 6 Monate und darüber dauerte und dann noch meist sehr unvollkommene Ergebnisse zeitigte.

Als die Hauptaufgaben der mikroskopischen Untersuchung des Gehörorgans sind zu nennen: 1. die Fixation und Konservierung der Gewebe in ihrer normalen Struktur, 2. die Entkalkung des meist sehr harten umhüllenden Knochens in sehr milder, das Sinnesepithel und die meist sehr zarten übrigen Weichteile schonender Weise, 3. die Einbettung, d. h. Füllung der Hohlräume mit einem flüssigen, später erstarrenden und schneidbaren Material, welches besonders die komplizierten topographischen Verhältnisse des häutigen Labyrinths nicht verschiebt oder verzerrt, 4. das Zerlegen des so gefüllten und entkalkten Knochens in möglichst dünne Schnitte und in zweckentsprechender Schnittrichtung, 5. die Färbung der Schnitte für normale und pathologische Untersuchungen mit einer Reihe von spezifischen Farbstoffen.

Man muß nun in Hinsicht der mikroskopischen Technik bei der Untersuchung des Gehörorgans der Wirbeltiere mehrere wichtige Unterscheidungen machen, und zwar

A) handelt es sich um Untersuchung des meist normalen Gehörorgans des frisch getöteten Tieres oder

B) um diejenige des erwachsenen Menschen oder des Kindes
event. gehörkranker Individuen? Ferner müssen wir unterscheiden
1. soll das mittlere und äußere Ohr oder 2. soll auch gleichzeitig
das innere Ohr zur Untersuchung gelangen? In technisch-histo-
logischer Beziehung sind diese 2 Abschnitte des Gehörorgans in
sehr differenter Weise zu behandeln. Ich werde mich zunächst
kurz mit der Fixation des **mittleren** Ohres im allgemeinen beschäftigen, wobei es sich meist um die Schleimhaut der Pauke,
der Tuba, um Caries, Tumoren, Cholesteatom u. s. w. handelt. Die
Prozedur ist einfach: Man bringt die Präparate in Müllersche
Flüssigkeit oder besser in Müllersche Flüssigkeit plus Formalin
(Müller Fl. 95,0 + Formal. 5,0). Die Objekte müssen aber mindestens 3 Wochen in der Lösung bleiben und mindestens 3 mal
gewechselt werden. Hierauf kommen sie in 5—10 %ige Salpetersäure oder 5—10 %ige Salzsäure, welche bis zur vollständigen Entkalkung des ganzen Knochens jede 48 Stunden gewechselt werden
muß. Zweckmäßig ist es, wenn man in vorsichtiger Weise zum
Zweck des besseren Eindringens der chromsauren Salze in die
Pauke das Tegmen antri mit dem Meißel eröffnet. Das Epithel
der Pauke oder der Tuba ist im Gegensatz zu dem Sinnesepithel
des Labyrinths ziemlich resistent, und wir bekommen durch
diese einfache Konservierung meist sehr brauchbare mikroskopische
Bilder der Paukenschleimhaut und der anderen muskulären und
knöchernen Gebilde der Pauke. Will man eine isolierte Untersuchung des Trommelfells vornehmen, um dasselbe später in
sehr dünne Schnitte zerlegen, dann ist es nötig, das Trommelfell
aus dem vorher gehärteten Annulus tympanicus samt dem Hammer
herauszuschneiden, dann mit 2 %iger Salpetersäure zu entkalken
und in Paraffin einzubetten. Ich bemerke, daß für die übrigen
Teile des Gehörorgans sich keine Paraffin-, sondern nur die
Celloidineinbettung eignet. Was die übrigen Fixationsmittel für die
Gebilde des mittleren und äußeren Ohres betrifft, so halte ich sie
fast sämtlich, speziell das Osmium oder das Gold, für ganz entbehrlich.

Handelt es sich aber um eine Fixation oder Härtung des
membranösen Labyrinths resp. des schallperzipierenden Apparates,

dann muß man unterscheiden, ob wir die etwas gröberen, aber doch immerhin sehr wichtigen topographisch-anatomischen resp. pathologisch-anatomischen Verhältnisse durchforschen wollen, oder ob wir etwa Studien halber die feinsten histologischen Details, deren Konservierung, wie schon oben gesagt, sehr schwierig ist und mitunter nicht glückt, durch exakte mikroskopische Untersuchungen eruieren wollen. Untersuchungen der ersten Richtung, also für die etwas gröberen Verhältnisse, werden wir für gewöhnlich beim menschlichen Gehörorgan zum Zweck der pathologischen Diagnose vorzunehmen haben, Forschungen der zweiten Richtung dagegen beim Tier, meist bei kleinen Säugern.

Ich beginne mit dem letzteren und schlage für die feinere histologische Untersuchung des membranösen Labyrinths folgendes Verfahren vor. Man wähle kleinere, jüngere Wirbeltiere, z. B. Meerschweinchen, Katzen, Kaninchen, Fledermaus u. s. w., und töte sie durch Dekapitation, nicht durch Vergiftung mit Chloroform, Blausäure etc., weil bekanntlich dadurch leicht bei längerem Todeskampf Blutungen im Gehörorgan oder Veränderungen in den Ganglienzellen u. s. w. eintreten können. Hunde und größere Katzen vergifte man aber. Man präpariere sodann nach Entfernung alles Überflüssigen das Gehörorgan sorgfältig heraus, öffne ziemlich weit den oberen Bogengang und eventl. in kleinster Ausdehnung die Schnecke. Das Präparat wird dann zunächst, ohne vorher in Wasser zu kommen, in $^{1}/_{2}\,^{0}/_{0}$iger Osmiumsäure ($^{1}/_{2}\,^{0}/_{0}$ige Osmiumsäure 25,0 + Eisessig gtt. V) für 4—6 Stunden gebracht, sodann füge man, ohne das Objekt herauszunehmen, die 5fache Menge $^{1}/_{2}\,^{0}/_{0}$igen Platinchlorid, also 60 ccm hinzu, welcher Lösung wir noch 15 Tropfen Eisessig, um Schrumpfung zu vermeiden, hinzufügen. Ich halte es für nicht unwesentlich, daß das Präparat primär in Osmiumsäure komme, weil sich dadurch 1. die Fixation und Härtung der zarten Gewebselemente in annähernd natürlicher Gestalt, 2. die Hervorhebung resp. Färbung der Fette mit Einschluß des Nervenmarks in hervorragendem Maße bewirken läßt. Auch die Hörhaare, glaube ich, treten dadurch besser und natürlicher hervor.

Die Osmiumsäure allein dringt allerdings schwer in die Labyrinthhohlräume ein und deshalb ist es vorteilhaft, wenn man zugleich etwas Essigsäure, die ja eine große Diffusionsfähigkeit hat, der Lösung hinzusetzt.

Zu den vorzüglichsten Härtungsmitteln für das Labyrinth rechne ich nach längeren Versuchen das allerdings teure Platinchlorid in $\frac{1}{2}\%$iger Lösung, zur Nachhärtung oder auch in Kombination mit Osmiumsäure. Das Agens ist für andere histologische Untersuchungen bereits früher von Rabl, Merkel, Hermann u. a. vielfach mit gleichem Erfolg erprobt worden.

Es ist nun zweckmäßig, die Platinchlorid-Essigsäure ($\frac{1}{2}\%$ig) zu erneuern und nach 4tägigem Aufenthalt in der Lösung dann das Präparat zur besseren Reduktion des Osmiums für $\frac{1}{2}$ Tag in Holzessig (verdünnt 1:1) zu bringen. Darauf wird entkalkt in Chrom-Salpetersäure (Acid. chromic. 0,5; Acid. nitric. 2,0—5,0 Aq. 100). Die Konzentration der Salpeter- oder Salzsäure richtet sich nach der Dicke und Härte des Felsenbeins. — Das durch die Behandlung mit Holzessig total schwarz gewordene Präparat wird sorgfältig, mindestens 2 Stunden in fließendem Wasser, ausgewaschen. Die gesamte Prozedur bestand also in: Osmium-Essigsäure, Platinchlorid-Essigsäure, Holzessig, Salpetersäure resp. Chrom-Salpetersäure.

Jedwede Decalcinierungsflüssigkeit muß bis zum eingetretenen Erfolg immer nach zirka 48 Stunden erneuert werden und muß besonders bei größeren Objekten in reichlicher Quantität angewandt werden. Die Dauer der Entkalkung ist recht verschieden, beim Menschen dauert sie z. B. bei 5 % Salpeter- oder Salzsäure-Anwendung zirka 3 Wochen; bei stärkerer Konzentration (10 %) und häufigem Wechsel habe ich bereits in 10 Tagen einen vollständigen Erfolg erreichen können. Ich tat dies nur in dringenden Fällen. Eine sichere Gewähr dafür, daß nicht noch störende Knochenkerne in der Tiefe vorhanden sind, dem oft genug ein Mikrotommesser zum Opfer fällt, kann man nur durch Kontrolle mit der Präpariernadel erhalten. Bei kleinen, jüngeren Tieren wie Mäusen, Fledermäusen etc. wird schon durch die Fixationsflüssigkeit, der ja meist Essigsäure zugesetzt ist, eine genügende Entkalkung erreicht.

Was bei der Osmium-Holzessigbehandlung nach v. Mährenthal besonders erstrebt und erreicht wird, ist die äußerst distinkte, von der helleren Umgebung scharf abstechende Schwarzfärbung der markhaltigen Nervenfasern und der fetthaltigen Elemente. Einen Fehler hat aber diese Methode; es gelingt dann schwer, mit den üblichen Farben Hämatoxylin, Pikrokamin etc. distinkte Kernfärbungen zu erhalten. Will man das letztere erreichen, muß man auf den Holzessig als Reduktionsmittel verzichten. Es ist mir aber in vielen Fällen gelungen, von nur mit Holzessig behandelten Osmiumpräparaten ohne weitere Färbung sehr instruktive Bilder zu Gesicht zu bekommen. Ich konnte dabei im Cortischen Organ die feinsten radiären Fasern des Nerv. cochl. bis an das untere Ende der äußeren Cortischen Haarzellen (bis an den „Zangenbecher") verfolgen; ich besitze ferner Präparate von der Ausbreitung der Endäste des Nerv. vestibuli innerhalb des Epithels der Macula und Crista acustica. Diese Äste lösen sich als feinste gekörnte Fibrillen an den flaschenförmigen Haarzellen des Epithels auf, d. h. sie umspinnen die ganze Zelle.

Ich habe in früheren Jahren anstatt des $^1/_2$ % Platinchlorids die $^1/_2$ % Chromsäure in Verbindung mit Osmium zur Fixation benutzt. Auch sie ist sehr brauchbar, wenn auch nicht so gut und fein konservierend als das Platinchlorid. Die Prozedur mit Chromsäure wäre: Das Präparat kommt zunächst in ein Osmium-Essigsäure-Gemisch:

Osmiumsäure (0,5 %) 30,0

Essigsäure (konz.) gtt. V.

dann nach 4—6 Stunden wird diesem Gemisch zugesetzt:

Acid. chrom. ($^1/_2$ %) 60,0

Essigs. (konz.) gtt. X.

Die Präparate bleiben zirka 4 Tage darin, alles übrige wie vorher.

Von anderen sehr bekannten Methoden möchte ich nur einige erwähnen, die ich selbst geprüft habe. Zunächst wäre die von Retzius empfohlene Osmium-Gold-Methode zu nennen. Mir selbst hat das Verfahren, obwohl ich es nach genauer Vorschrift vornahm, nicht die ausgezeichneten Dienste geleistet, wie Retzius, dem darin aber gewiß eine große Erfahrung und Übung zur Seite steht. Und darauf kommt es ja bei den sogenannten Vergoldungen sehr an. Meines Wissens wird in der Ohr-Histologie das Goldchlorid jetzt meist nur zur Nervendarstellung des Trommelfells angewendet.

Sodann möchte ich auch die Zenkersche Lösung als Konservierungsmittel des Gehörlabyrinths erwähnen. Sie besteht bekanntlich aus Sublimat 5,0, Kal. bichrom. 2,5, Natr. sulfur. 1,0, Aq. dest. 100,0, Eisessig 5,0. Diese Lösung, die durch ihre Zusammensetzung wohl in neue chemische Verbindungen sich umsetzt, ist unstreitig brauchbar und ist von Hans Held für das Gehörorgan, speziell das Cortische Organ, mit vielem Erfolg angewendet worden. Mir selbst hat sie nicht so gute Resultate geliefert wie die Osmiummethode; nur das ganze Stützgerüst mit seiner Faserung kommt mit der Zenkerschen Lösung besser zum Ausdruck.

Als eine rasch wirkende und gute Fixationsmethode habe ich die von Benda empfohlene 10 % Salpetersäurelösung, in welcher die Präparate 24 Stunden liegen sollen, öfter erprobt; die Objekte kommen dann noch zur weiteren Konservierung in 3 % Kaliumbichromat-Lösung. So exakte Bilder wie mit der Osmiumsäure-Lösung habe ich aber auch mit der Bendaschen Vorschrift nicht erhalten, besonders nicht vom Sinnesepithel. Die Sublimatkonservierung ist für das membranöse Labyrinth wegen des schweren Eindringens in die Tiefe nicht zu empfehlen.

Alle die voranstehenden, von mir als brauchbar geschilderten Maßnahmen wollte ich, wie ich dies nochmals betone, für die feinere normale histologische Untersuchung des Labyrinths des frisch getöteten Tieres in Vorschlag bringen; wesentlich anders verhält es sich, wenn wir es mit dem Labyrinth des einer Krankheit mit eventl. längerer Agone erlegenen erwachsenen Menschen oder des Kindes zu tun haben. Hier müssen wir z. Z. noch unsere Ansprüche in bezug auf feinere Elemente des Cortischen Organs oder der Vorhofsgebilde nicht zu hoch stellen. Wir können für gewöhnlich hier nur relativ gröbere, nur mit schwächeren Linsen zu untersuchende pathologische Befunde als solche feststellen; dahin gehören z. B. erhebliche Verringerungen oder auffallende Veränderungen der Ganglienzellen, Atrophie der Nervenfasern oder Schwund der Nervenfasern des Nerv. cochleae, Bindegewebe-Neubildungen in den Skalen oder Vorhof, zellige

Infiltrationen, manifeste Degenerationen des Cortischen Organs etc. In jedem Falle sei man mit voreiligen Deutungen und Schlüssen und Behauptungen vorsichtig. Dies gilt, was das menschliche Labyrinth betrifft, noch fast für das gesamte Sinnesepithel, besonders auch für die Veränderungen an dem Protoplasma der Ganglienzellen, für die Zellen der Stria, sowie auch meines Erachtens für manche Lageveränderungen der Membrana Reissneri u. Corti.

Das Haupthindernis für den wünschenswerten weiteren Fortschritt auf diesem subtilen Gebiet liegt darin und wird voraussichtlich noch lange darin liegen, daß nach unseren gesetzlichen Bestimmungen die Obduktion im allgemeinen nur 24 Stunden post mortem vorgenommen werden darf. Speziell wir Ohrenärzte sind obendrein noch, wenn wir bei der Sektion nicht anwesend sein können, auf die mehr oder minder große Erfahrung des Obduzenten in dieser Materie oder auf sein einschlägiges wissenschaftliches Interesse für die vorbereitenden Prozeduren der Ohrenuntersuchung angewiesen. Umständlich und schwierig ist ja jedenfalls schon die korrekte Herausnahme des Schläfenbeins und die Eröffnung der Bogengänge etc. Das membranöse Labyrinth leidet durch ein 24 stündiges Liegenlassen der Leiche erfahrungsgemäß derartig in seinen feineren Bestandteilen am Endapparat des Acusticus, daß es mir z. Z. sehr bedenklich erscheint, hier subtile pathologische Befunde an den Cortischen Zellen zu erheben. Schon eine lange Agone wird Veränderungen an der Zellstruktur hervorrufen. Pathologisch sein sollende Form- oder Lageänderungen an dem Sinnesapparat des menschlichen Labyrinths sind also meist als unsichere Befunde anzusehen, es sei denn, daß sie in Begleitung von deutlichen Veränderungen an anderen gröberen Teilen der Nerven, der Ganglien, des Knochens, des Gehirns etc. vorhanden sind.

In früherer Zeit war es, wie ich mich zu erinnern weiß, in den Berliner Krankenhäusern Sitte, die meist zur makroskopischen Untersuchung herausgenommenen Schläfenbeine mit der Säge zu durchsägen, die eventuell zur feineren Untersuchung bestimmten Schläfenbeine aber in toto in Alkohol oder Müllerscher Flüssigkeit uneröffnet aufzubewahren. Untersuchte man damals ein derartig vorbehandeltes Labyrinth, dann fand man bei der mikroskopischen Untersuchung infolge von Fäulnis der inneren Weichteile fast regelmäßig sehr ausgedehnte Veränderungen am Sinnesepithel, Lageveränderungen der Cortischen und Reißnerschen Membran, Zerfall der Stria, Schrumpfungen oder Quellungen u. s. w., nur die Cortischen Pfeiler haben stets eine gewisse Widerstandskraft gezeigt. Diese kadaverösen Erscheinungen haben nicht selten eine willkommene Fundgrube für phantasievolle Untersucher dargestellt. Also Alkohol und Müllersche Flüssigkeit sind als wenig empfehlenswerte Konservierungsmittel des Labyrinths zu bezeichnen.

In dem letzten Dezennium ist aber ein sehr bemerkenswerter Fortschritt der Labyrinthuntersuchungen durch bessere Konservierung und Technik zu konstatieren.

Hier ist besonders der ausgedehnte Gebrauch des Formalins in 5 % bis 10 % Lösung für Konservierungszwecke der Leichenteile zu erwähnen. Es gibt wohl keine Entdeckung auf chemischem Gebiete in der neueren Zeit, welche der Medizin für Desinfektion und Konservierung größere Dienste geleistet hat als das Formaldehyd. Es wird wohl jetzt in fast allen Leichenhäusern von dem Mittel zur Konservierung von Leichenteilen ausgedehnter Gebrauch gemacht. Gegenüber der früheren Anwendung des Alkohols und der chromsauren Salze hat diese Konservierung auch für die Technik der mikroskopischen Untersuchung des inneren Ohres einen sehr wesentlichen Nutzen gestiftet. Selbst bei uneröffnetem Labyrinth dringt eine Formalinlösung ziemlich schnell durch den Porus acusticus internus, dann den Nerven und Gefäßen entlang durch den Tractus spiral. foraminolentus u. s. w. ins häutige Labyrinth. Die Ergebnisse der mikroskopischen Untersuchung sind deshalb in den letzten Jahren im allgemeinen viel zuverlässiger.

Allerdings dürfen wir, wie ich nochmals betonen möchte, noch nicht bei nur mit Formalinlösungen behandelten, menschlichen Gehörorganen etwa jede einzelne etwas in ihrer Form veränderte Zelle im gesamten Duct. cochlearis oder in den Säckchen bei starker Vergrößerung aufs Korn nehmen und sogleich mit einer Diagnose zur Hand sein. — Die einfache Formalinfärbung oder die Mischung Müller-Formalin (Müllersche Fl. 95,0, Formalin 5,0—10,0) leistet eben für fein ere anatomische Verhältnisse meines Erachtens nicht das, was ich oben für das Osmium-Platinchlorid gesagt habe.

Ich schlage für das menschliche Schläfenbein respektive das Labyrinth kurz nach der Herausnahme aus der Schädelbasis folgendes Verfahren vor. Für den Fall, daß wir als Otologen nicht selbst bei der Obduktion zugegen sein können, was wohl sehr oft stattfinden dürfte, soll der Obduzent: 1. das Tegmen antri öffnen, 2. den oberen Bogengang, 3. die Spitze der Felsenbein-Pyramide absägen und zwar am vorderen Rand des Porus acust. internus und ungefähr parallel der Schläfenbeinschuppe. Der Sägeschnitt geht dann ziemlich nahe an dem vorderen Rande der basalen Schneckenwindung vorbei, und von hier aus kann man eventl. die Schnecke mit kleinstem Meißel fein eröffnen. — Bei dieser Manipulation wird allerdings der vorderste Teil der Paukenhöhle und die Tubenmündung quer durchschnitten, worauf es wohl aber in vielen Fällen nicht besonders ankommt. Das Schläfenbein wird nunmehr, je nachdem wir es für sehr feine anatomische Details oder für mehr gröbere, aber immerhin sehr wichtige anatomische Darstellungen (Lupenbetrachtung, Übersichtsbilder etc.) brauchen, in eine bestimmte Härtungsflüssigkeit gebracht.

Was die feinere Darstellung betrifft, so empfehle ich auch für das menschliche Labyrinth das obige allerdings teure Osmium-Platin- oder Osmium-Chrom-Verfahren mit eventl. Holzessigbehandlung, wie ich es für frisch getötete, kleinere Tiere vorschlug. Für die gröbere Betrachtung dagegen das oben skizzierte Formalin-Müller-Verfahren.

Für ziemlich gleichwertig dem Müller-Formalin-Verfahren halte ich eine ebenso einfache, aber schneller in den Knochen eindringende, härtende und gleichzeitig entkalkende Mischung von Salpetersäure und Formalin. Man bringe das möglichst verkleinerte Schläfenbein des Erwachsenen in

Acid. nitric. . . .   7,5

Aq.   100,0

Formalin   5,0

Hierin bleibt das Präparat 3 Tage, darauf Erneuerung der Mischung, nach weiteren 3 Tagen zur eigentlichen Entkalkung in

Acid. nitric. . . . 10,0

Aq. 100,0

Acid. chromic. . . 0,5

Die Entkalkungsflüssigkeit muß nach jeden 48 Stunden gewechselt werden bis zur vollständiger Decalcination und in möglichst großer Quantität (auf ein menschliches Schläfenbein 400,0 ccm Flüssigkeit) angewendet werden.

Nun noch einige allgemeine Bemerkungen über die Entkalkung des mit seinen Weichteilen versehenen Schläfenbeins. Alles Überflüssige der äußeren Weichteile und des Knochens (Squama etc.) muß möglichst vollständig weggenommen werden mit Meißel und Säge, das Schläfenbein muß auf einen möglichst kleinen „Würfel" reduziert werden.

Bei der eigentümlichen Zusammensetzung des Schläfenbeins aus sehr festem Knochen und sehr zarten Weichteilen und unter normalen Verhältnissen in gewisser Spannung befindlichen Membranen und Ligamenten kommt es sehr darauf an, die bereits vorher fixierten inneren Gebilde noch nachträglich vor allerhand artifiziellen Veränderungen zu schützen. Sowohl die angewandte Entkalkungsflüssigkeit als auch die Einbettung in Celloidin oder Paraffin können z. B. Lockerungen, Quellungen des Gewebes, Faltenbildungen, bes. an den Wänden der endolymphatischen Gebilde, herbeiführen und dadurch zu Irrtümern in der Beurteilung der anatomischen Verhältnisse Veranlassung geben. Eine Vorbedingung für das Gelingen ist hauptsächlich eine gute, sorgfältige Fixation, besteht diese, dann erträgt erfahrungsgemäß auch das zarteste Gewebe etwas konzentriertere Mineralsäuren.

Für gewöhnlich verwende ich je nach der Dicke und Härte des Schläfenbeins für die Entkalkung Salpetersäure 3,0—10,0 % oder Salzsäure 3,0—10 %, aber beide in Verbindung mit dünner Chromsäure, die ja auch eine entkalkende und leichter diffundierende Eigenschaft besitzt. Dies tue ich regelmäßig dann, wenn die Präparate vorher in Chromsäure gehärtet waren.

Ich schlage vor:

$$Acid.\ chromic.\ .\ .\quad 0{,}3$$
$$Acid.\ nitric.\ .\ .\ .\quad 2{,}5{-}10{,}0$$
$$Aquae\ .\ .\ .\quad ad\quad 100{,}0$$

bezw. dafür

$$Acid.\ chromic.\ .\ .\quad 0{,}3$$
$$Acid.\ hydrochlor.\ .\quad 2{,}5{-}10{,}0$$
$$Aquae\ .\ .\ .\ .\ ad\quad 100{,}0$$

Bei ganz besonders hartem Schläfenbein des Menschen nehme ich

$$Acid.\ hydrochloric.\ .\ .\quad 10{,}0$$
$$Acid.\ chromic.\ .\ .\ .\quad 0{,}5$$
$$Chlorpalladium\ .\ .\ .\quad 0{,}05$$
$$Aq.\ .\ .\ .\ .\ .\ .\ .\ .\quad 100{,}0$$

Das Chlorpalladium, das von Waldeyer zu diesem Zweck früher empfohlen worden ist, leistet sehr gute Dienste, indem es den Knochen in einen gleichmäßig weichen und sehr gut schneidbaren Zustand versetzt.

Bei kleinen Gehörorganen, z. B. von Mäusen, entkalkt meist bereits die Chrom-Essigsäure, wie sie in Flemmingscher Lösung vorhanden ist. — Die Entkalkungsflüssigkeit muß stets, auch bei kleinen Tieren, in reichlicher Menge angewendet und bei größern Objekten jede 48 Stunden erneuert werden, unter stetiger Kontrolle in betreff der eingetretenen Weichheit mit der Präpariernadel.

Nach sorgfältigem Auswaschen der Präparate in fließendem Wasser kommen sie, nachdem sie in der üblichen Weise in steigendem Alkohol entwässert und wieder gehärtet sind, in eine frische, zuerst dünne Celloidinlösung. Es ist wichtig, daß diese Lösung möglichst wasserfrei gehalten wird, denn sonst erlebt man in betreff des Eindringens in den Knochen manches Mißgeschick. Paraffineinbettungen sind für die Epithelgebilde des Cortischen Organs kaum brauchbar, insofern als beim Schneiden das Organ nebst der Reißnerschen Membran fast regelmäßig zerreißt; aber die Stria vascularis läßt sich bei Paraffineinbettung in sehr dünne Schnitte (5 μ) schön zerlegen und bleibt meist beim Schneiden in normaler Lage. Vor dem Celloidin- resp. Paraffinschneiden sei man besonders auf eine zweckentsprechende Schnittrichtung bedacht; zur Information dient hauptsächlich die Lage des Porus acusticus internus und der obere Bogengang, eventl. vorhergehendes Einstechen von Igelstacheln.

Zur Färbung benutze ich neben anderen meist das Hämatoxylin-Eosin, van Gieson-Mischung und die Bendasche Eisen-Hämatoxylinmethode. Die letztere gibt sehr distinkte und haltbare Kernfärbungen. Auch die Saffraninfärbung ist sehr zu empfehlen. Es ist durch die längere Säureeinwirkung bei der Entkalkung leider oft nicht möglich, alle wünschenswerten Färbungen in markanter Weise an den betreffenden Schnitten des Gehörorgans vorzunehmen, was sich selbstredend bei den verschiedenen modernen und spezifischen Farbenreaktionen auf Bakterien und andere organische Substanzen ganz besonders störend erweist (z. B. Weigertsche Nervenfärbung, Färbung der elastischen Fasern, nach Weigert, oder Tuberkelbazillen etc.).

Zum Schluß sei noch bemerkt, daß zur Aneignung einer einigermaßen sicheren Technik der mikroskopischen Untersuchung des menschlichen Labyrinths große Übung, Ausdauer und Geduld gehören, und ich betone nochmals, daß wir zurzeit noch, was kritische Beurteilung und Deutung abnormer Zustände im Bereiche der Sinnesepithelien, des Protoplasmas der Ganglienzellen und der feineren Nervenfasern des menschlichen inneren Ohres betrifft, uns großer Vorsicht und Zurückhaltung zu befleißigen haben.

Eine entsprechende Mahnung zur Vorsicht ist meines Erachtens auch und zwar in noch verstärktem Maße an diejenigen zu richten, welche das Labyrinth zum Objekt experimentell-physiologischer Untersuchung wählen. Hier ist die Vieldeutigkeit der Erscheinungen — es sei blos an die Folgen der Bogengang- und Labyrinth-Experimente erinnert — so groß, daß man nicht ohne Grund den einschlägigen Beobachtungen und Behauptungen bisweilen eine gewisse Skepsis entgegenbringen muß.

Erklärung der Abbildungen.

Die **Figur I** stellt die untere Windung der Schnecke eines Affen dar. Das betreffende Präparat ist von mir in folgender Weise konserviert: Osmium-Platin-chlorid-Essigsäure-Holzessig. Färbung nach Benda (Eisenhämatoxylin).

nc. Nervus cochleae, markant schwarz gefärbt; die radiären Nervenfasern sind bis zu dem „Zangenbecher" unterhalb der Cortischen Stäbchen-zellen zu verfolgen.

gsp. Das Ganglion spirale zeigt sehr wohlerhaltene Ganglienzellen.

str. Stria vascularis. Die zylinderförmigen, einschichtigen, gestreift proto-plasmatischen Zellen deutlich erkennbar, ziemlich viel Pigment.

mt. Die Membrana tectoria in ihrer natürlichen, dem Cortischen Organ aufliegenden Lage. Mit dem Randfasernetz an der Grenze der Hensenschen Zellen in natürlicher Spannung befestigt.

Das ganze Präparat macht im Original den Eindruck eines Lithogramms.

Figur II. Querschnitt durch den Utriculus einer Tanzmaus. Konservierung: Osmium-Platinchlorid. Der Schnitt geht durch beide Cupulae terminales der horizontalen und oberen Ampulle. Wahrscheinlich sind die sonst eng benachbarten Ampullen hier bei der Tanzmaus zu einer einzigen großen Ampulle vereint. Die Cupula besteht, wie man deutlich erkennen kann, aus langen, isolierten, an der Basis dickeren Fasern (Haaren), welche gegeneinander streben und sich in den höheren Abschnitten kreuzen. Man sieht deshalb in der Mitte dieses garbenförmigen Gebildes dunkle Punkte, welche die optischen Querschnitte der sich kreuzenden Fasern darstellen. An der Basis der oberen Fasern sieht man einige abgerissene, runde, etwas geschrumpfte Epithelzellen hängen. Die Cupulabildung ist deshalb als ein Kunstprodukt zu betrachten. In Wirklichkeit besteht die Cupula aus sehr langen isolierten Fasern (Haaren), welche aus den flaschenförmigen Sinneszellen der Crista acustica entspringen:

a) Isolierte, lange Cupula-Fasern; die nur an der Spitze ein leichtes Zusammenkleben durch eine gelatinöse Substanz zeigen.

b) Crista-Epithel;

c) Querschnitte der sich kreuzenden Fasern.

Figur III. Cortisches Organ einer jüngeren Katze (untere Windung). Konservierung: Osmium-Chrom-Essigsäure (ca. 300 fache Vergr.).

cm. Die Membrana tectoria ist hier etwas infolge der Konservierung vom Cortischen Organ abgehoben, was oft vorkommt. Am umgeschlagenen Rande eine Art Kern (Innenkörper). Die Membrana tectoria hat sich bei der Härtung von ihrer natürlichen Anheftung in der Nähe der Hensenschen Zellen abgelöst und sich nach Art eines vorher gespannten Gummibandes mit seinem Rande nach rückwärts geschlagen.

cr. Crista spiralis.

ssp. Sulcus spiralis internus.

r. Radiäre Faser (Tunnelfaser).

Dz. Deiterssche Zellen; ihnen anliegend im Querschnitt getroffene Spiralfasern.

cz. Cortische äußere Stäbchenzelle.

z. „Zangenbecher" (Katz), liegt innerhalb der Deitersschen Zelle und ist als ihre protoplasmatische Ausscheidung zu bezeichnen.

H. Hensensche Stützzelle.

nc. Nervus cochleae.

i. Innere Cortische Zelle, am unteren Rande von feineren Nervenfibrillen *ne* berührt. Etwas unterhalb „Kornzellen" (Waldeyer).

mb. Membrana basilaris.

He. Hensenscher Streifen.

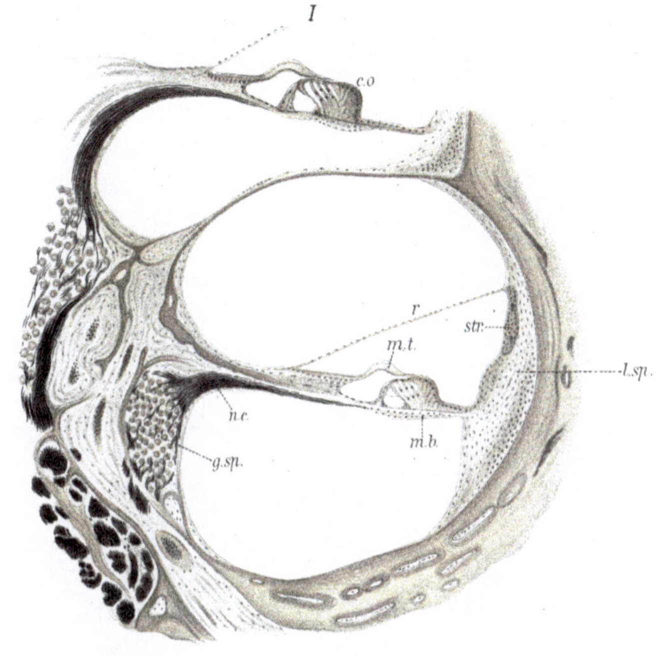

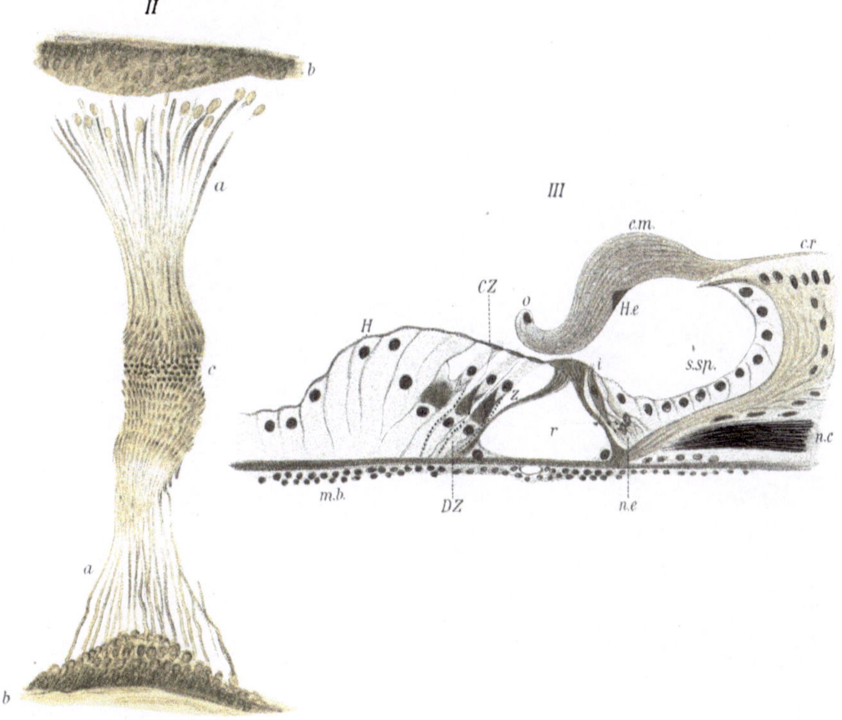

M. Landsberg gez.

Lith.Anst.v.Werner & Winter, Frankfurt ⁰⁄M.

Verlag von Julius Springer, Berlin.

A. PASSOW.

Gehörgangsplastik bei der Radikaloperation chronischer Mittelohreiterungen.

Der Heilungsverlauf und die Heilungsdauer nach der Radikaloperation chronischer Mittelohreiterungen wird durch eine große Reihe von Faktoren beeinflußt (Körner, die eitrigen Erkrank. d. Schläfenbeins, S. 103; Passow, Zeitschrift für Ohrenheilkunde, Bd. 32). Die Hautplastik, die zur Anwendung kommt, ist nicht von so großer Bedeutung, wie man anfänglich glaubte. Immerhin darf man sie nicht unterschätzen, wie es neuerdings geschehen ist. Ich habe nahezu sämtliche empfohlenen Methoden sorgfältig geprüft und konsequent ausgeübt. Auf Grund der Beobachtungen, die ich dabei gesammelt habe, bin ich zu der Überzeugung gekommen, daß es unrichtig ist, ein für allemal einer Methode den Vorzug zu geben, vielmehr halte ich es für empfehlenswert, die Vorteile und Nachteile der verschiedenen Plastiken abwägend, je nach Lage des Falles und nach dem Befund bei der Operation die eine oder die andere zu wählen. Bei einiger Erfahrung wird man auf diese Weise die Chancen für schnelle Heilung wesentlich verbessern und dem Kranken und sich selbst die Nachbehandlung erleichtern.

Demgemäß lege ich in einem Fall eine persistente Öffnung an, die später verschlossen wird, vernähe in einem anderen primär und lasse in einem dritten die Wunde während der Nachbehandlung spontan zum Verschluß kommen.

In folgendem will ich schildern, von welchen Gesichtspunkten ausgehend ich zu verfahren pflege.

Sind schwere Komplikationen vorhanden, oder habe ich den Verdacht, daß die Heilung nicht glatt und ohne Nachoperation

11*

vor sich gehen wird, so halte ich es für richtig eine persistente
Öffnung anzulegen, um den Einblick in den Wundtrichter möglichst ausgiebig freizuhalten und einen etwa notwendig werdenden
weiteren Eingriff zu erleichtern. Dies ist der Fall bei Sinusthrombose, Hirnabszeß, Labyrintheiterung, ferner bei tuberkulösen
Zerstörungen, namentlich wenn man nicht sicher ist, daß alles
Kranke entfernt werden konnte. Auch bei Kindern unter sieben
bis acht Jahren schließe ich nur in sehr günstigen Fällen primär.
Bei Kindern sind Auskratzungen und nachträgliche Entfernung von
erkranktem Knochen verhältnismäßig häufig erforderlich. Der
Verband ist von der Wunde hinter dem Ohr aus sehr einfach und
leicht, und die Heilung läßt sich durch Hauttransplantationen
überraschend schnell abkürzen, wenn man den richtigen Moment
dafür wählt. Bei Kindern sind nach meinen Erfahrungen auch
längere Zeit nach der Ausheilung Rezidive nicht selten, die man
von der retroaurikulären Öffnung viel besser und leichter als vom
Gehörgang aus behandeln kann.

Bei Anlegung der persistenten Öffnung verfahre ich sehr
verschieden, bilde einen oberen oder einen unteren Lappen oder
spalte den Gehörgang in der Mitte, je nach den räumlichen Verhältnissen und nach dem Operationsbefund. Die Wunde an der
Ohrmuschel wird stets umsäumt, wie ich bei meiner alten Plastik
beschrieben habe (Zeitschrift f. Ohrenheilkunde, Bd. 32). Letztere
wende ich nur noch selten an, seitdem wir mit Transplantationen
nach Thiersch so außerordentlich gute Resultate erzielt haben,
daß der gestielte Lappen aus der Haut am Halse entbehrlich ist.

Der spätere Verschluß der retroaurikulären Öffnung ist äußerst
leicht und einfach; aus Fig. I und Fig. II ist die Art des Verfahrens ohne weiteres ersichtlich. Die Technik hat sich auf
meiner Klinik so vervollkommnet, daß wir nicht mit einem Miß-
erfolg rechnen. Narkose einzuleiten ist selbst bei Kindern nur
in seltenen Ausnahmefällen erforderlich. Unter Schleichscher
Anästhesie ist der Verschluß schmerzlos ausführbar, zumal seitdem wir für die äußere Naht die schnell anlegbaren Michelschen
Klammern benutzen. Die Trautmannsche Modifikation meiner
Methode (Trautmann, Archiv f. Ohrenheilkunde, Bd. 48, Heft 1),
die meines Erachtens keinen Fortschritt bedeutet, ist völlig ent-

behrlich. Meiner ersten Publikation (Z. f. O. Bd. 32) habe ich nur
folgendes hinzuzusetzen: Der Zirkulärschnitt muß möglichst weit
nach außen angelegt werden, damit die beiden nach innen umzu-
legenden Lappen groß sind und sich leicht ohne Zerrung vereinigen lassen, was sehr oft auch ohne Anwendung der Tabaks-
beutelnaht gelingt. Ist die Vereinigung der äußeren Wundränder
erschwert, so muß man letztere durch weites Unterminieren mit

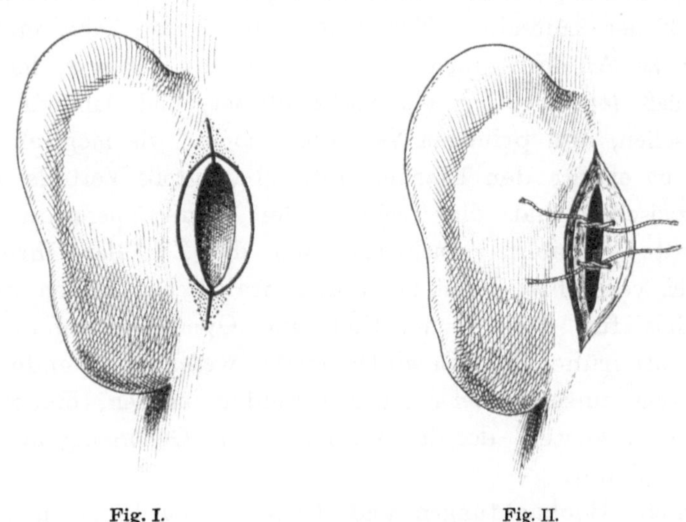

Fig. I.　　　　　　　　Fig. II.

Verschluß der retroaurikulären Öffnung.

dem Skalpell beweglich machen. Die Anwendung der Michelschen Klammern hat dann keine Schwierigkeiten. Sehr zweckmäßig ist es, zur Erzielung einer glatten Narbe, je nachdem
Überschuß von Haut vorhanden ist, größere oder kleinere drei-
eckige Hautstücke am oberen und unteren Wundwinkel mit der
Schere fortzunehmen, wie es Figur I zeigt, in der die weg-
zuschneidenden Stücke punktiert sind.

Es ist mehrfach behauptet worden, daß meine Methode des
Verschlusses sich nur für kleine Öffnungen eignet. Das ist absolut
falsch (s. a. d. Abbildungen Münch. Med. Wochenschr. 1898, No. 49).
Sie gelingt in allen Fällen; am leichtesten ist sie gerade bei den
größten Öffnungen. Löst man dabei nicht nur die Haut, sondern
auch das Periost los und nimmt es in die Naht hinein, so läßt

sich später kaum konstatieren, daß der Warzenfortsatz entfernt worden ist.

Ist mit einiger Sicherheit anzunehmen, daß dauernde Heilung eingetreten ist, so verschließe ich die retroaurikuläre Öffnung namentlich bei Erwachsenen möglichst bald. Der Kranke entschließt sich zu der kleinen Nachoperation leichter, wenn er noch in regelmäßiger Behandlung ist.

Schon früher, als ich aus Gründen, die ich in meiner Arbeit in Band 32 der Zeitschr. f. Ohrenheilkunde erörtert habe, mehr als jetzt für die Anlegung einer persistenten Öffnung war, habe ich betont, daß letztere nur ein Notbehelf ist, und daß wir dahin streben sollen, den primären Verschluß so oft wie möglich anzuwenden, da er für den Kranken unleugbar große Vorteile bietet.

Inzwischen hat die Technik der Radikaloperation große Fortschritte gemacht. Auch hat sich die Zahl der Ohrenärzte wesentlich vermehrt, selbst unter den praktischen Ärzten hat das Verständnis für Zweck und Ziel der Operation zugenommen. Häufiger als früher können wir Operierte, wenn sie vor endgültiger Heilung aus unserer Behandlung scheiden müssen, einem Kollegen überantworten, der den Verband vom Gehörgang aus sachgemäß vornimmt.

Unsere Beobachtungen und Erfahrungen haben uns auch gelehrt, schon auf Grund des Befundes vor und während der Operation ein einigermaßen sicheres Urteil über den mutmaßlichen Heilverlauf zu fällen.

Ist Aussicht auf glatte ungestörte Heilung vorhanden, so schließe ich die retroaurikuläre Wunde sofort, und dies trifft in der Mehrzahl der Fälle zu. Ich entschließe mich zur primären Naht jetzt um so leichter, seit ich eine Methode anwende, die nach unseren Erfahrungen die Schattenseiten der bisher empfohlenen vermeidet.

Nach Beendigung der Knochenoperation wird aus dem medialen Teil des äußeren Gehörgangs ein großer oberer Lappen und aus dem lateralen Teil mit Zuhilfenahme der Concha ein kurzer Körnerscher Lappen gebildet. (Fig. III.) Dies geschieht in der Weise, daß der Gehörgang am Übergang der hinteren in die untere Wand parallel seiner Achse bis in die Ohrmuschel

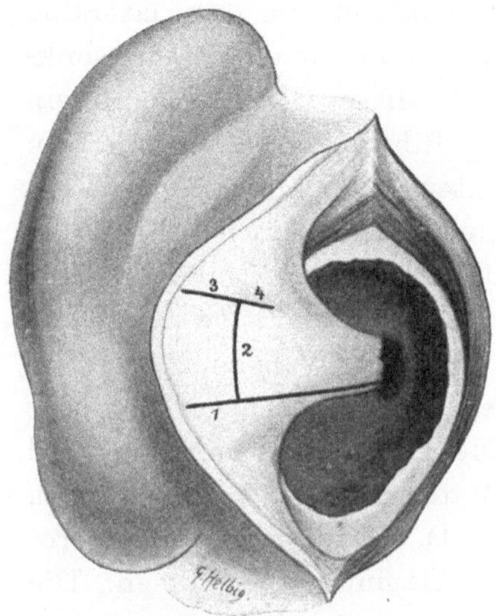

Fig. III. Schnittführung in der hinteren
Gehörgangswand.

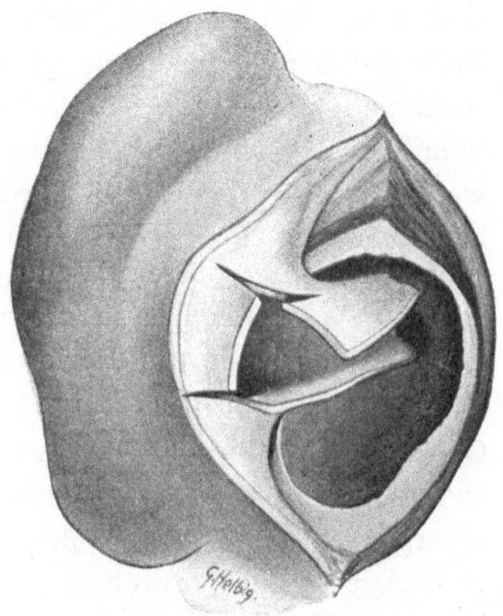

Fig. IV. Der knorplige Gehörgang nach der
Spaltung.

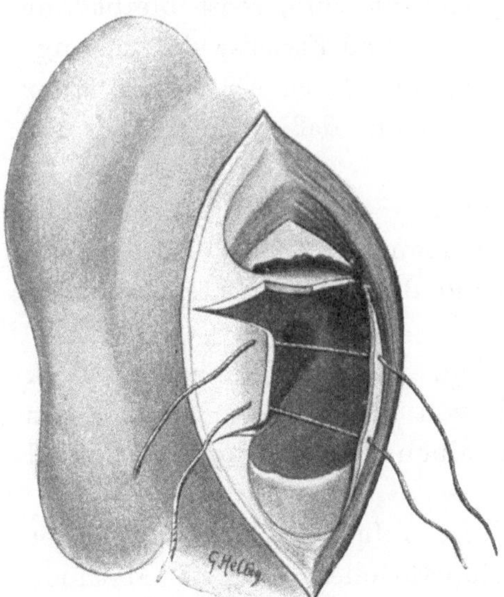

Fig. V. Fixation der Gehörgangslappen.

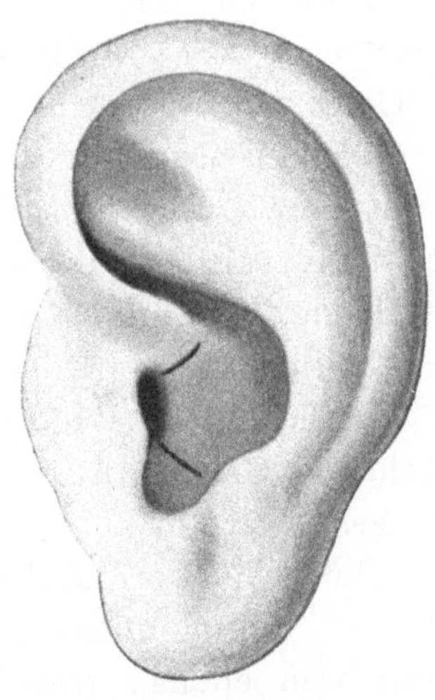

Fig. VI. Schnittführung in der Concha.

hinein gespalten wird. (Fig. III, 1.) Ein zweiter zu dem ersten senkrechter Schnitt geht zirka $^1/_2$ cm entfernt von dem lateralen Ende des ersten durch die ganze hintere und obere Wand senkrecht nach oben (Fig. III, 2). Vom Ende dieses Schnittes wird ein Schnitt nach vorn in die Concha geführt (Fig. III, 3) und ein weiterer (zirka $^1/_4$ cm langer) nach hinten (Fig. III, 4). Durch den letzteren wird der obere Lappen beweglich gemacht, so daß er sich leicht der oberen Wand der Knochenwunde anlegen läßt, ohne daß der Einblick in die Tiefe verdeckt wird. Zwei Catgutnähte, die durch das Periost des hinteren Wundrandes gelegt werden, fixieren den kurzen zungenförmigen Lappen aus der Ohrmuschel nach hinten (Fig. V). Die Basis dieses Lappens wird zweckmäßig dadurch verbreitert, daß die Schnitte in der Concha divergierend angelegt werden (Fig. VI). Dann wird die retroaurikuläre Öffnung durch Michelsche Klammern geschlossen. Die Figuren III bis VI zeigen die Art der Schnittführung ohne weiteres.

Zu beachten ist, daß der knöcherne Wundtrichter besonders nach oben so weit wie möglich gemacht wird, sonst bleibt der Zwischenraum zwischen oberem Lappen und Facialiswulst zu eng. Aus demselben Grunde ist der Lappen durch Abtragung aller überflüssigen Weichteile so zu verdünnen, daß er möglichst nur aus Cutis besteht.

Zur Beschleunigung der Heilung — auch das ist ein nicht zu unterschätzender Vorteil — kann man nachträglich Hautlappen nach Thiersch auf die untere Wand des Wundtrichters und auf den Sporn des Facialis auflegen.

Beiläufig sei bemerkt, daß ich, um völlig freien Einblick ins Mittelohr zu erhalten, viel von der unteren Wand des knöchernen Gehörgangs und auch einen Teil der vorderen Wand abtrage.

Durch die beschriebene, im letzten Jahr bei den meisten der von uns vorgenommenen Radikaloperationen erprobte Methode erzielt man ebenso wie durch die Körnersche eine weite, aber falls man nicht allzutief in die Concha hineinspaltet, nicht entstellende Öffnung, durch die sich die Nachbehandlung in der Regel gut ausführen läßt. Der obere Lappen, der viel größer wird, als man annehmen sollte, bedeckt einen erheblichen Teil der oberen Wand der Knochenwunde bis zum Tegmen antri. Durch die Zwischenschaltung des zungenförmigen Lappens wird vermieden, daß Knorpel und Perichondrium freiliegen. Durch die ganze Schnittführung wird die Ausdehnung der Hautränder, von denen die weitere Epidermisierung ausgehen soll, eine möglichst große.

Der Körnersche Lappen hat den Nachteil, daß er gelegentlich den Einblick in die Tiefe besonders nach dem Warzenfortsatz zu verhindert und daß sich hinter ihm Taschen bilden. Dies ist bei meinem Verfahren unmöglich.

Sehr nützlich hat sich die primäre Bedeckung der oberen Wand erwiesen.

Ist man genötigt, die retroaurikuläre Wunde aus irgend einem Grunde wieder zu eröffnen, so muß man den Körnerschen Lappen meistens opfern, während man den kurzen Lappen erhalten kann.

Ich habe die Körnersche Methode lange Zeit selbst angewandt und habe sie oft auch von andern anwenden sehen. Sie hat mir bessere Resultate geliefert als ihre Vorgängerin, die Pansesche, und sie führt zweifellos in vielen Fällen ebenso oft und so schnell zum Ziele, wie die meinige, die aus der Körnerschen hervorgegangen ist. Daß nach der letzteren Mißerfolge zu verzeichnen sind, geht daraus hervor, daß auch andere Operateure sie zu modifizieren suchten.

So hat Brühl eine Methode angegeben (Monatsschrift für Ohrenheilkunde März 1905), die offenbar denselben Erwägungen ihren Ursprung verdankt, wie die von mir empfohlene. Wie Brühl habe ich auch schon vor Jahr und Tag den äußeren Gehörgang in der Mitte gespalten und einen verkürzten Körnerschen Lappen angelegt. Ich bin davon zurückgekommen, weil der obere und der untere Hautlappen zu klein werden und — dies gilt namentlich vom unteren — sich nicht glatt an den Knochen anlegen. Dadurch wird das Weiterwandern der Epidermis erschwert.

Ich habe auch einen großen unteren Lappen gebildet, dann verzögert sich aber die Überhäutung der oberen Wand der

Knochenwunde, auf die nachträglich Haut zu transplantieren außerordentlich schwierig ist.

Am wenigsten haben mich die Methoden befriedigt, die auf spontanen sekundären Verschluß der retroaurikulären Wunde hinzielen, und zwar vornehmlich aus zwei Gründen. Man hat es nicht in der Hand, den geeigneten Moment des Verschlusses zu wählen, oft verengt sich die Wunde sehr schnell zu einer Zeit, in der man sie offen erhalten möchte. Außerdem wird der Eingang in den Gehörgang, selbst wenn man noch so weit in die Concha hineinspaltet, eng, was sich sowohl bei der primären wie bei der sekundären Naht leicht vermeiden läßt. Den sekundären spontanen Verschluß wähle ich nur dann, wenn ich nicht ganz sicher bin, ob eine Komplikation vorliegt, doch aber die Hoffnung hege, daß der Heilverlauf günstig sein wird, also in den Fällen, in denen ich wenigstens in der ersten Zeit nach der Operation von hinten her Einblick in die Tiefe des Wundtrichters haben möchte.

Die in vorliegender Arbeit nur kurz angedeuteten Erfahrungen, die wir in den letzten Jahren über die Nachbehandlung der Radikaloperierten gesammelt haben, sollen noch der Gegenstand einer ausführlichen Mitteilung aus der Klinik werden.

R. PANSE.

Die klinische Untersuchung des Gleichgewichtssinnes.

Es ist mir aufgefallen, daß auch in den neueren Arbeiten über Labyrinthleiden so wenig die planmäßigen Untersuchungen angewandt sind, auf die ich in meinen Arbeiten „Über die vergleichende Anatomie und Physiologie des Gleichgewichts und Gehörorgans"[1]), in den Versammlungen der Ohrenärzte zu Hamburg und Breslau, der Naturforscherversammlung zu Hamburg und der Arbeit „Schwindel"[2]) hingewiesen habe.

Man liest so oft „Nystagmus", „mit groben Schlägen" oder „Schwindelerscheinungen", „Gleichgewichtsstörungen", ohne daß diese Begriffe genau zerlegt werden. Ich will deshalb nochmals die für die klinische Untersuchung wichtigen Punkte aus meinen Arbeiten hervorheben und ausführen.

Bei der Untersuchung haben wir davon auszugehen, daß Schwindel die Täuschung über unser Verhältnis zum Raum ist. Die Kenntnis über dieses Verhältnis wird dem Großhirn als fertige Vorstellung niederer Ordnung[3]) vom Kleinhirn, in dem die sensiblen Bahnen[4]) zu deren Bildung zusammenströmen, übermittelt. Wir können diese Vorstellungen auch bei gespanntester Aufmerksamkeit nicht in ihre einzelne Teile zerlegen, deshalb bleibt uns zu ihrer Erforschung nur der Weg übrig, die durch unser wirkliches Verhältnis zum Raum entstehenden objektiven Erscheinungen oder Veränderungen unseres Körpers mit den durch diese Vorstellungen verursachten zu vergleichen.

----

[1]) Jena, Gustav Fischer.
[2]) Wiesbaden, Bergmann.
[3]) Hitzig: „Der Schwindel".
[4]) Siehe Rudolf Panse: Schwindel.

Am häufigsten in Betracht kommend und auch bei Krankheitsfällen am besten beobachtet ist die wagerechte Drehung des Kopfes und Körpers. Werden wir in dieser Richtung gedreht, so folgen unwillkürlich die Augen dem uns umkreisenden Gesichtsfelde bis zur Einstellung im Augenwinkel und kehren mit einer Geschwindigkeit, die keine Gesichtswahrnehmung zustande kommen läßt, in die Anfangsstellung zurück. Dieses Spiel wiederholt sich bei einer Umdrehung zehnmal, bei einigen Umdrehungen hört es auf[1]), ebenso bei einer gewissen Geschwindigkeit der Umdrehung, und der Augapfel bleibt fest im Winkel entgegen der Drehungsrichtung des Gesichtsfeldes, indem nur ganz schwache Zuckungen ihn aus der äußersten Lage vorübergehend entfernen. Genau dieselben Erscheinungen treten auf, wenn wir feststehen, und das Gesichtsfeld um uns gedreht wird; hierbei können Kopf- und Körperbewegungen, natürlich in der Richtung des langsamen Teiles der Augenbewegungen, ergänzend eintreten.

Die wagerechte Drehung erfolgt in der Ebene eines großen Teils des äußeren Bogenganges. Wird nun der Nerv dieses Bogenganges irgendwo von der Ampulle bis zum Kern im Kleinhirn gereizt, so entsteht dieselbe subkortikale Vorstellung einer Drehung in der wagerechten Ebene entweder des Körpers bei feststehendem Raum oder umgekehrt. Daß diese Umkehrung so leicht stattfindet, ist nicht wunderbar, da sie auch bei wirklichen Bewegungen, z. B. in einem Aufzug oder in einem stehenden Eisenbahnzug neben einem fahrenden, häufig ist. Wir haben also dieselben objektiven Symptome bei genügend starkem Reiz zu erwarten, wie bei tatsächlicher Drehung. Die bisherigen Beobachtungen bestätigen nun auch diese Annahme und zeigen außerdem, daß ein Reiz des äußern Bogengangs der einen Seite vorwiegend zu Vorstellungen einer Bewegung des Körpers nach der Gegenseite führt. Leider ist fast nie angegeben, ob die langsamen Zuckungen der Augäpfel nach der Gegenseite gerichtet waren; meist ist nur Nystagmus oder höchstens Nystagmus nach rechts oder links vermerkt. Zuerst erwähnte Jansen bei 13 operativen Verletzungen des Bogenganges: „Die Zuckungen

---

[1]) Breuer: Med. Jahrbücher 1874, S. 42.

schienen in der Regel nach dem gesunden Ohre gerichtet zu sein. Ich habe bei einer Verletzung des Bogengangs und drei Fällen von Fisteln die schnellen Zuckungen nach der gesunden Seite gerichtet gefunden und zwar mit derselben Sicherheit durch Berührung ausgelöst wie die Zuckungen des Facialis bei dessen Berührung. Ich empfehle dringend, bei Operationen in der Bogengangsgegend hierauf zu achten. Bei stärkerem Druck tritt die Vorstellung schneller oder häufiger Umdrehung ein und dementsprechend Feststellung der Augäpfel nach der gesunden Seite. Die entsprechenden Körperbewegungen blieben in der Narkose aus. Beim Verbandwechsel und stärkeren Druck auf eine linksseitige Fistel erklärte ein Kranker: „es warf mich herum, das ganze Bett drehte sich nach links", während er mit großer Kraft auf die rechte Seite geworfen wurde. Bei leichterem Tamponieren nur leichtes Kopfzucken nach rechts. Später langsame Augenbewegungen nach links, schnelle nach rechts. Bei diesem Druck muß die Lymphe in der Richtung nach der Ampulle strömen, und man könnte annehmen, daß nur diese Strömung den physiologischen Reiz abgebe. Indes betonte schon Ewald[1]), daß durch Druck auf den freigelegten Bogengang einer Taube zwar Drehen des Kopfes nach der Gegenseite erfolgte, aber beim Nachlassen des Druckes eine solche nach derselben Seite. Das gleiche fand Herzfeld bei Luftverdünnung und -Verdichtung bei einem Kranken mit Bogengangfistel. (Deutsche med. Wochenschrift 1901, Nr. 35.) Auch die Untersuchungen an Kranken, denen ein Labyrinth als Sequester entfernt wurde, sind nicht eindeutig. Ich konnte unter drei Fällen von Labyrinthnekrose nur einmal[2]) nach Drehungen nach der kranken, linken Seite und plötzlichem Anhalten, langsame Augenzuckungen nach links, etwas Schwindel mit dem Gefühl scheinbarer Umdrehung nach rechts erzeugen. Da hier in dem einzig erhaltenen, rechten äußeren Bogengang durch das längere Drehen der Lymphstrom von dem Kanal nach der Ampulle ging, so ist dieser als einzig wirksam aufzufassen. Drehungen nach der anderen Seite machten keinen Schwindel.

---

[1]) Endorgan. des Octavus.
[2]) A. f. O. 48, S. 192.

Kümmel[1]) konnte unter acht Fällen von Verödung des Labyrinths einmal durch Drehen nach beiden Seiten, siebenmal nur durch Drehen nach der kranken Seite und Blicken nach der gesunden den siebenmal schon vorher bei dieser Blickrichtung vorhandenen Nystagmus verstärken, einmal erst hervorrufen.

Passow[2]) erzielte unter sechs Fällen einmal gar keinen, zweimal nach Drehen in beiden Richtungen, zweimal nach Drehen nach der gesunden, einmal nach Drehen nach der kranken Seite und dabei viermal beim Blicken entgegen der Drehrichtung, einmal beim Blicken in der Drehrichtung Nystagmus.

Wanner sah dreimal bei einseitig Labyrinthlosen nach Drehung nach der gesunden Seite und beim Blick entgegen starken Nystagmus, zweimal bei Blick geradeaus geringen. Sein Schluß, daß hierbei der Lymphstrom vom Kanal in die Ampulle ging, ist aber irrtümlich, da beim Anhalten des Körpers die weiterströmende Lymphe umgekehrt strömt oder drückt, als beim Beginne der Drehung.

Jedenfalls kann also von einem Bogengang eine Bewegungsvorstellung nach beiden Seiten ausgelöst werden.

Wie ich in meiner Arbeit „Schwindel" ausgeführt habe, müssen die Reize des Labyrinthes, die objektive Erscheinungen, d. h. Nystagmus und Taumeln, hervorrufen sollen, eine gewisse Stärke haben, weil sie sonst durch die beiden andern Bahnen, die Augen und das kinästhetische Gefühl verbessert werden. Wollen wir also bei einem Labyrinthleiden, z. B. des äußern Bogengangs, das an sich keine objektiven Erscheinungen macht, solche hervorrufen, so müssen wir entweder die andern ausschalten, was für die Augen durch Verschließen leicht möglich ist, für die Tastbahn nur teilweise durch Schluß der Füße, Stehen oder Hüpfen auf einem Bein oder auf den Zehen. Oder wir müssen einen weiteren Reiz hinzufügen a) auf derselben Bahn: Drehung in der Richtung des Bogengangs oder Berühren einer Fistel, b) auf einer anderen Bahn, die aber auch im Sinne derselben Bewegungsrichtung angreifen muß. Erstens äußerste Blickrichtung wie bei schnellen Drehungen. Wie

---

[1]) Zeitschr. f. klin. Mediz. Bd. 55.
[2]) Berl. Klin. No. 1, 1905.

sicher die äußerste Blickrichtung den Nystagmus hervorbringen oder zu verstärken imstande ist, ergeben Wanners Untersuchungen an Normalen. Nach Drehungen hatten beim Blick geradeaus nur etwa 30 % geringen, beim Blick in der Drehungsrichtung nur etwa 48 %, beim Blick entgegen der Drehung fast 100 % starken Nystagmus.

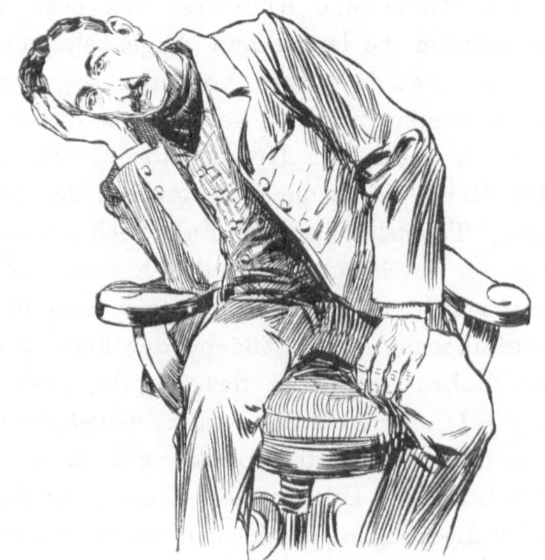

Fig. I.

Einen Reiz auf der Tastbahn erzeugt aktive Drehung um die senkrechte Axe des Kopfes. Genau zu beachten ist bei allen diesen Versuchen, daß die vom Großhirn ausgelösten, die falsche Lage verbessernden Bewegungen möglichst getrennt werden von den subkortikalen.

Für die übrigen Teile des Labyrinths sind wir, da isolierte Verletzungen, Fisteln und Entzündungen beim Menschen nicht beobachtet sind, auf den Tierversuch und theoretische Erwägungen angewiesen.

Halten wir auch hier hauptsächlich den von dem engen Kanalteil nach der Ampulle gerichteten Lymphstrom für wirkungsvoll, so würde folgende Stellung des Kopfes einzunehmen sein. Für Reizung des vorderen Bogengangs 1. Aufrichten des vorher geneigten Kopfes und Körpers, 2. Drehung vorwärts, wenn der

Kopf so auf die Schulter geneigt ist, daß der Nasenrücken wagerecht liegt (Fig. I), und plötzliches Anhalten, nachdem eine Zeitlang in gleicher Stellung vorwärts gedreht ist, wodurch ein relativ rückläufiger Lymphstrom zustande kommt.

In beiden Stellungen liegt ein großer Teil des vorderen Bogenganges in der Bewegungsebene (Fig. II—IV). Die Bewegung des Gesichtsfeldes würde eine Richtung von oben nach unten haben, und ihr würden die langsamen Augenbewegungen folgen.

Tritt also ein Reiz in einem vorderen Bogengang ein, so würde die falsche Empfindung die sein, als würde das Gesichtsfeld von oben nach unten, der Körper umgekehrt, bewegt, bei Verstärkung des Reizes langsame Bewegungen der Augäpfel von oben nach unten, Taumeln bis zum Fall nach hinten eintreten. Die Verstärkung der Erscheinungen 1. durch Ausschluß der beiden anderen Bahnen würde wie oben zu erzielen sein durch Augenschluß und Verkleinerung der Tastfläche der Füße, 2. durch Reiz a) auf derselben Bahn: Aufrichten des Kopfes, Drehen über den Hinterkopf (Fig. III) oder Anhalten nach umgekehrter Drehung; b) auf der Augenbahn äußerster Blick nach unten; c) auf der Tastbahn: Aufrichten und Beugen des Kopfes und Körpers nach hinten. Eine schnelle Beugung nach vorn würde den physiologisch wirksamen entgegengesetzte Lymphströme verursachen, die als Hemmung (Ewald) den leichten Reiz herabsetzen würden.

Für den physiologischen Reiz der hinteren Bogengänge würde die Betrachtung der Zeichnungen (Fig. II—IV) dieselbe Bewegungsebene in umgekehrter Richtung ergeben. Die vorwiegend wirksame Strömungsrichtung vom engen Bogengangsteil nach der Ampulle entsteht im Beginn der Senkung des Kopfes, bei Drehung nach vorn mit wagrecht gehaltenem Nasenrücken und rückläufig beim Aufhören einer längere Zeit fortgesetzten Drehung über den Hinterkopf. Die Augen werden der der Körperbewegung entgegengesetzten Drehung des Gesichtsfeldes folgen, d. h. von unten nach oben sehen, wenn der Kopf wieder aufgerichtet ist. Bei stärkerem Reiz in den hinteren Bogengängen langsamere Bewegungen der Augen nach oben, schnelles Zucken nach unten, bei stärkerem Reiz Feststellung unten — Taumeln bis Stürzen nach vorn unten. Ausschalten der Augen und Tastbahn wie oben würde die Empfindung verstärken können, ebenso aktive Bewegung nach oben, äußerste Blickrichtung nach oben. Eine zusammengesetzte Bewegungsvorstellung würde Nystag-

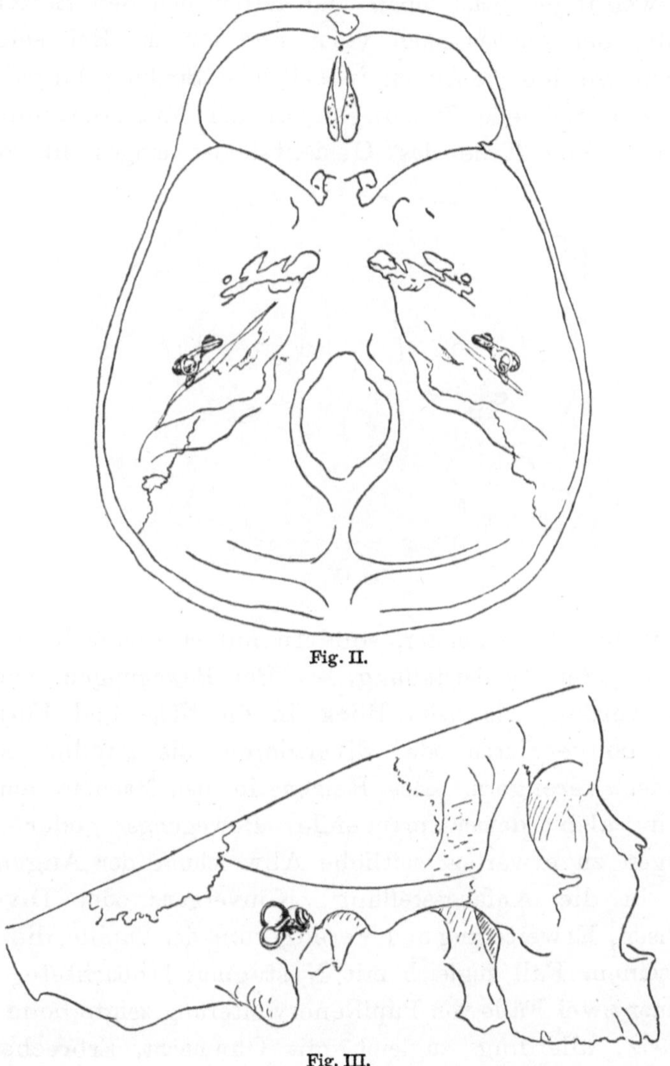

Fig. II.

Fig. III.

mus rotatorius verursachen, den Breuer erzielte, indem er Drehungen mit nach vorn gesenktem Kopf um eine sagittale Axe durch Nase und Hinterkopf, also in der Richtung der Stirn, ausführen ließ.

Die Maculae utriculi und sacculi werden eigentlich bei allen
Lageveränderungen des Kopfes durch das Gleiten oder den Zug
der Hörsteine gereizt, die des Utriculus vorwiegend bei grad-
linigen Bewegungen nach oben und unten und den Seiten, die
der Sacculus bei solchen nach vorn und hinten. Bei seitlichen
Bewegungen werden die Augen in seitliche Stellung langsam ab-
weichen, ohne schnelle Zuckungen in die Anfangsstellung, da
nicht immer neue Teile des Gesichtsfeldes eingestellt werden

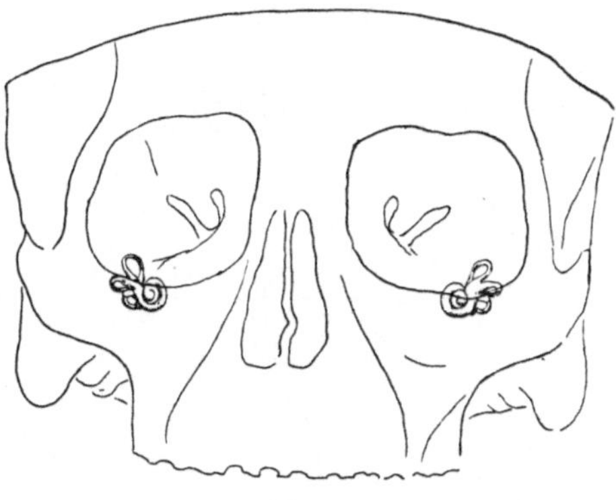

Fig. IV.

müssen wie bei der Drehung, sondern nur eine einfache seitliche
Abweichung oder Schiefstellung. — Bei Bewegungen vor- und
rückwärts werden wie beim Blick in die Nähe und Ferne die
Blicklinien convergieren oder divergieren, die Pupille sich er-
weitern oder verengern. Bei Reizen in den Maculae acusticae
haben wir also dementsprechende Bewegungs- oder Lage-
vorstellungen zu erwarten: seitliche Abweichung der Augen ohne
Rückkehr in die Anfangsstellung, Konvergenz oder Divergenz
der Sehachsen, Erweiterung und Verengerung der Pupille, die Herzfeld bei seinem Fall zugleich mit Nystagmus beobachtete. Auch
einer meiner zwei Fälle von Pupillenerweiterung zeigte beim ersten
starken Reiz, allerdings zugleich mit Ohnmacht, Erbrechen und
Abgang von Flatus, schnelle, starke Zuckungen nach dem gesunden
Ohr, später nur diese ohne Pupillenerweiterung. Die Tast-
empfindungen würden die sein, als ob sich der Boden, Stuhl oder
Bett höbe und sänke, nach rechts und links versänke. Zur Verstärkung eines leichten Reizes können wir wie oben Augen und

Gefühl ausschalten. 2. a) Physiologisch auf derselben Bahn durch passives gradliniges, seitliches Bewegen, z. B. auf der Schaukel, b) auf der Augenbahn durch Blicken nach rechts, links oben, unten in die Nähe und Ferne, c) auf der Tastbahn durch Gehen vor-, rück- und seitwärts.

Es ist nur natürlich, daß die eben für die 5 Nervenstellen geschilderten Erscheinungen bei der anatomischen Nähe der Endorgane und der Verknüpfung der beiderseitigen Kerne im Kleinhirn (Kommissur im zentralen Bündel des vorderen Kleinhirnschenkels zwischen beiden Nuclei vestibulares Bechterew) selten einzeln zu beobachten sind, immerhin müssen wir auf sie einzelne Untersuchungsarten einrichten, ebenso wie wir beim Gefühl Berührungs-, Schmerz-, Kälte-, stereognostisches, Muskelgefühl einzeln prüfen. Erst so können wir die noch unsichere Physiologie festigen und die genauen Diagnosen stellen, die für unser operatives Vorgehen wünschenswert sind, z. B. Einbruch einer Eiterung in den äußeren oder hinteren Bogengang oder utriculus, wie ich A. f. O. 56, S. 285 beschrieb.

R. HAUG.

Naevus cutaneus des Meatus und Trommelfells.

Da Naevi der inneren Gehörgangspartien bislang noch in sehr geringer Anzahl zur Beobachtung gelangt sind, dürfte es nicht unzweckmäßig sein, eine derartige Anomalie, die ich vor einiger Zeit zu beobachten Gelegenheit hatte, kurz zu schildern.

Ein 27 jähriger Mann stellt sich zur Behandlung wegen einer beiderseitigen subakuten katarrhalischen Media, die in Bälde behoben werden konnte.

Bei der Untersuchung der Trommelfelle waren nun in beiden Gehörgängen und an einem Trommelfelle eigentümliche Veränderungen wahrzunehmen.

Im rechten Meatus fand sich im knorpeligen Abschnitt eine etwa über Hanfkorn große flache bläulichrote Stelle an der vorderen und unteren Wand. Eine zweite, aber viel größere (fast kleinfingernagelgroß) von weinroter Farbe zog sich, leicht über das Niveau der übrigen Gehörgangshaut eleviert, längs der hinteren oberen Wand bis zum Trommelfell vor, ohne aber selbst auf dasselbe überzugehen. Letzteres bot auch nach Ablauf der katarrhalischen Media durchaus nichts Besonderes dar.

Im linken Meatus fand sich bloß ein einziger, aber dafür sehr großer Fleck, der, von hellroter Weinfarbe, sich von der hinteren Partie des Gehörganges auf fast die ganze hintere Hälfte des linken Trommelfelles selbst erstreckte. Die Farbe war am intensivsten am Limbus des Trommelfells und längs der Insertion des Hammergriffes. Dieser Fleck war auch nicht so flach und in der Haut liegend wie die der anderen Seite, sondern deutlich stark erhaben und mit leichten knotigen Unebenheiten versehen, die auch dem Farbenton nach etwas dunkler und stärker hervortraten.

Es handelte sich hier offenbar um kleinere Varikositäten.

Ließ man den Schädelinnendruck willkürlich erhöhen durch Pressen u. ä., so konnte man deutlich eine vermehrte dunklere Rötung und stärkere Füllung beobachten, die nach Aufhören des Druckes sofort wieder dem alten Aussehen Platz machte. Diese Verhältnisse konnten noch Monate nach Ablauf der seinerzeitigen Ohraffektion wahrgenommen werden.

Da nun vorher schon keinerlei Grund war, einen traumatischen Anlaß zu diesen Bildungen als gegeben anzunehmen, da sich auch weiterhin keinerlei Veränderung in dem Verhalten zeigte, so dürfen wir wohl mit Sicherheit annehmen, daß hier nichts anderes vorlag als eine beiderseitige Entwicklung von Naevis. Diese Anschauung gewinnt noch an Wahrscheinlichkeit, wenn wir berücksichtigen, daß bei dem Manne auch sonst am Körper sich noch eine große Anzahl von kleineren bis zu talergroßen Naevis vorhanden waren.

H. DENNERT.

Zweckmäßige Einrichtungen im Gehör-
organ.

In den anatomischen Einrichtungen der einzelnen Teile
unseres Organismus zeigt sich ganz unzweifelhaft eine gewisse
Zweckmäßigkeit, und auch in dem anatomischen Bau unseres
Gehörorgans läßt sich eine solche Zweckmäßigkeit nicht verkennen. Helmholtz[1]) hat schon auf einzelne solche zweckmäßige
Einrichtungen im Bau desselben aufmerksam gemacht. So sieht
er eine Zweckmäßigkeit und einen mechanischen Nutzen darin,
daß die Schallbewegung vom Trommelfell, einer Fläche von
9—10 mm vertikalem und 7,5—9 mm horizontalem Durchmesser
auf die Fußplatte des Steigbügels oder des ovalen Fensters,
einer Fläche von 1,5 und 3 mm Durchmesser, also von einer
Fläche, die 15—20 mal größer ist als die des ovalen Fensters übertragen
wird. Dadurch werde eine Bewegung wie die Schallbewegung von
großer Amplitude und geringer Kraft umgesetzt in eine solche von geringer Amplitude und großer Kraft, die auf das Labyrinthwasser
wirkt. Zu demselben Zweck, der Verstärkung der Schallwirkung,
sei auch, wie Helmholtz theoretisch entwickelt, die Form des
Trommelfells sowie die Einlagerung der Radial- und Ringfasern
im Trommelfell und die Hebelwirkung im Mechanismus der Ge-
hörknöchelkette eine ganz besonders zweckmäßige Einrichtung.
In bezug auf das innere Ohr sieht er eine weitere Zweckmäßigkeit darin, daß die Enden der Hörnerven überall mit besonderen,
teils elastischen, teils festen Hilfsapparaten verbunden sind, welche,
unter der Einwirkung von Schallwellen in Mitschwingung versetzt, wahrscheinlich die Nervenmasse erschüttern können, und

---

[1]) Helmholtz: Mechanik der Gehörknöchelchen. Pflügers Arch. für Phy-
siolog. Bd. 7, pag. 34—43.

betont bei der Gelegenheit die Zweckmäßigkeit und Notwendigkeit der Dämpfung der schwingenden Teile im Ohr.

Ich habe nun auch eine und die andere Frage des Gehörorgans mehr auf experimentellem Wege in Angriff genommen und konnte auf der otologischen Versammlung in Würzburg[1]) und Breslau[2]) eine Reihe akustischer, physiologischer und praktischer Ergebnisse mitteilen. Ich wählte in der Hauptsache zu dem Zweck den Weg der Mitteilung des Schalles tönender Körper an andere Körper, und zwar, wie ich das damals auch schon hervorgehoben habe, der Mitteilung des Schalles im engeren Sinne, des Mittönens, wenn die beiden Körper, zwischen denen die Erregung des einen auf den andern übertragen werden soll, von gleicher oder nahezu gleicher Abstimmung sind, die also beide eine gleiche oder nahezu gleiche spezifische Erregbarkeit für Schallerregungen besitzen. In dem Mittönen des zu erregenden Körpers haben wir die objektive Kontrolle des Versuchs, und es unterscheiden sich dadurch diese Versuche von dem einen oder anderen ähnlichen Versuche anderer Autoren.

Jeder Körper, ob elastisch oder unelastisch, hat je nach seiner materiellen Beschaffenheit und Konfiguration cet. parib. seine ganz bestimmte Schwingungsweise, wenn er durch irgend einen Anstoß in Erschütterung versetzt wird. Ist diese Erschütterung stark genug, um wahrnehmbaren Schall zu erzeugen, so antwortet er stets in ganz bestimmter Weise, in der seines Eigentons. Ist ersteres nicht der Fall, so ist darum eine Erregung desselben nicht ausgeschlossen, wie sich das auch experimentell nachweisen läßt. Sind Schallwellen die Erreger der Körper, so werden sie, wie die experimentelle Beobachtung lehrt, am leichtesten durch solche Schallwellen erregt, die von einem Körper mit gleicher oder nahezu gleicher Schwingungsperiode ausgehen. Es liegt darum auch nahe, wie dieses auch Helmholtz als Hypothese ausgesprochen hat, daß die Natur im Gehörorgan den Weg der Mitteilung des Schalles im engeren Sinne oder die Erregung zum Mittönen gewählt haben wird, in welche Qualität der Energie sich auch dieselbe in dem die Erregung empfindenden

<hr>

[1]) Verhandl. d. otol. Gesellschaft in Würzburg 1898.
[2]) Verhandl. d. otol. Gesellschaft in Breslau 1901.

und wahrnehmbaren Apparate, dem Nerv. acust. und dessen Ausbreitungsbezirk im Gehirn, umgesetzt wird, welch letztere Frage ja ebenso in bezug auf die Lichtstrahlen im Auge zur Zeit noch unbeantwortet geblieben ist.

Da es sich hier zunächst noch immer um eine Hypothese handelt, die ihre Verteidiger wie Gegner hat, so wird es unsere Aufgabe sein, Schritt für Schritt weiter zu forschen und nach weiteren Momenten für oder gegen zu suchen.

Es wird sich zunächst um Untersuchungen nach zwei Richtungen handeln; einmal, wo und in welcher Weise wird am zweckmäßigsten die Schallwellenbewegung auf das Labyrinth vermittelt, und zweitens, wie gelangt dieselbe hier am zweckmäßigsten zur Analyse.

In erster Beziehung kommen in der Hauptsache drei Wege in Frage: der Paukenhöhlenmechanismus mit dem ovalen Fenster, zweitens das runde Fenster und drittens das Promontorium. Jeder dieser drei Wege hat gewichtige Vertreter gefunden, in ihm die geeignetste Eintrittspforte für den Schall zu sehen. Da auch jeder der drei Wege mit der Resonanztheorie vereinbar ist, so wird es sich darum handeln, zu ermitteln, welchem der drei in Frage stehenden Wege der Vorzug und Hauptanteil als Eingangspforte für den Schall ins Labyrinth zukommt.

Zunächst muß zugegeben werden, daß der Schall auf jedem der drei Wege ins Ohr gelangen kann. Diesbezügliche Untersuchungen sind ja nach der einen oder anderen Richtung schon von anderen Autoren angestellt worden. Ich habe nun auch Versuche nach allen drei Richtungen gemacht und will dieselben, da ich später noch darauf zurückkomme, kurz zusammenstellen.

Was das runde Fenster als Eingangspforte für die Schallwellen anbetrifft, also den physikalischen Nachweis ihres direkten Durchgangs durch eine Membran in eine Flüssigkeit, so läßt sich dieser leicht in folgender Weise führen.

Man spannt über einen Ring von Holz, Hartgummi oder Knochen mit breitem Rande eine tierische Membran, füllt denselben mit Flüssigkeit und nimmt das eine Ende eines schlauchförmigen Hörrohres in das Ohr und hält den Hörtrichter desselben in die Flüssigkeit. Nähert man nun der Membran eine Schall-

quelle, eine tönende Stimmgabel z. B., so hört man den Ton derselben so lange, als sich der Hörtrichter in der Flüssigkeit befindet, um zu verschwinden, wenn man denselben aus der Flüssigkeit entfernt. Daß bei diesem Versuche wie bei allen folgenden die
nötigen Kautelen beobachtet worden sind, um sich vor Täuschungen
zu schützen, möchte ich nur als selbstverständlich erwähnen.

In ganz ähnlicher Weise läßt sich nun auch der Beweis für
den Durchgang der Schallwellen durch den Knochen, also durch
das Promontorium führen, indem man die Konkavität eines
Knochens, z. B. des Seitenwandbeins eines Schädels, mit Flüssigkeit füllt und in derselben Weise wie in der vorigen Versuchsanordnung mittels des Hörschlauchs den Eintritt der Schallwellen
einer vor der konvexen Fläche des Knochens tönenden Stimmgabel durch den Knochen in die Flüssigkeit beobachten und
wahrnehmen kann.

In bezug auf die Leitung des Schalls durch den Paukenhöhlenmechanismus in die Labyrinthflüssigkeit handelt es sich um
Versuche nach zwei Richtungen, einmal im Sinne der Theorie
von Johannes Müller, nach welcher die Schalleitung durch
den Paukenhöhlenmechanismus ein molekulärer Vorgang sein soll,
und zweitens im Sinne der Theorie von Helmholtz, wonach es
sich dabei um eine Massenschwingung des Paukenhöhlenmechanismus inkl. Contenta des Labyrinths handeln soll.

Versuche im Sinne der Theorie von Johannes Müller
stellt man in der Weise an, daß man auf den vorher schon erwähnten Ring aus Hartgummi oder Knochen wieder eine Membran
spannt und auf derselben analog der Gehörknöchelchenkette und
dem Steigbügel ein Stäbchen mit einer kleinen Platte am freien
Ende desselben befestigt. Bringt man die kleine Platte in Kontakt mit einer Flüssigkeit, in einem Glase Wasser z. B., und läßt
auf die Membran eine Schallquelle, eine tönende Stimmgabel z. B.,
einwirken, so hört man mittels des Hörschlauches den Ton der
Stimmgabel in der Flüssigkeit jedesmal, wenn das Plättchen mit
der Flüssigkeit in Kontakt ist, und der Ton verschwindet, wenn
der Kontakt gelöst ist.

In den bisherigen Versuchen der Übertragung des Schalls
in Luftleitung wurde die Kontrolle desselben gewissermaßen mit

Hilfe der event. im Gehörorgan befindlichen Resonatoren oder
einfach durch das Ohr ausgeübt. Für die Versuche im Sinne der
Theorie von Helmholtz benutzte ich direkt Resonatoren, und ich
wählte zu dem Zweck Stimmgabeln, welche in die Flüssigkeit
gebracht wurden, um sie durch adäquat abgestimmte, in der Luft
befindliche Schallquellen zum Mittönen zu erregen, was bei den
vorher angeführten Versuchen, namentlich den beiden ersten, wo
der Schall unvermittelt durch die Membran oder den Knochen
wirkt, kaum oder nur sehr unvollkommen gelingen wollte, wie
ich das schon durch meine früheren Versuche zeigen konnte. Die
in der Luft befindlichen Schallquellen müssen zu dem Zweck um
eine und eine halbe bis zwei Tonstufen tiefer abgestimmt sein
als die in der Flüssigkeit befindlichen Stimmgabeln, weil letztere
infolge des dämpfenden Einflusses der Flüssigkeit wesentlich langsamer als in der Luft schwingen, wie ich damals auch schon dies
gegenseitige Schwingungsverhältnis präzisieren konnte.

Der Versuch selbst wurde so ausgeführt, daß man, anstatt
wie in dem vorigen Versuch die kleine Platte am unteren Ende
des Stäbchens mit der Flüssigkeit in Kontakt zu bringen, dieselbe
mit der in der Flüssigkeit befindlichen Stimmgabel in Kontakt
bringt. Man hört dann die Stimmgabel nach ihrer Entfernung
aus der Flüssigkeit sehr deutlich ertönen, der objektive Beweis
für ihre Erregung.

Dieser Versuch deckt sich nun nicht vollkommen mit der Theorie
der Massenschwingung im Sinne von Helmholtz. Aber er zeigt
im Prinzip, daß in Flüssigkeiten befindliche Körper wie Stimmgabeln (ich habe Versuche unter anderen mit c^2-Gabeln von fast
ein Kilogramm Gewicht angestellt), welche hier schwer in Luftleitung zu erregen sind, relativ leicht auf diesem Wege zu erregen
sind, wenn sie mit einem dem Paukenhöhlenmechanismus analogen
Mechanismus zu einem engeren System verbunden sind.

Es ist mir nun auch gelungen, frei in einer Flüssigkeit befindliche Resonatoren wie Stimmgabeln ohne engere Verbindung
mit einem dem Paukenhöhlenmechanismus analogen Mechanismus
wie in diesem Versuche im Sinne der Theorie von Helmholtz,
einfach in der vorher angeführten Versuchsanordnung im Sinne
von Johannes Müller, also auf dem Wege der molekulären Er-

regung zu deutlich wahrnehmbaren Tönen nach der Entfernung aus der Flüssigkeit zu erregen. Zu dem Zweck muß die Stimmgabel sehr sensibel, das Gefäß, ein Glas z. B., klein sein, so daß die Stimmgabel eben frei darin bewegt werden kann. Dann wählt man die Platte am unteren Ende des Stäbchens etwas größer aus und benutzt etwas stärke Schallquellen, Signalhuppen, z. B. mit kräftigem Ton bei den Versuchen.

Wenn wir nun fragen, welche der drei Eingangspforten die größere Wahrscheinlichkeit für sich hat, resp. welcher von denselben die größere Rolle beim Hörakt zukommt, so genügt der Nachweis, daß der Schall auf dem betreffenden Wege in das Labyrinth vermittelt wird, und daß jeder mit der Resonanztheorie vereinbar ist, allein nicht. Durch das Gehörorgan soll Schall von außerordentlich geringer Intensität ausgelöst werden, und es wird sich darum handeln müssen, zu untersuchen, wo für diesen Zweck die günstigsten Bedingungen vorhanden sind. Ich konnte nun schon durch frühere Versuche zeigen, daß die Schallwellen relativ schwer auf flüssige oder feste Medien übergehen, weil die Luftteilchen wegen ihrer geringen Dichtigkeit nur ein geringes Trägheitsmoment besitzen. Dazu kommt, wie ich das auch schon durch frühere Versuche zeigen konnte, daß Körper relativ schwer zum Mittönen zu erregen sind, wenn sich die erregende Schallquelle in einem andern Medium befindet als der zu erregende Körper. Die Natur mußte darum bei der Entwicklung des Gehörorgans zu größerer Leistungsfähigkeit auch diesen Schwierigkeiten Rechnung tragen.

Wenn wir nun die einzelnen Eingangspforten für den Schall nach dieser Richtung auf ihre Zweckmäßigkeit prüfen, so ist zunächst das runde Fenster als solche, wenn auch eine Übertragung des Schalls nach den vorhergehenden Versuchen auf diesem Wege stattfinden kann, schon nach seiner ganzen anatomischen Konfiguration, wie das auch schon von andern Autoren hervorgehoben ist, nicht sehr geeignet weder für die Schallaufnahme noch für die Übertragung desselben auf das Labyrinth. Dazu kommt, daß die runde Fenstermembran als schwingende Membran kaum hier in Betracht kommt, weil sie beiderseits unter ganz verschiedenen Schwingungsverhältnissen, Luft und Wasser, sich befindet. Wir beobachten analoge Verhältnisse pathologisch bei Tubenverschlüssen, wo infolge der Resorption der Luft in der Paukenhöhle das Trommelfell beiderseits unter verschiedenen Schwingungsverhältnissen sich befindet und darum auch nur sehr unvollkommen den Einwirkungen der Schallwellen folgen kann. Das ist physikalisch selbstverständlich, läßt sich aber auch experimentell leicht erweisen, wie das ja auch von Lucae[1]) für die pathologische Analogie gezeigt worden ist. Es kommt darum das runde Fenster in bezug auf die Schallübertragung nur als Durchgangsstation in Betracht und vergrößert eigentlich noch, wie sich das auch experimentell zeigen läßt, die an und für sich schon schwierige Übertragung des Schalls aus der Luft in die Flüssigkeit, wenn auch zugegeben werden kann, daß dieses Schallhindernis ein relativ geringes ist.

Was das Promontorium als Eingangspforte für den Schall betrifft, so würde dasselbe einmal wie das runde Fenster als Durchgangsstation in Betracht kommen, und zweitens, wie G. Zimmermann[2]) will, mit Umgehung der Labyrinthflüssigkeit als ein den Schall direkt durch den Knochen auf die schwingenden Teile im Ohr übertragendes Moment. Wenn sich nun auch hier, wie wir vorher gesehen haben, mit so feinen Resonatoren, wie wir sie im Ohr voraussetzen, in Luftleitung der Durchtritt der Schallwellen durch den Knochen in die Flüssigkeit nachweisen läßt, so zeigen doch Experimente mit anderen Resonatoren, daß der Schall in Luftleitung, dieses möchte ich besonders betonen, schwer durch den Knochen auf die Flüssigkeit übertragen wird und hier von geringer Wirkung ist, und daß sich auch an Membranen, mit denen man Knochen armiert, bei Einwirkung des Schalls in Luftleitung auf den Knochen nur eine sehr geringe Erregung nachweisen läßt.

Wenn wir nun die dritte Eingangspforte, den Paukenhöhlenmechanismus, in bezug auf ihre größere oder geringere Zweckmäßigkeit der Schallübertragung auf das innere Ohr prüfen, so ist den vorher erwähnten Schwierigkeiten der Schallübertragung auf Flüssigkeiten nach der ganzen anatomischen Konfiguration desselben am meisten Rechnung getragen worden. Einmal sind es

---

[1]) Verhandl. der physiol. Gesellschaft zu Berlin. 8. Juli 1904.
[2]) Verhandl. der physiol. Gesellsch. Berlin XV. Sitz. 8. Juli 1904.

besondere Eigenschaften der Membranen, welche hier sehr zweckmäßig von der Natur verwertet worden sind; die Natur hat nicht
ohne Grund sehr ausgiebig von Membranen im Gehörorgan Gebrauch gemacht, und da sie uns noch später beschäftigen werden,
so möchte ich hier in kurzem etwas näher auf das Wesen derselben eingehen.

In den physikalischen Handbüchern findet man darüber nur
weniges, was sich für die Physiologie des Gehörorgans verwerten
läßt. Fast in allen dreht es sich in der Hauptsache um die
Chladnischen Versuche und seine Klangfiguren. Eingehender
haben sich Physiologen und Otologen und ganz besonders Helmholtz mit dieser Frage beschäftigt.

Nach meinen experimentellen Beobachtungen über die event.
Bedeutung der Membranen für die Physiologie des Hörens muß
bei dem Studium dieser Fragen unterschieden werden, ob Membranen mechanisch, durch Streichen, Klopfen z. B., oder durch
Schall erregt werden, und in letzterer Beziehung wieder, ob durch
ihren Eigenton resp. ihre Obertöne oder durch verschiedene Schall-
qualitäten. In die erste Kategorie gehören die Versuche von
Chladni und seine Klangfiguren. In die erste Unterabteilung
der zweiten Art der Erregung gehören die Untersuchungen von
Helmholtz, welcher dieselben teils ohne Armierung, teils in Verbindung mit Flaschen zur Analyse von Wellenbewegungen benutzte. Über das Resultat seiner Untersuchungen äußert er sich
dahin, daß man sich die Bewegung der Luft am Orte der Membran in eine Summe pendelartiger Schwingungen mathematisch
zerlegt denken muß. Ist dann in dieser Summe der Eigenton oder
einer der Obertöne der Membran enthalten, so wird die Membran
nachweisbar mitschwingen, im andern Falle in Ruhe bleiben. Es
seien aber Membranen sehr wenig empfindlich bei solchen Versuchen, wenn die erregenden Töne schwach sind. Diese Ergebnisse seiner Untersuchungen, namentlich das sehr starke Mitschwingen derselben auf ihren Grundton, weniger schon auf ihre
Obertöne, lassen sich nun auch sehr leicht experimentell nachweisen. Wenn aber den Membranen keine anderen Eigenschaften
zukämen als diese, so wäre damit für die Physiologie des Hörens
wenig gewonnen. Es läßt sich aber experimentell zeigen, und

darin liegt ihr größerer Vorteil für die Physiologie des Hörens, daß gespannte tierische Membranen sowohl, wenn sie sich in einem luftförmigen als in einem flüssigen Medium befinden, durch jeden Schall, sei es ein einfacher, sei es ein zusammengesetzter, erregt werden, und diese Erregung, was besonders wichtig ist, leicht auf Körper übertragen, die mit denselben zu einem engeren System verbunden sind. Diese Eigenschaft kommt ihnen im Prinzip zu. Verschiedene Formen, rund, bandförmig, konkav, Einlagerungen in dieselben u. s. w. sind nur Modifikationen zu bestimmten Zwecken.

Durch diese Eigenschaft, die den Membranen prinzipiell zukommt, wird auch speziell das Trommelfell sehr geeignet, die unvermittelt schwierige Schallübertragung auf die Gehörknöchelchenkette und durch diese auf die Flüssigkeit im Ohr zu vermitteln, wie ich das auch schon durch die vorher angeführten Versuche habe zeigen können. Dazu kommt noch ein zweites Moment, wodurch der zweiten vorher erwähnten Schwierigkeit begegnet wird, daß das Trommelfell beiderseits einmal von demselben Medium, der Luft, umgeben ist, sich also normal unter denselben Schwingungsverhältnissen befindet, andrerseits auch in demselben Medium erregt wird, in dem sich die erregende Schallquelle befindet, wo ja nach meinen früheren Versuchen sich die Erregung zum Mitschwingen auch relativ am leichtesten vollzieht.

Was nun die Frage anbetrifft, ob es sich bei der Schallübertragung auf das innere Ohr um eine Massenschwingung oder um einen molekulären Vorgang oder eine Kombination beider Vorgänge handelt, so ließen sich aus diesen Untersuchungen schon gewisse Schlüsse ziehen. Doch wird es bei der Bedeutung der Forscher, welche die verschiedenen Theorien vertreten, zunächst doch noch geboten erscheinen, vorerst weitere Untersuchungen zur Lösung dieser Frage anzustellen.

Nachdem nun die verschiedenen Eingangspforten und die event. zweckmäßigste unter ihnen für die Schallübertragung auf das innere Ohr experimentell geprüft worden sind, handelt es sich weiter darum, wie der Schall nach seiner Übertragung auf die Labyrinthflüssigkeit hier nun zur Auslösung gelangt.

Ich hatte nun am Schluß meiner früheren Untersuchungen die Membrana basilaris mit ihren Adnexen als einen zweiten Hilfs-

apparat des Gehörorgans bezeichnet, ohne damals näher auf diese
Frage einzugehen. Nach Helmholtz wie nach dem übereinstimmenden Urteil der Physiologen und Otologen gilt die Membrana basilaris mit ihren Adnexen als das Organ der Analyse des
Schalls im Ohr. Es läßt sich nun auch experimentell zeigen, daß
nach der anatomischen Einrichtung derselben diese Voraussetzung
ihrer Funktion im Einklang steht mit physikalischen Beobachtungen,
die man an zu gleichen Zwecken konstruierten Systemen machen
kann. Auch hier wie im Paukenhöhlenmechanismus spielt die
Membran wieder eine Hauptrolle. Während es sich aber dort um
die Übertragung des Schalls überhaupt handelt und dementsprechend
der Mechanismus ein relativ einfacher sein konnte, mußte er hier,
wo es sich um seine Analyse handelt, komplizierter sein.

Aus der Theorie der Resonatoren wissen wir, daß sie sehr
geeignet sind, den Schall zu analysieren. Aus der vorher besprochenen Eigenschaft der Membranen geht andrerseits hervor,
daß sie sehr geeignet sind, Schallerregungen derselben auf Körper
zu übertragen, die mit denselben zu einem engeren System verbunden sind. Es lag darum für die Natur sehr nahe, diese Eigenschaften der Membranen und Resonatoren miteinander zu kombinieren.

Die Versuchsanordnung ist sehr einfach, wie ja auch die
Natur für ihre Zwecke immer die einfachsten Mittel wählt. Auf
einer gespannten tierischen Membran von beliebiger Form, rund,
bandförmig, befestigt man kleine gleichschenklige Dreiecke aus
Hartgummi von ca. 7 mm Höhe und Basis. Die Maße gebe ich
nur der Vollständigkeit der Versuchsanordnung wegen an; sie sind
für den Versuch nicht wesentlich.

Bringt man nun zunächst bei Versuchen im luftförmigen
Medium einen Resonator, am zweckmäßigsten wieder eine Stimmgabel, in Kontakt mit der Spitze eines der Dreiecke und erregt
die Membran durch eine beliebige einfache Tonquelle gleicher oder
nahezu gleicher Abstimmung, so schwingt die Stimmgabel nach
Lösung des Kontakts sehr stark und kräftig. Bringt man nun
mehrere Stimmgabeln verschiedener Abstimmungen mit einzelnen
Spitzen der so armierten Membran gleichzeitig in Kontakt und
läßt nun einen komplizierten Wellenzug auf die Membran ein-

wirken, so tönen nur die Stimmgabeln nach Lösung des Kontakts, deren Töne als Komponenten in dem komplizierten Wellenzuge enthalten sind, während die Resonatoren, für welche dieses nicht zutrifft, in Ruhe bleiben. Die Membranen reagieren also auf jede Erregung einer Schallwelle, sei es die eines einfachen Tons, sei es die eines komplizierten Wellenzuges, in einer entsprechenden bestimmten Schwingungsweise, und die mit ihr zu einem engeren System verbundenen Resonatoren reagieren dieser Schwingungsweise entsprechend. Es ist dieses ein schöner Beweis für die Richtigkeit des Fourierschen Gesetzes und eine sehr instruktive Illustration für das Verständnis der Vorgänge beim Hören in der Membrana basilaris.

Diese Versuche im luftförmigen Medium lassen sich nun auch, wie ich solche ebenfalls angestellt habe, in einem flüssigen Medium anstellen. Würde man in ein in einer Flüssigkeit befindliches Schneckengehäuse eine Membran spannen, dieselbe in der vorher beschriebenen Weise mit Resonatoren versehen, so würde es nur noch eines empfindenden und wahrnehmenden Apparates bedürfen, damit die hauptsächlichsten Bedingungen für das Hören erfüllt wären.

Was nun die praktische Seite dieser Versuche anbetrifft, so habe ich schon im Anschluß an meine früheren Versuche einige praktische Fragen berührt und möchte hier nur nach meinen experimentellen Beobachtungen einen Punkt hervorheben, daß zum normalen Hören eine gewisse mittlere Spannung der Membranen des Gehörorgans, namentlich der Membrana basilaris, Bedingung ist. Eine Erschlaffung derselben höheren Grades würde allein schon genügen, um eine hochgradige Schwerhörigkeit zu erklären.

Zu den Versuchen selbst gehören verschiedene Schallquellen, sehr sensible Stimmgabeln und tierische Membranen mit den beschriebenen Armierungen. Dazu muß der Experimentierende mit den an und für sich schon recht schwierigen akustischen Versuchen und ihren Kautelen überhaupt wie mit solchen in Flüssigkeiten insbesondere vertraut sein, worauf ich schon bei meinen früheren Versuchen näher eingegangen bin.

Wenn ich nun in kurzem die Ergebnisse der Versuche zusammenfassen soll, so wären es folgende:

1. Die Theorie von Helmholtz, soweit sie die Resonanztheorie betrifft, erklärt einfach und ungezwungen in der Hauptsache die Vorgänge beim Hören.

2. Der Schall wird in Luftleitung auf jedem der drei in Frage stehenden Wege, dem Paukenhöhlenmechanismus, dem Promontorium und dem runden Fenster, auf das innere Ohr übertragen. Der Paukenhöhlenmechanismus ist aber am zweckmäßigsten für diese Aufgabe von der Natur entwickelt, und kommt ihm darum auch von diesen drei Wegen die größte Bedeutung für die Schallübertragung ins innere Ohr zu.

3. Die Membranen im Gehörorgan spielen eine bedeutende Rolle beim Hören, einmal in bezug auf die Übertragung des Schalles aus der Luft auf die Labyrinthflüssigkeit überhaupt durch die Verbindung des Trommelfells mit der Gehörknöchelchenkette und andrerseits zur Analyse desselben durch die Verbindung der Membrana basilaris mit ihren Adnexen zu engeren Systemen.

4. Die außerordentliche Übereinstimmung der Vorgänge beim Hören mit experimentellen akustischen Beobachtungen wie der anatomischen Einrichtungen im Gehörorgan mit analogen akustischen Versuchsanordnungen verkennen zu wollen, würde ohne einen gewissen Zwang nicht zu rechtfertigen sein.

A. BARTH.

Einige allgemeine Betrachtungen über Indikationen zum Operieren bei schweren Ohrerkrankungen.

Es ist im nachfolgenden nicht meine Absicht, alle Indikationen anzuführen, wann wohl ein operativer Eingriff am Ohr
vorgenommen, in welchen Fällen erst noch oder überhaupt eine
andere Behandlungsweise angewendet werden soll, ehe zur Operation
geschritten wird. Viele schieben einen operativen Eingriff möglichst lange hinaus, denn nicht nur das Publikum, sondern auch
die Mehrzahl der Ärzte scheinen eine Operation doch immer nur
als ultimum refugium anzusehen. Ob diese Anschauung die richtige ist? Trotzdem ich für viele Fälle diese Frage mit nein beantworten möchte, habe ich auf der anderen Seite aus jahrelanger
klinischer Erfahrung die Überzeugung gewonnen, die unter anderen
auch unser hochverehrter Herr Jubilar schon vor einigen Jahren
von sich aus öffentlich ausgesprochen hat, daß mancher der Herren
Kollegen geneigt ist, zu leicht zum Messer zu greifen. Es ist das
aus einer ganzen Reihe von Gründen zu verführerisch. Ja, ich
habe aus meiner Tätigkeit als Lehrer den Eindruck: wie vor ca.
20 Jahren viele junge Ärzte einen Kurs über Ohrenheilkunde belegten, um nur das Katheterisieren zu erlernen, so gipfelt jetzt der
höchste Wunsch darin, bald einmal den Meißel in die Hand zu
bekommen. Sind wir es allein, die gegen diesen übertriebenen
Operationseifer ankämpfen möchten? Ich meine die gleichen Klagen
auch schon von Chirurgen und Gynäkologen gehört und gelesen
zu haben; und doch halte ich den Wert derselben für recht zweifelhaft, denn solche allgemein gehaltenen Bemerkungen werden selten
den einzelnen zu anderer Handlungsweise veranlassen. Bei einer
größeren Zahl von Menschen werden im übrigen auch bei den besten
und edelsten Beweggründen zwischen den einzelnen in Anschauungen

und Urteil immer gewisse Differenzen bleiben, die nicht nur berechtigt, sondern sogar erwünscht und notwendig sind. Ich bin deshalb im Lauf der Jahre über diese Dinge viel milder in meinem Urteil geworden, um so mehr, da ich berücksichtigen mußte, daß oft sicher oder mit großer Wahrscheinlichkeit die Kranken oder ihre Angehörigen über den zuvor behandelnden Arzt aus Mißverständnis oder auch absichtlich falsch berichteten. So wird man also im wesentlichen dem Publikum und dem dasselbe im Bedarfsfalle beratenden Hausarzte überlassen müssen, sich den Arzt ihres Vertrauens selbst zu wählen. Wir selbst könnten nur in den einzelnen Fällen, vorausgesetzt, daß die unrechte Handlungsweise klar zutage liegt, den betreffenden Herren unter vier Augen oder öffentlich zur Ordnung rufen. Das würde mehr Aussicht auf Erfolg haben als allgemein gehaltene öffentliche und stille Klagen.

Nach den eben vorgebrachten Anschauungen, wo ich so beinahe jedem das Recht seiner eigenen Meinung lassen will, möchte es fast überflüssig erscheinen, daß ich noch weiter auf mein Thema eingehe, da von einer gedruckten Veröffentlichung gewöhnlich erwartet wird, daß sie etwas Neues bringt oder zur Klärung streitiger Fragen beiträgt. Nun, ich betrachte diese Zeilen in erster Linie gewissermaßen als eine Art von Beichte, welche der frühere Schüler seinem verehrten Lehrer nach zwanzigjähriger selbständiger Tätigkeit ablegt, zugleich aber als schriftliche Klarlegung der eigenen Grundsätze, als Rechtfertigung vor dem eigenen Gewissen bei dem Vorgehen in der Behandlung, das oft über geringere oder größere dauernde Schädigung, nicht selten sogar über Leben und Tod der Kranken entscheidet. Sollten diese Selbstbetrachtungen auch für andere etwas Nützliches bieten, um so besser.

Zwei Grundsätze stelle ich bei Entschließung zu therapeutischen Maßnahmen, vor allem also auch zu Operationen, immer voran: 1. Jedes ärztliche Vorgehen hat ausschließlich das Wohl des Patienten im Auge; 2. Die Gefahr eines vorzunehmenden Eingriffes muß zugunsten des Kranken sichtlich geringer sein als die Gefahr der durch den Eingriff zu bekämpfenden Erkrankung. Hierzu kommt ein Grundsatz, der, wie es mir scheint, in das Rechtsbewußtsein, nicht nur der Ärzte und des Volkes, sondern auch der Juristen noch nicht genügend eingedrungen ist, wodurch vor allem den Kurpfuschern gewöhnlich eine Lücke gelassen wird, um zwischen den Maschen des Gesetzes hindurchzuschlüpfen: nicht nur durch das, was man falsch tut, sondern vor allem auch durch das, was man zu tun unterläßt zu einer Zeit, wo es notwendig war, wird den Kranken an Gesundheit und Leben geschadet. Ob man also handelt oder nicht, die Verantwortung ist eine gleich große.

Da man wie bei jedem Menschen so auch beim Arzt mit einer gewissen Unvollkommenheit in Wissen und Können rechnen muß, die nicht nur in der Persönlichkeit, sondern auch in den Verhältnissen liegt, ist es ein großer Segen, daß bei der heutigen Weise zu operieren und die Wunden nachzubehandeln für gewöhnlich eine durch die Operation bedingte Gefahr für den Kranken als ausgeschlossen gelten muß. Es hat also seine besonderen Gründe, wenn gerade von vorsichtig überlegenden und handelnden Ärzten noch bis in die letzte Zeit öfter die Frage aufgeworfen wird, wann soll man noch operieren, d. h. also, soll man noch einen Eingriff wagen, wenn auch der Zustand des Kranken fast hoffnungslos erscheint? Ich muß gestehen, über diese Frage bin ich mir nach reiflicher Überlegung schon lange klar geworden, und meine Stellungnahme dazu ist durch die Erfahrung der Jahre nur befestigt worden: Ich kenne kaum einen Fall von Ohrenleiden, wo die Schwere der Erkrankung an und für sich mich von einem operativen Eingreifen abhalten würde; sie gibt vielmehr die Veranlassung, sofort und ohne Aufschub vorzugehen.

Daß von diesen Schwerkranken trotz der Operation ein wesentlich höherer Prozentsatz doch noch stirbt als von denen, welche leichter erkrankt zu sein schienen, ist selbstverständlich. Und da tritt ein besonderes Bedenken dem Arzt häufiger entgegen: soll man durch ein unter Umständen so wenig Hoffnung bietendes Eingreifen die Verantwortung für den tödlichen Ausgang noch auf sich nehmen und damit sein eigenes sowie das ärztliche Ansehen überhaupt schädigen? Erinnere ich mich doch öfter gehört zu haben: ja, Sie, in den größeren Verhältnissen, wo ein unerwünschter Ausgang nicht so leicht bekannt wird, dürfen das riskieren; wir, im engeren Schaffenskreise, würden bei gleichem Vorgehen in jeder Weise zu büßen haben. — Wir Ärzte sind zwar nach dieser Richtung hin schlimm daran. Fast jeder Laie, gebildet und ungebildet, meint mit in unsere Sachen hineinreden zu sollen, und doch kann der große Haufe sich meist nicht vorstellen, daß trotz eines im letzten Augenblick noch gewagten Eingriffes ein Patient noch an seiner Erkrankung zugrunde gehen kann. Der Zeitungsberichterstatter, „die Stimme der öffentlichen Meinung", berichtet unfehlbar: N. N. ist an den Folgen einer Operation gestorben. Man brauchte uns nur noch den guten Willen abzusprechen, und es wäre am besten, Ärzteschaft und Arzterei am ersten besten Nagel aufzuhängen. Ganz so schlimm ist es ja nun nicht. Es giebt auch noch einige verständige Leute, aber selbst wenn das nicht wäre, so darf sich der Arzt in seinem Handeln nicht von dem Urteil des großen Publikums abhängig machen. Wir sollen trotz allem nach bestem Wissen handeln, wie wir auch nur lehren, was wir für recht und richtig halten.

Wollten wir uns von diesen schweren Erkrankungsfällen zurückhalten, so würde uns nicht nur die Freude abgehen, öfter noch jemand zur völligen Genesung zu bringen, der nach menschlichem Urteil schon sicher dem Tode verfallen schien. Ein Erfolg, der uns über manche trübe Stunde unverschuldeten Mißlingens hinwegtröstet. Es würde aber auch dem erfolgreichen Fortschritt ärztlichen Könnens in unberechtigter Weise ein Riegel vorgeschoben werden. Es ist mir noch lebhaft in der Erinnerung, wie ich Anfang der 80er Jahre als Assistent unseres verehrten Jubilars zum ersten Mal in meinem Leben eine otitische Pyämie mit freigelegter, mißfarbiger Sinuswand sah. Ich schlug in meiner Naivität die Eröffnung des Sinus vor. Es geschah nicht. Der Kranke ging an seiner Pyämie zugrunde. Ungefähr um die gleiche Zeit stellte von Bergmann in der Berliner medizinischen Gesellschaft einen durch Operation geheilten otitischen Gehirnabszeß vor. Und soviel ich gehört, ist der Patient nicht lange nachher von der weiter fortbestehenden Ohreneiterung aus von neuem erkrankt und dann daran gestorben. Eingriffe, welche damals neu waren und gewagt erschienen, müssen heute von dem Arzte in geeigneten Fällen vorgenommen werden, wenn er sich nicht eines direkten Kunstfehlers schuldig machen will. So steht es heute mit der Pyämie und dem Hirnabszeß, und so schickt sich allmählich, auch der Dritte im

Bunde, die Meningitis, allmählich an, in den Kreis einzutreten. Zum mindesten wird ein ganz beträchtlicher Teil in diesen Fragen maßgebender Ärzte es nicht in jedem Falle aufgeben, durch Operation noch zu nützen. Solche Fortschritte in unseren chirurgischen Leistungen sind natürlich nur möglich, wenn überhaupt erst einmal in einer größeren Anzahl von Fällen gewagt wird, die entsprechenden Operationen auszuführen.

Eine Frage könnte hier noch aufgeworfen werden: schädigt man diese durch ihre schwere Erkrankung schon bedenklich geschwächten Leute durch den hinzukommenden, immerhin nicht gleichgültigen Eingriff nicht noch mehr und führt sie damit um so sicherer und schneller dem Ende entgegen? — Diese Sorge ist die geringste. Handelt es sich doch hier immer um Personen, die nach menschlichem Ermessen aufgegeben sind, von denen ohne operativen Eingriff kaum einmal einer aus der Krankheit mit dem Leben davonkommt; die so schwer leiden, daß sie eine Operation, die ihnen auch nur etwas Aussicht auf Linderung des Leidens bietet, oder wenn nicht das, den Tod, als Erlösung von ihrer Qual, herbeisehnen. Oder um andere, die schwer bewußtlos darniederliegen und, wenn nicht bald Hilfe kommt, allmählich in das Jenseits hinüberschlummern. Ist es nicht mehr möglich, den anstürmenden Feind durch den operativen Eingriff noch zu überwinden, so gibt es doch ein gewisses Gefühl der Befreiung, wenn man der schweren Erkrankung nicht völlig tatenlos gegenüberstehen muß. Und geht ein solcher Kranker trotz alledem zugrunde, so bin ich im Bewußtsein der Pflichterfüllung völlig beruhigt. Aber die Gründe, einen Eingriff zu wagen, sind noch viel gewichtigere: trotz der Schwere der Erkrankung, trotzdem einzelne Kranke schon dem Tode nahe sind, kommt es außerordentlich selten vor, daß ein Patient auf dem Operationstisch oder in den nächsten Stunden nach der Operation stirbt. Die meisten vertragen den Eingriff auffallend gut, ja es tritt fast immer kurz danach eine wesentliche Besserung im Befinden des Kranken ein, objektiv sowohl wie auch subjektiv, selbst in den Fällen, wo die Krankheit derart (z. B. tuberkulöse Meningitis) ist, oder wo sie bereits eine Ausdehnung erreicht hat (z. B. Pyämie, Hirnabszeß, eitrige Meningitis), daß eine Rettung schließlich doch nicht mehr möglich war.

Diese auffallende Besserung im Krankheitsbilde nach der Operation
ist aber durchaus verständlich, wenn man bedenkt, daß durch den
Eingriff der Hauptkrankheitsherd, in dem die entzündlichen Erscheinungen sich abspielten, von dem aus anhaltend septische
Massen in das umliegende Gewebe und in den Kreislauf übergeführt wurden, beseitigt, daß durch Eröffnung der Schädelhöhle
bei Meningitis, vor allem aber bei endokraniellen Abszessen mit
gleichzeitiger Entleerung derselben der so schwere Erscheinungen
hervorrufende Druck sofort aufgehoben oder doch wesentlich geringer wurde. Wer z. B. nur einmal beobachtet hat, wie in den
traurigen Fällen von etappenweise immer wieder neu auftretenden
Gehirnabszessen der Kranke mit jedem neuen Abszeß wieder
klagt, unruhig wird, stöhnt u. s. w., und wie mit der Eröffnung
des Abszesses sofort das Bild wieder ruhiger wird, der wird
das nie wieder vergessen. Es ist begreiflich, daß bei all diesen
Kranken fast immer zunächst, wo es vorhanden war, das Fieber
abfällt, der Puls sich bessert, das Bewußtsein klarer wird, der
Appetit sich hebt, die Klagen über Kopfschmerzen nachlassen,
ev. Übelkeit, Krämpfe schwinden u. s. w. Leider muß man ja
warnen, durch diese zeitweise Besserung sich täuschen zu lassen.
Sie hält oft nur 24 Stunden lang, in manchen Fällen Tage, selten
einige Wochen lang an, und das traurige Ende bleibt doch nicht aus.
Aber auch bei diesen bin ich nach meinen Erfahrungen überzeugt,
daß man ihnen während dieser kurzen Zeit nicht nur den Zustand
erträglicher gemacht, sondern daß man meist durch den Eingriff
das Leben, wenn auch nur um Tage, verlängert hat. Solch auffallende Besserungen scheinen nicht nur bei endokraniellen entzündlichen Zuständen vorzukommen, sondern auch bei solchen,
welche man bisher vorwiegend als toxische anzusehen gewohnt
war. So habe ich noch vor einigen Monaten ein neunjähriges
Kind behandelt, das vier Wochen, bevor es in meine Behandlung
kam, an leichtem Scharlach erkrankt war. Die einzige Komplikation war eine hinzutretende Mittelohrentzündung. Außer der
geringen Ohrsekretion hatte es in den letzen Wochen einen absolut
gesunden Eindruck gemacht. Auch die Schuppung war sehr gering.
Da, 36 Stunden vor der Aufnahme, trat mit hohem Fieber plötzlich Bewußtlosigkeit, Krämpfe und mehrmaliges Erbrechen auf.

Nach Angaben des Hausarztes und eines hinzugezogenen Ohrenarztes, welche mir das Kind zuführten, war seitdem auch die Absonderung aus dem Ohre wieder etwas reichlicher, und der Warzenfortsatz schien etwas druckempfindlich. Ich hielt mich demnach für verpflichtet, dem Wunsche der beiden Kollegen und der Mutter nachzukommen und das Kind zu operieren. Als im Processus mastoideus der Knochen nur hyperämisch gefunden, wurde der Sinus freigelegt, ebenso die Dura der hinteren und mittleren Schädelgrube. In der letzteren wurde sie eingeschnitten und mit dem Skalpell noch mehrere Einstiche in den Schläfenlappen gemacht. Außer einem geringen Vordrängen der Gehirnmasse in den Duraschlitz wurde dabei nirgends etwas Krankhaftes entdeckt. Noch während der Operation waren Kontrakturen im Gesicht und an den oberen Extremitäten zu beobachten. Das Kind erwachte aus der Narkose, als hätte es vorher keine Spur von Hirnsymptomen gehabt. Keine üblen Narkosenachwirkungen. Letzteres habe ich gerade bei sehr schwer Kranken öfter beobachtet. Nach wenigen Stunden unterhielt sich das Kind ganz nett, aß mit gutem Appetit und hatte keine Klagen. Das subjektive Befinden blieb bis zu Ende gut. Leider fiel die Temperatur kurz nach der Operation nur in den nächsten 24 Stunden ab, um dann wieder anzusteigen und hoch zu bleiben. Der Puls blieb anhaltend beschleunigt. Bald kam ein schwerer Darmkatarrh hinzu, der sich nur mit Mühe beherrschen ließ und große Neigung zu Decubitus brachte. Acht Tage nach der Operation, also fünf Wochen nach Ausbruch des Scharlachs, war zum ersten Mal Eiweiß im Urin (1 $^0/_{00}$) und von da ab stets in gleicher Menge nachzuweisen. 14 Tage nach der Operation starb das Kind ganz plötzlich nachts im Kollaps, nachdem ein leichterer Anfall schon am Tage beim Aufrichten einmal aufgetreten war. Das Benehmen des Kindes hatte sich nur insofern etwas geändert, als es in den beiden letzten Tagen vor dem Tode etwas mürrisch war. Keine Klagen, obwohl es sich noch bis kurz vor Todeseintritt mit der Wärterin, mit mir ungefähr sechs Stunden vorher ganz klar unterhalten hatte. Trotzdem die Obduktion leider nicht erlaubt wurde, möchte ich doch aus dem ganzen Verlauf mit Sicherheit schließen, daß es sich hier nicht um Meningitis oder Hirnabszeß gehandelt haben kann, sondern daß

14

das Kind an den Folgen der Nephritis und des Darmkatarrhes zugrunde gegangen ist, und ich bin nachträglich überzeugt, daß schon das Koma, die Krämpfe, das Erbrechen sowie das von neuem auftretende Fieber, Dinge, die die Veranlassung zum operativen Eingriff gaben, als postskarlatinöse Infektionssymptome der bis dahin noch versteckten Nephritis u. s. w. angesehen werden müssen. Wenn diese meine Annahme auch von anderen geteilt wird, so ist sicher der direkte Erfolg der Operation wunderbar und dürfte zu mancherlei Betrachtungen und Spekulationen Anlaß geben.

Wenn ich dafür eintrete, daß auch recht schwer Erkrankte noch zu operieren sind, so ist es immerhin erforderlich, daß, bevor man zum Messer greift, nach Möglichkeit die Diagnose gestellt wird und auch die Indikation, wie weit man bei der Operation zu gehen gedenkt. Der Plan kann ja dann nicht selten noch durch den Befund während der Operation modifiziert werden. Ich lasse mich deswegen auch nie darauf ein, dem Kranken oder seinen Angehörigen etwas Bestimmtes über die Ausdehnung der Operation im voraus zu sagen. Leider ist gerade bei der Krankenhaustätigkeit eine Anamnese oft vorher nicht möglich, da der Kranke, der unerwartet auf die Abteilung gebracht wird, nicht in einem vernehmungsfähigen Zustande sich befindet, von den Angehörigen aber bei den Ärzten sich niemand sehen läßt. Das Bild der schweren Ohrkomplikationen (Meningitis, Hirnabszeß, ja selbst der Sinusthrombose) ist aber leider nicht immer so typisch, wie es nach manchen Lehrbüchern scheinen möchte.

Nun kombinieren sich aber diese schweren Erkrankungen nicht nur unter sich, sondern auch mit anderen Leiden (Scharlach, Typhus, Diabetes u. s. w.), und da heißt es, nicht durch zu lange Beobachtung den rechten Zeitpunkt verpassen, wo ein Eingriff noch etwas nützen könnte.

Daß man wirklich Moribunde nicht mehr zu operieren braucht, ist selbstverständlich. Daß, wenn man es doch tut, dem Kranken damit nicht geschadet wird, ist sicher; er ist doch fast immer schon in einem Zustand, daß man kaum sagen könnte, er wird durch einen Eingriff noch besonders gequält. Ein Schaden, welcher demnach bei erfolglosem Verlauf nach der Operation anzuerkennen ist, kann sich nur nach zwei Richtungen erstrecken. Er könnte sein ein moralischer und ein materieller. Ein moralischer insofern, als man schließlich sagen muß: du hast vergeblich gearbeitet. Und dieses Bewußtsein mag manchen der Herren Kollegen umsomehr kränken, als ja gerade diese Schwerkranken am leichtesten zu jeder Tages- und Nachtzeit eingeliefert werden, dann sofort operiert werden müssen und wegen der größeren Verantwortung für den Arzt auch die psychische Einwirkung gewöhnlich eine verhältnismäßig tiefergehende ist. Ein moralischer Nachteil nach außen, weil das Publikum sagt, daß der Kranke an der Operation gestorben ist. Über beide aber wird der Arzt dadurch leichter hinwegkommen, da er selbst sich ja nur wenig Hoffnung gemacht hatte. — Ein pekuniärer Nachteil für die Erben des Operierten, da sie dem Arzt eine erfolglose Operation honorieren müssen. Daß in der Privatpraxis eine solche annähernd ebenso bezahlt werden muß wie eine erfolgreiche, läßt sich aus verschiedenen Gründen nicht ändern, so sehr, auch beim behandelnden Arzt, sich hiergegen das innere Empfinden sträuben möchte. Bei uns fällt für die Mehrzahl derartiger Kranken dieses Bedenken sowieso hinweg, da es klinisch behandelte sind, welche ja an und für sich ärztliches Honorar nicht zahlen.

Sollte aber immer noch irgend ein Bedenken gegen das empfohlene operative Vorgehen bei diesen so schwer Erkrankten bestehen, so wird auch dieses nach meinem Empfinden vollständig beseitigt, wenn man eine Maßnahme nicht vergißt:

Sowie ich ohne Wunsch oder Zustimmung des Kranken oder seiner Angehörigen nie auch nur den geringsten operativen Eingriff vornehme, so ist gerade in diesen schweren Fällen eine vorherige Aussprache in noch viel höherem Grade erforderlich. Daß man dabei möglichst schonend vorgeht, ist selbstverständlich, aber auch, daß man zu erkennen gibt: die Lage ist recht trostlos; es handelt sich um einen letzten Versuch. Ich erinnere mich nicht, daß in solcher Lage je ein operativer Eingriff abgelehnt worden wäre; und wenn er nicht direkt gewünscht wird, so heißt es gewöhnlich: „Das müssen wir Ihnen zu entscheiden überlassen". Wo Angehörige sich nicht sehen lassen, mit dem Patienten aber aus irgend einem Grunde eine Besprechung der Lage nicht möglich ist, da muß natürlich der Arzt allein und nach eigener Überzeugung entscheiden.

Etwas heikler als in den schweren Fällen die Frage, ob operieren oder nicht, ist die Entscheidung, ob und wann man erneut eingreifen soll, wenn nach der Operation der Zustand sich nicht bessert, oder nach einer Zeit der Besserung sich wieder Komplikationen, oft nur hohe Temperaturen, einfinden, die ein bestimmtes Urteil über Art und Sitz des Leidens nicht zulassen. Seitdem wir übrigens grundsätzlich bei jeder Operation den Warzenfortsatz möglichst breit eröffnen, jeder auf Erkrankung verdächtigen Stelle womöglich bis zum Gesunden nachgehen und bei jedem entfernten Verdacht auf endokranielle Erkrankung Sinus oder Dura freilegen, ja, wenn gewisse Anhaltspunkte dafür vorliegen, vor einer Inzision des Sinus oder des Gehirns nicht zurückschrecken, Eingriffe, die fast immer gut vertragen werden, bekommen wir solche nachträglichen Komplikationen außerordentlich selten zu sehen. Viel häufiger ist es, daß dann eine Verschlechterung im Befinden des Kranken abhängig ist von einem anderen Leiden, welches zu der ursprünglichen Ohrerkrankung in keinem anderen Zusammenhange steht, als daß beide den gleichen Kranken ergriffen haben. Zu diesem Leiden gehört in erster Linie die Angina, an welcher manchmal auffallenderweise an einem Tage drei bis vier Patienten desselben Saales erkranken; dann Pneumonien, Pleuritiden, Nephritis, akute exanthematische Erkrankungen, Obstipation u. a. Daß sicher oft auch psychische Erregung und ungeeignete Nahrung nach Besuchstagen das Befinden der Kranken ungünstig zu beeinflussen imstande sind, will ich nur nebenbei erwähnen. Dann kann es sich noch um Erkrankungen handeln, die wohl mit dem ursprünglichen Ohrenleiden in ursächlichem Zusammenhang stehen, die aber durch ein erneutes operatives Eingreifen nicht günstig beeinflußt werden können, wie z. B. für die Diagnostik noch nicht zugängliche, dem ursprünglichen Operationsgebiet entfernter liegende Metastasen, allgemeine Sepsis, beginnendes, noch nicht sichtbares Erysipel.

Wäre es in den angeführten Fällen ein großer Fehler, zum mindesten aber überflüssig, erneut zum Messer zu greifen, so verhält es sich umgekehrt in den Fällen, wo man durch einen erneuten Eingriff voraussichtlich dem Kranken wird nützen können. Bei der Operation entgangene oder später neu auftretende Entzündungsherde, infektiöse Metastasen frei zu legen und aus dem Kreislauf auszuschalten, darf nicht zu lange gesäumt werden, denn die sogenannte „konservative" Behandlung ist oft nichts weiter, als die Krankheit pflegen und den Kranken verderben. Oft sind nun die Erscheinungen tagelang zunächst nicht so ausgesprochen, daß sie genügend Anhaltspunkte geben, ob eine Operation angezeigt ist oder nicht: Temperatursteigerung mit Frösteln, selbst Schüttelfrost, Kopfschmerzen, Appetitlosigkeit, abnormer Puls, Übelkeit, Erbrechen u. s. w. Es kommt noch hinzu, daß eine Anzahl dieser Erscheinungen rein subjektiver Natur sind und dadurch nicht selten an Wert verlieren, wenn man sich ein möglichst objektives Urteil bilden will. Aber auch in diesen Fällen wird fast immer sich die geeignete Entscheidung treffen lassen, wenn man dem Grundsatz folgt, im Zweifel stets so zu handeln, daß durch das ärztliche Vorgehen in erster Linie dem Kranken nicht geschadet wird.

Unter den im letzten Abschnitt genannten gibt es ja nun einzelne Kranke, welche zwar nach dem Befund oder, wie der weitere Verlauf ergab, eigentlich zu einem wiederholten Eingriff reif gewesen wären, und die doch heilen ohne erneute Operation, gewöhnlich vor allem dadurch, daß ein Abszeß von selbst den Weg nach außen findet, ohne noch weiteren Schaden anzurichten. Man kann sogar solchen Heilungsvorgängen manchmal durch gewisse Maßregeln den Weg ebnen. So konnten wir z. B. noch vor kurzem bei einem während des Verbandwechsels sich stets äußerst ungeberdig benehmenden Knaben mit vereitertem Sinus, dessen Temperatur nach dieser körperlichen und psychischen Erregung jedesmal wieder in die Höhe schnellte, die schon in Aussicht genommene Unterbindung der Vena iugularis umgehen, indem das Kind nach Vorschlag von Dr. Preysing einige mal während des Verbandwechsels narkotisiert wurde. Sofort stellte sich normaler Heilungsverlauf ein. Man würde aber böse Erfahrungen machen, wollte man solchen ausnahmsweisen Verlauf als die Regel hinstellen.

Endlich muß ich noch eine Eigentümlichkeit der Ohrerkrankungen besprechen, welche bei der Indikationsstellung zur
Operation einige Bedenken erregen können. Es sind das die
akuten Mittelohrentzündungen. So stürmisch diese oft auch einsetzen, so leicht gehen sie nicht selten zurück, selbst ohne daß
eine Trommelfellperforation eintritt. Und der fast immer gutartige
Verlauf akuter Mittelohrentzündungen, die rechtzeitig in richtige Behandlung kamen, verführt deshalb leicht dazu, diese Erkrankung nicht
als besonders schwere anzusehen. Es ist oft schon eine Errungen-
schaft, wenn sich der Arzt rein schematisch daran gewöhnt,
akute Mittelohrentzündungen unter allen Umständen als schwere
Erkrankung anzusehen und zu behandeln. Es muß ihm schon in
seiner eigenen Wertschätzung einen Stoß geben, wenn der Ausgang eine ganz unvermutete Wendung nimmt. Und es ist manchmal recht schwer, von anfang an eine sichere Prognose zu stellen.
Man kann gelegentlich beobachten, daß eine ursprüngliche leichte
akute Mittelohrentzündung, die in kurzer Zeit ohne Trommelfellperforation ausheilt, so daß das Ohr schon wieder mit normaler Hörfähigkeit als gesund zu betrachten ist, doch noch durch eine sich anschließende Gehirnentzündung zum Tode führt. Daß Erscheinungen, wie Schwellung der Warzenfortsatzgegend und Druckempfindlichkeit, welche sonst im allgemeinen als Indikationen
zum Aufmeißeln angesehen werden, auch ohne Operation zurückgehen können, ist bekannt, ebenso aber, wie häufig, auch wenn
die Erkrankung nicht tuberkulöser Natur ist, die anfangs oft
recht heftigen Entzündungserscheinungen verblassen und ganz
verschwinden, es bleiben neben der gewöhnlich reichlicheren Absonderung nur recht geringe Erscheinungen, welche ein weiteres
Bestehen und Fortschreiten der Erkrankung in der Tiefe vermuten lassen; und doch findet man bei der Operation ausgedehnte
Zerstörung des Knochens und lebensgefährliche Veränderungen.
In solchen Fällen ist es oft wirklich nicht leicht, mit Sicherheit
die Indikation zur absoluten Notwendigkeit der Operation zu
stellen. Es wäre ja nun nicht allzu schlimm, wenn man bei der
Unsicherheit der Verhältnisse die Überzeugung gewinnen müßte,
doch ab und zu operiert zu haben, wo vielleicht auch ohne den
Eingriff schließlich eine Heilung eingetreten sein würde, umsomehr

als man in diesen akuten Fällen mit ziemlicher Sicherheit in Aussicht stellen kann, daß nach Eröffnung des Warzenfortsatzes früher und auch für die Dauer die Eiterung aus der Paukenhöhle aufhört, die Hörfähigkeit sich bessert, oft bis zum Normalen, und die subjektiven Geräusche nachlassen — wenn man auch sicher sagen könnte, daß dieser operative Eingriff unter allen Umständen völlig gefahrlos ist. Das scheint leider nicht der Fall zu sein. Wir sehen nicht selten vor allem bei akuten Entzündungen sofort nach der Operation und zweifellos als Folge derselben erst noch einmal einen Temperaturanstieg. Da er glücklicherweise in den nächsten Tagen wieder zu verschwinden pflegt, ist es wegen der Narkosenachwirkungen schwer zu sagen, ob auch sonst noch eine Einwirkung auf das Allgemeinbefinden (Appetitlosigkeit, Übelkeit, Kopfschmerz) besteht, denn auch diese Erscheinungen verschwinden bald wieder. Nun sieht man aber im Laufe der Jahre ab und zu einen Fall, wo deutlich mit oder kurz nach der Operation schwerere Krankheitserscheinungen auftreten, die ja ebenfalls wieder verschwinden können, manchmal aber, gewöhnlich durch Menigitis, zum Tode führen.

Ich habe ja schon vorher einen Fall erwähnt, wo eine leichte akute Mittelohrentzündung in verhältnismäßig kurzer Zeit ohne jeden operativen Eingriff ausheilte und dann doch noch durch die sich anschließende Gehirnentzündung tödlich endete. Dann kommt es auch bei akuten Mittelohrentzündungen natürlich vor, daß sie so stürmisch und mit so bedenklichen Erscheinungen auftreten, daß man diese zwar noch nicht als Meningitis mit Sicherheit deutete, daß man sich aber dadurch doch veranlaßt fühlte, schleunigst einzugreifen, aus dem weiteren Verlauf aber doch die Überzeugung gewann, die Anfänge von Meningitis müßten schon vor dem Eingriff eingesetzt haben. Und schließlich kann die zum Tode führende Komplikation auch erst in der nächsten Zeit nach der Operation auftreten, ohne daß sie gerade mit dieser in ursächlichen Zusammenhang gebracht werden müßte.

Es ist nun eine sehr wichtige Frage, ob eine Verschlechterung im Befinden des Patienten und eventuell tödlicher Ausgang als Folge des operativen Eingreifens angesehen werden müssen, die vielleicht ohne letzteres hätten vermieden werden können.

Jeder, der öfter operiert, wird ab und zu einen Fall erlebt haben, wo sich durch das gesamte Krankheitsbild vor, bei und nach der Operation die Überzeugung aufdrängt, daß eine Verschlechterung des Zustandes eine Folge des Eingriffes ist. Das kann sich ereignen bei akuten und chronischen Mittelohreiterungen. Gerade diese Fälle aufzuklären, ist unser ernstes Bestreben, um etwa begangene Fehler in Zukunft ausschalten zu können. Die Obduktion hat uns aber bisher hierüber noch keinen Aufschluß gegeben. Ein Durchbruch von außen nach innen ist nicht nachzuweisen. Die eiterige Infiltration der Weichteile im Schädelinnern ist oft auf der ohrgesunden Seite viel stärker entwickelt als auf der kranken. Einige eingelegte, von solchen Kranken stammende Felsenbeine sollen erst noch mikroskopisch untersucht werden. Das Unglück trifft auch durchaus nicht vor allem Leute, bei welchen wegen Ausdehnung des Krankheitsherdes der Eingriff verhältnismäßig ausgiebig wurde. Theoretisch lassen sich verschiedene Ursachen angeben, die man für das Fortschreiten der Entzündung anschuldigen könnte: wir operieren immer in infiziertem Gebiet. Durch die Operation werden unter allen Umständen Zirkulationsbahnen eröffnet, welche nun leichter die Infektion aufnehmen und weiter tragen. Ich halte es deswegen für ratsam, Manipulationen nach Möglichkeit zu vermeiden, wobei Infektionsmaterial in das Gewebe gedrückt wird. Hierzu gehört vor allem das Arbeiten mit der Fräse und das Kratzen mit mehr oder weniger stumpfen Instrumenten (scharfer Löffel). Vorzuziehen ist das Arbeiten mit scharfem Meißel und Schneiden mit dem scharfen Löffel. Bei den Totalaufmeißelungen erinnere ich immer daran, ja die Gegend der Vorhofsfenster, besonders des Steigbügels, zu schonen, um nicht die Entwicklung einer Otitis interna zu begünstigen, trotzdem gerade die Fälle, wo bei der Operation sichtbar oder aus den Erscheinungen hinterher eine Eröffnung des inneren Ohres angenommen werden muß, wie ja auch von anderer Seite berichtet wird, durchaus nicht so sehr dazu neigen, die Infektion in die Tiefe zu verschleppen. Es macht also vorwiegend den Eindruck, als würde durch die Operation die Möglichkeit zu erneuter und weitergehender Infektion wieder angeregt, sei es, daß die zur Ruhe gekommenen Keime mechanisch wieder gelockert, sei es, daß die

Blut- und Lymphbahnen für ihre Einwanderung aufs neue geöffnet werden. In einigen Fällen haben wir den Eindruck gehabt, daß gerade bei akuten Entzündungen, die in den ersten Tagen ihres Bestehens operiert werden, sich leichter eine Gehirnentzündung entwickeln könnte. Es sind das ja an und für sich schon die Fälle mit schwerem Verlauf, und es wäre erklärlich, daß mit ihnen auch eher einmal eine schwere Komplikation sich verbindet. Die Keime sind aber bei ihnen in der ersten Zeit auch gewöhnlich wesentlich virulenter, als wenn erst eine Reihe von Tagen hingegangen ist.[1]) Wir warten deshalb, wenn möglich, bei diesen akuten Mittelohrentzündungen gern mit dem operativen Eingriff wenigstens 6—8 Tage, bis der erste akute Ansturm vorüber ist. Bei Diabetikern, auch in den leichten Fällen, bin ich unter allen Umständen dafür, vor dem Operieren erst circa acht Tage lang strenge Diät durchzuführen. Sofort einzugreifen, würden mich nur die allerzwingendsten Umstände veranlassen.

Daß man die Operation wegen der unter Umständen damit verbundenen Gefahr nicht mehr ausführen soll, wird selbstverständlich niemandem in den Sinn kommen. Mit noch größerem Recht dürfte man die Narkose verwerfen. Denn bei genauer Abwägung wird der durch die Warzenfortsatzoperation gestiftete Nutzen den Schaden ganz wesentlich überwiegen. Nur sollen wir uns bemühen, nach Möglichkeit die dabei schädlich wirkenden Momente aufzufinden und zu vermeiden und, so lange wir das noch nicht mit völliger Sicherheit können, umsomehr überlegen, ehe wir uns zur Operation entschließen. Auch durch einfachere Maßnahmen ist sicher manche Mittelohreiterung ebensogut, ja vorteilhafter zu heilen, als durch die von manchen Seiten sofort mehr oder weniger dringend vorgeschlagene Aufmeißelung. Ein berechtigter und schwerer Vorwurf wäre es für den Arzt, einen Patienten in Lebensgefahr zu bringen durch einen Eingriff, der sich mit Leichtigkeit hätte vermeiden lassen. Vor allem soll man in Fällen, wo die Operation nicht dringend erforderlich, sondern nur mehr oder weniger dringend anzuraten ist, dem

---

[1]) Herr Dr. Bischoff hat eine größere Reihe von Untersuchungen hierüber mit aus der hiesigen Klinik gewonnenem Material im hygienischen Institut ausgeführt.

Kranken unter vollständiger Klarlegung der Verhältnisse mehr selbst die Wahl lassen.

Unter Befolgung der entwickelten Grundsätze glaube ich vor meinem Gewissen, vor dem Urteile des Publikums und, was heutigen Tages manchmal auch nicht unwichtig ist, vor dem Gesetz bei der oft nicht leichten Entscheidung der Frage am besten bestehen zu können.

J. HABERMANN.

Über Veränderungen des Gehörorgans bei der Anencephalie.

Für das Studium der angeborenen Taubstummheit wird es von großem Vorteil sein, wenn wir auch die Veränderungen des Gehörorgans bei den verschiedenen Mißbildungen, insbesondere des Schädels, in den Bereich unserer Untersuchungen ziehen. Auch auf dem Gebiet der Mißbildungen herrscht, wie Orth betont, nicht Willkür, sondern Ordnung und Gesetz, und diese Gesetze können wir nur durch zahlreiche Untersuchungen von Fällen mit Störungen der normalen Entwicklung kennen lernen. Die bisherige Literatur über die Störungen der Entwickelung des Gehörorgans findet sich in einer vor kurzem erschienenen Abhandlung von Siebenmann: „Die Grundzüge der Anatomie und Pathogenese der Taubstummheit" zusammengestellt, und kann ich auf diese hier verweisen.

Gegenstand meiner Untersuchung bildet das rechte Gehörorgan eines Anencephalen, das mir Dr. Kretschmann in Magdeburg zur Untersuchung übersandte, wofür ich ihm besten Dank schulde. Über das Gehörorgan bei Anencephalen liegen bisher nur wenig Untersuchungen vor und auch diesen liegen mehr allgemein entwicklungsgeschichtliche Gesichtspunkte zugrunde, die allerdings auch für die uns interessierenden Fragen von Bedeutung sind.

Veraguth[1]), der das Gehörorgan eines siebenmonatlichen Anencephalen untersuchte, konnte daran nachweisen, daß das Ganglion des Acusticus in gleicher Weise wie andere Kopfganglien entwickelt war, trotz der fehlenden Entwickelung des

---

[1]) Neurolog. Zentralblatt 1898, S. 530.

cerebralen Teils des Medullarrohrs bei den Anencephalen. Er
fand die knöcherne Schnecke entwickelt und im Ramus cochleae
eingestreut deutliche Ganglienzellen. Vom epithelialen Anteil
der Schnecke hatte sich genau nur das entwickelt, was mit dem
Nerven später selbst nicht in direkte Verbindung gekommen
wäre. Alle Zellen aber, an denen die Endausbreitung des Nervus
cochleae hätte stattfinden sollen, hatten sich nicht differenziert.
Es waren die äußeren und inneren Haarzellen, die Hensen'schen
und Deiters'schen Zellen nicht entwickelt, und fanden sich an
ihrer Stelle unentwickelte rundliche Epithelzellen von embryonalem
Charakter und noch unbestimmter Anordnung, weil ein Auswachsen
der Ganglienzellen nicht erfolgt war, die differenzierende Wirkung
des Hörnerven also ausblieb.

In einem zweiten Fall, über den Zingerle[2]) berichtet, ist
das Gehörorgan nicht histologisch untersucht, dafür aber finden
sich bei ihm genaue Angaben über die Entwickelung und die
veränderte Lage der einzelnen Knochen des Schädels und auch
des Schläfebeins. Es handelte sich um einen Anencephalen aus
dem 7.—8. Fötalmonat, bei dem das rechte Ohr normal gebildet,
am linken aber die Ohrmuschel dütenförmig gefaltet war, und an
Stelle des äußern Gehörgangs sich nur ein kleines Grübchen vorfand. Von den Schläfebeinen sind nur die Pyramiden und die
untersten Teile der Schuppen gebildet. Die letzteren sind ebenso
wie die Meatus auditorii externi direkt nach abwärts gerichtet
und der Mittellinie genähert. Process. mastoidei und styloidei
fehlen beiderseits. Die der Pars mastoid. entsprechende Knochenplatte ist fast frontal gestellt und fällt senkrecht ab. Sie stößt
rechts unter Bildung einer scharfen Kante an den äußeren Gehörgang. Links fehlt der Annulus tymp., das Trommelfell und
der äußere Gehörgang, und an dessen Stelle besteht ein knöcherner
Verschluß. Die Felsenbeine sind statt schief nach vorne innen,
vollkommen quer gestellt und stehen mit ihrem lateralen Teil
tiefer als mit ihrem medialen. Sie dachen also beide schräg nach
außen unten ab. Ihre hintere Hälfte ist rauh zerklüftet. An ihr
öffnet sich der innere Gehörgang und nach außen davon der

---

[2]) Arch. f. Entwickelungsmechanik, XIV.

relativ weite Aquaeductus vestib. Der obere Bogengang springt beiderseits viel stärker vor. Der Canalis carot. ist eng.

Ein dritter Fall von Anencephalie, der gleichzeitig auch eine schräge Gesichtsspalte aufwies, wurde von Alexander[1] untersucht. Er fand eine asymetrische Verschiebung beider Felsenteile und diese außerdem hochgradig mißbildet. Rechts an Stelle der Ohrmuschel nur einige kleine Höcker. Gehörgang, Trommelfell und Paukenhöhle fehlen, ebenso der Steigbügel und die Fenster. Das Promontorium war angedeutet, der Acusticus fehlte, der Facialis war erhalten. Die Schnecke umfaßte nur $1^1/_2$ Windungen, der Vorhof war klein, der obere und laterale Bogengang waren da, der hintere durch eine Grube angedeutet, in die die Dura hineinzieht. Links endet der äußere Gehörgang blind in der Tiefe von $^1/_2$ cm. Die Ohrmuschel und das Mittelohr fehlen. An Stelle des inneren Ohrs finden sich zwei solide, durch Bindegewebe verbundene Knochenstücke, die keine Hohlräume erkennen lassen. Der innere Gehörgang fehlt ganz. Die Präparate waren schlecht erhalten, sodaß eine histologische Untersuchung nicht vorgenommen werden konnte.

Das Schläfebein, das mir zur Untersuchung vorlag, stammte von einem neugeborenen männlichen Kind, dessen Körper sonst, abgesehen vom Schädel, keine Zeichen einer Entwickelungsstörung zeigt. Der Kopf sitzt ohne Hals direkt dem Rumpf auf, und fehlt das Schädeldach vollständig, so daß die Schädelbasis ganz frei zutage liegt. Sie ist von einer blutreichen, dunklen Masse bedeckt, deren mattglänzende Oberfläche direkt in die äußere Haut übergeht. Die Grenze zwischen beiden ist durch einen stärkeren Haarkranz markiert. Diese das Gehirn ganz ersetzende Masse ist mit der Unterlage fest verwachsen und geht nach unten in das Rückenmark über. Es scheint aber, daß sie auch den oberen Teil der Halswirbelsäule einnimmt, deren Wirbelbögen nicht geschlossen sind. Das lädierte Präparat, dessen eine Schädelhälfte schon entfernt war, läßt dies nicht mehr mit Sicherheit erkennen. Das Hinterhauptloch fehlt, beziehungsweise es ist nach hinten offen, da die Schuppenteile des Hinterhauptbeins nicht zur Vereinigung

---

[1] Zeitsch. f. Ohrenheilkunde, Bd. 46, S. 249.

gekommen sind und schief nach hinten unten abdachen. Es mangeln infolgedessen die hinteren Schädelgruben, und erscheint die Schädelbasis dadurch sehr verkürzt. Die Stirn fehlt, und das Auge springt stark vor. Das äußere Ohr ist klein, nach vorn umgeschlagen und dütenartig gefaltet.

Nach dem vollständigen Defekt des ganzen Gehirns, wahrscheinlich hinabreichend bis ins Halsmark, dem Defekt des knöchernen Schädeldachs, dem Offenbleiben des Hinterhauptloches und der Rachischisis der oberen Halswirbelsäule handelt es sich also um eine typische totale Anencephalie.

Aus dem Präparat, das bisher in Formol aufbewahrt worden war, wurde das Schläfebein herausgenommen und in $4\frac{1}{2}$ prozentiger Salpetersäurelösung entkalkt, was wegen der großen Härte des Knochens länger als gewöhnlich, etwa 3 Wochen, dauerte und nach Einbettung in Zelloidin der weiteren histologischen Untersuchung unterzogen.

Mikroskopischer Befund.

Die Duraauskleidung des inneren Gehörgangs ist beträchtlich dicker und in den oberflächlichen Schichten von weiten, dünnwandigen Gefäßen durchzogen. Der innere Gehörgang ist in seinem medialen Teile fast ganz von großen und weiten, aber dabei sehr dünnwandigen Gefäßen ausgefüllt, die ihn meist parallel seiner Länge nach durchziehen und zwischen denen schmale Bündel von Bindegewebe und einzelne in der Länge des Gehörganges nacheinander angeordnete Haufen von Nervenzellen gelagert sind. Diese Nervenzellen, die ihrer Lage im inneren Gehörgang nach dem Ganglion Scarpae angehören, liegen im ganzen beträchtlich mehr medial als im normalen Ohr, in dem sie näher dem Grunde des Gehörgangs gelagert sind. Im Fundus finden sich dichtere Bündel, die ihrer Lagerung nach und auch nach ihrer Färbung mit Hämatoxylin-Eosin ganz wie Nervenbündel aussehen und durch die Lamina cribrosa in die Schnecke und den Vorhof hineinziehen. Bei Markscheidenfärbung nach Weigert konnte ich jedoch in diesen Bündeln kein Mark nachweisen, und auch die Untersuchung bei starker Vergrößerung ergab keine Nervenfasern; es waren die anscheinenden Nerven-

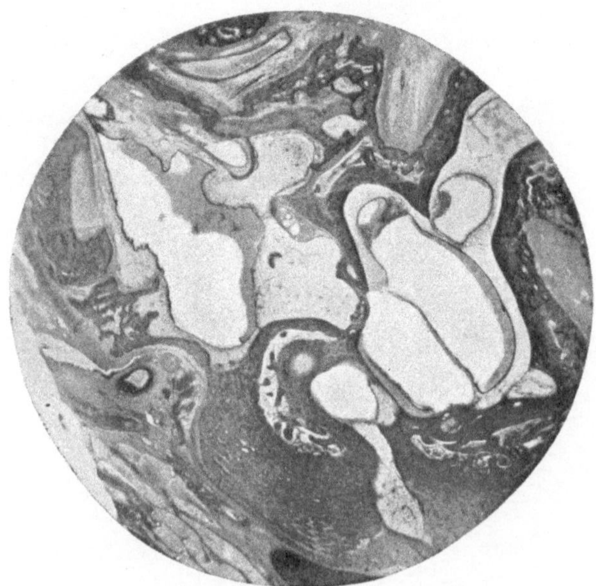

Fig. I.

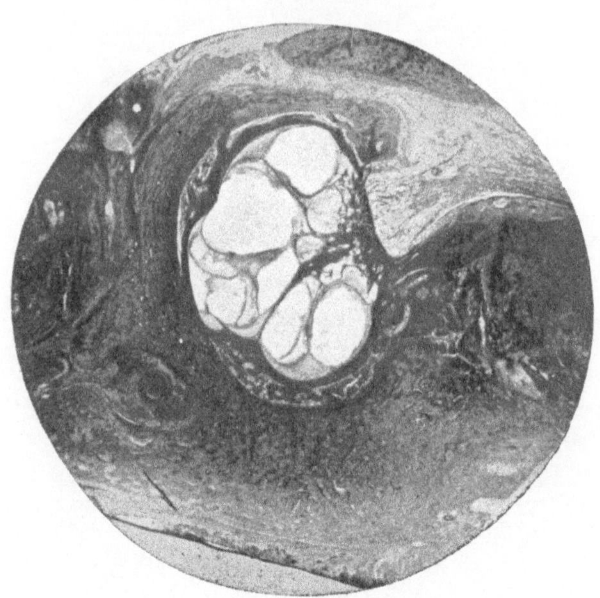

Fig. II.

Habermann: Über Veränderungen des Gehörorgans bei der Anencephalie.

Fig. I. Durchschnitt durch die Schnecke, den inneren Gehörgang, den Rand des Facialkanals, den Carotischen Kanal und den angrenzenden Teil des Hinterhauptbeins. Vergrößerung 1 : 7.

Fig. II. Durchschnitt durch den hinteren Teil des Vorhofs, die Ampullen des äußeren und oberen Bogengangs, die Vorhofswasserleitung, die beiden Fenster, den Facialkanal, die Paukenhöhle, die Tuba und den Tensor tympani. Vergrößerung 1 : 6.

Verlag von Julius Springer, Berlin.

bündel durchwegs nur aus großen und langen spindelförmigen Zellenketten zusammengesetzt, deren einzelne Zellen einen großen, ebenfalls spindelförmigen, blassen Kern enthielten. Ob eventuell auch Achsenzylinder in diesen Bündeln lagen, war mir nicht mehr möglich, nachzuweisen.

Der Facialkanal war in seinem inneren, an den inneren Gehörgang grenzenden Teil ähnlich beschaffen wie dieser, weiter nach außen befanden sich sein Ganglion und auch Nervenfasern in normaler Weise.

Die Schnecke. Durchschnitte durch die Mitte der Schnecke zeigen schon bei Besichtigung mit freiem Auge, daß die Schnecke kleiner ist als gewöhnlich; sie ist entsprechend der basalen Windung nicht so breit und auch vom Fundus des inneren Gehörgangs bis zur Spitze gemessen nicht so hoch, wie sie sein sollte. Weiter zeigt sich am Schneckendurchschnitte, daß der Aufbau der Schnecke wesentliche Abweichungen bietet. (Fig. I.) Während die untere Windung mehr normale Verhältnisse zeigt, ist die mittlere beträchtlich schmäler im Querschnitt und schon im Beginn der mittleren Windung an der vorderen unteren Peripherie der Schnecke zeigt sich eine wesentliche Abweichung in der Form, indem die Basilarmembran und das Spiralband zum großen Teil nicht an der äußeren Wand, sondern noch an der Zwischenwand zwischen unterer und mittlerer Windung inserieren. Die äußere Wand wäre dazu auch zu schmal, und reicht deshalb auch die Stria vascularis mit ihrer Ansatzlinie noch über den Bereich dieser hinaus und sitzt zum Teil auf der Reißnerschen Membran.

Der spirale Verlauf des Ganglienkanals der Schnecke hört eigentlich schon mit dem Ende der basalen Windung auf. Während in dieser die Spindel noch sehr breit ist, auch der Ganglienkanal ist eher breiter angelegt, findet sich in der mittleren Windung der Ganglienkanal etwa in der Mitte der Spindel zwischen den beiden Durchschnitten durch den der basalen Windung und etwas höher als diese gelagert. Von ihm aus zieht die Lamina spir. ossea erst schräg nach außen, bald aber schon mehrere solche Kanäle neben einander und von einer dünnen Knochenschicht begrenzt, erst direkt nach oben gegen die Spitze und dann nach außen, wobei der Teil der Spirallamelle, der nach

15

außen abbiegt, immer kürzer wird. Ganglienzellen finden sich in dem aufsteigenden Teil nicht mehr. Die knöcherne Spirallamelle wird dabei immer kürzer und endet zum Schluß ganz, und zwar noch im Bereich der mittleren Windung, so daß hier die Cortischen Organe beider Seiten an dem Schnitte unmittelbar zusammenstoßen. Im weiteren Verlauf der mittleren Windung nach oben trat eine weitere wichtige Veränderung auf, ein Fehlen der knöchernen Begrenzung gegen die untere Windung, so daß die Paukentreppe der mittleren mit der Vorhoftreppe der unteren einen Raum bildete. Von der Zwischenwand waren erst noch kleine Reste innen und außen zu sehen, bald aber fehlte sie ganz, und ging die endostale Auskleidung der einen Treppe direkt in die der anderen über. Auch gegen die Spitze fehlte jede knöcherne Zwischenwand mit Ausnahme einer kleinen kurzen Knochenspange im oberen Ende.

Ist schon die mittlere Windung kürzer und schmäler, so ist von der Spitze überhaupt nur ein enger und schmaler Raum vorhanden, der zum Teil mit Bindegewebe ausgefüllt und innen von Epithel bekleidet ist, das an anderen Schnitten unten einschichtig, wie auf dem äußeren Teil der Basilarmembran, im kuppelförmigen oberen Teil aber ähnlich dem der Stria vascularis geformt ist.

Von den einzelnen Teilen der Schnecke wäre noch zu erwähnen, daß der weite Spiralkanal außer zahlreichen Gefäßen zwar verhältnismäßig weniger, aber sehr gut entwickelte Ganglienzellen enthält, von denen ganz schmale Nervenbündel in den inneren Gehörgang und breite in den normal breiten Kanal der knöchernen Spirallamelle ziehen. Im übrigen ist der knöcherne Ganglienkanal von einem lockeren Bindegewebe ausgefüllt. Die Membrana basilaris zeigt in ihrem Bau keine Abweichung, und auch das Cortische Organ ist so schön ausgebildet und erhalten, wie ich es bisher selten gesehen habe. Auch die Haarzellen waren, wenn auch klein und etwas abgerundet, in ähnlicher Weise wie an anderen normalen Schneckenpräparaten nachzuweisen. Nicht finden konnte ich jedoch die Nervenfibrillen im Cortischen Organ, die sonst gewöhnlich leicht auch an schlechter konservierten Schnecken nachzuweisen sind. Die Cortische Membran war überall gut ausgebildet, und zeigten auch die äußere Wand und die Reißnersche Membran außer den schon oben erwähnten Abweichungen nichts Besonderes. Von der Stria vascularis wäre nur noch zu erwähnen, daß sie besonders im unteren Endteil der Schnecke, aber auch noch weiter oben von sehr weiten und dünnwandigen Gefäßen durchzogen war.

Die Nervenfasern, die anscheinend besonders in der Lamina spir. normal entwickelt waren, zeigten bei Färbung nach Weigert und auch bei Untersuchung mit starker Vergrößerung ein wesentlich anderes Verhalten; sie zeigten keine Markscheidenfärbung nach Weigert und bestanden im wesentlichen nur aus langen spindelförmigen, in dünne Fäden auslaufenden Zellen mit einem länglichen Kern. Dies zeigte sich besonders an den Fasern im inneren Gehörgang und auch in der knöchernen Spirallamelle, während im Canalis spiralis die Zellen weniger zahlreich waren und dazwischen stellenweise eine doppelt konturierte Faser nach Art der Nervenfaser zu sehen war. Die Markscheidenfärbung gelang nicht, und eine Färbung auf Achsenzylinder konnte leider nicht mehr vorgenommen werden. Nach alledem kann ich nur die Vermutung aussprechen, daß es sich nicht um vollkommen entwickelte Nervenfasern, sondern höchstens um Vorstadien derselben handle.

Die Schneckenwasserleitung zeigte sich in ihrem lateralen Ende durch Unebenheiten der knöchernen Wand etwas verengt.

Vom Vorhof und den Bogengängen ist zunächst in bezug auf ihre räumliche Anordnung zu erwähnen, daß sie etwas mehr in einander gerückt erscheinen, so daß an einem Schnitt der Vorhofsteil der Schnecke, rundes Säckchen und noch ein größerer Teil der Macula des ovalen Säckchens getroffen erscheinen. Das runde Säckchen ist verhältnismäßig klein, das ovale eher größer und zeigt nach hinten eine breite und tiefe Ausbuchtung. Der obere Bogengang liegt mit seiner Ampulle etwas weiter nach hinten und ist in seinem Anfangsteil auch weiter als die andern. Die Macula sacculi ist kleiner und bildet mehr eine ebene Scheibe, die sich nur in einer Richtung ausdehnt. Auch fand ich nur ein Bündel zuführender Nerven von unten und innen her, während sonst gewöhnlich aus zwei Richtungen durch eigene Knochenkanäle Nerven zur Macula ziehen. Der feinere Bau der Maculae und Cristae war durchwegs normal; nur muß ich auch hier über die

15*

Nerven dasselbe sagen, was ich oben von den Schneckennerven erwähnt habe. In den Bogengängen war die Innenwand glatt, ohne papillenartige Exkreszenzen, in den Bändern des perilymphatischen Raumes weite, dünnwandige Gefäße.

Besondere Erwähnung verdient auch, daß im ganzen inneren Ohr kein Pigment nachzuweisen war.

Mittleres und äußeres Ohr.

Die Paukenhöhle ist noch zum größten Teil mit embryonalem Bindegewebe ausgefüllt, das die Wände in dicker Schicht bekleidet und nur an der Innenseite des Trommelfells einen schmalen Raum freiläßt, der sich auch in die Tuba fortsetzt. Auch im Aditus und im Antrum findet sich noch kein Hohlraum, sondern dasselbe Bindegewebe. Die Paukenhöhle erscheint viel geräumiger, besonders im hinteren oberen Teil und wird noch größer durch mehrere seitliche Ausbuchtungen. Eine solche zieht in gleicher Richtung mit der inneren Wand nach vorne in den Knochen hinein, da wo wir sonst die Tuba zu finden gewohnt sind. Ein zweiter Raum erstreckt sich zwischen dem Halbkanal für den Trommelfellspanner und der ovalen Fensternische nach oben und ist ebenso wie der erste mit embryonalem Bindegewebe ausgefüllt. Die Nische des ovalen Fensters ist mit Schleimgewebe erfüllt, die Schenkel des Steigbügels sind länger und schlanker, die Basis etwas kleiner und das Ringband verhältnismäßig schmal; an einer Stelle scheint es überhaupt nicht völlig ausgebildet zu sein, da die Knorpelzellen der Basis unmittelbar in die der Labyrinthwand übergehen. Sehr nahe der Basis des Steigbügels liegt die Membran und die Nische des runden Fensters. Sie ist von normaler Größe und mit embryonalem Bindegewebe ausgefüllt, mündet aber nicht in die Paukenhöhle, sondern endet blind im Knochen. Es erhebt sich zwischen beiden Nischen das Promontorium als ein erst schmaler, dann aber dicker und mächtiger Knochenwulst, der nach abwärts zieht und in die untere Wand der Paukenhöhle übergeht. (Figur II.)

Das Trommelfell ist normal entwickelt, liegt aber bedeutend weiter nach hinten, so daß Schnitte durch das Hammer-Amboßgelenk den horizontalen Bogengang treffen.

Hammer und Amboß zeigen normale Größe, doch finden sich im Knochen meist längs dem Rande angeordnet Knorpelzellennester gleichwie in der Labyrinthkapsel eingelagert. Das Gelenk zwischen beiden zeigt den Knorpelbelag ziemlich unregelmäßig angeordnet, stellenweise verkalkt, stellenweise auch mehr junge, mit Eosin sich rot färbende Knorpelzellen, und stellenweise fehlt der Knorpelbelag ganz. Auch der Meniskus ist nicht überall vorhanden und besteht teilweise aus einem lockeren Bindegewebe. Im hinteren Teil geht der Knorpelbelag des Hammers direkt in den des Amboß über, ist also das Gelenk überhaupt noch nicht entwickelt.

Die Eustachische Röhre ist ganz abnorm gelagert, sie läuft nicht in gleicher Richtung wie die innere Wand der Paukenhöhle nach vorn, sondern bildet mit der Längsachse der Paukenhöhle einen stumpfen Winkel. Ein Schnitt durch den Vorhof, die Vorhofswasserleitung und die Fenster, der sonst quer durch das Trommelfell zu gehen pflegt, trifft die Tuba ihrer Länge nach (Figur II). Die Tuba ist kurz und weit, und ist der an die Pauke grenzende Teil von einer stark gefalteten Schleimhaut ausgekleidet, deren Submucosa aus lockerem, mit weiten, großen Gefäßen durchzogenem Bindegewebe besteht. Diese faltenförmigen Erhebungen nehmen gegen den Rachen noch zu. Ob ein Tubenknorpel vorhanden war, kann ich leider nicht bestimmen, da aus Versehen ein kleines Stückchen der Tuba abgeschnitten worden war. Vom angrenzenden Rachen fand sich noch ein Rest, in den zahlreiche Lymphzellenhaufen eingelagert waren. Der Halbkanal für den Tensor ist großenteils mit Fettgewebe ausgefüllt, und finden sich nur spärliche Muskelbündel. Er verläuft in gleicher Richtung wie die Tuba. Der Musculus stapedius ist gut entwickelt.

Die Warzenhöhle ist ziemlich geräumig, und erstrecken sich von ihr aus tiefere Buchten zwischen die festeren Knochenkapseln der Bogengänge hinein, die ebenso wie das Antrum mit embryonalem Bindegewebe ausgefüllt sind.

Der Knochen der Schläfepyramide grenzt mit dem Teil, der die Schnecke einschließt, an einen anderen Knochen, mit dem er durch Bindegewebe verbunden ist. Es ist dies der Körper der

Hinterhauptbeins, der im Inneren noch einen größeren in Verknöcherung begriffenen Knorpelkern einschließt. Der Knochen der
Pars petrosa ist noch nicht so entwickelt, wie wir es bei einem
Neugeborenen sonst finden. Abgesehen von den interglobulären
Knorpelresten, die auch bei Erwachsenen noch regelmäßig gefunden
werden, sind an verschiedenen Stellen, oft schon mit freiem Auge
sichtbare größere Reste von Knorpel nachzuweisen, so im Winkel
zwischen dem inneren Gehörgang und der Paukentreppe am unteren
Teil der Schnecke, im Knochen über der Vorhofstreppe an demselben Schnitt, in der Gegend vor dem ovalen Fenster und endlich außer mehreren kleineren zwei größere Knorpelreste im Warzenfortsatz. Diese Knorpelreste sind mit Hämatoxylin-Eosin nicht
oder, wie dies im Warzenfortsatz der Fall ist, rot gefärbt, in einer
schmalen Randzone aber schön blau gefärbt (Verkalkung) und
schließen sich daran dann halbkuglig begrenzte dünne Lagen neuen
Knochens mit engen und weiteren Markräumen, von denen aus die
endochondrale Verknöcherung erfolgt. In der Schneckenkapsel ist
noch insofern eine Abweichung zu verzeichnen, als hier entsprechend
einem Teil der Spitze keine Markraumbildung stattfand und auch
die knorpelzellenhaltige Knochenschicht stellenweise nur auf eine
ganz schmale Zone beschränt ist (Figur I). Die Synchondrosis
petroso-occipitalis, die noch am Präparate, zeigt von beiden Seiten
lebhafte Umbildung des Knorpels in Knochen, und auch hier finden
sich in den neugebildeten Knochenspangen allenthalben inter-
globuläre Knorpelzellennester eingeschlossen. Der Proc. styloideus
ragt über die Oberfläche des Knochens nicht nach außen vor und
ist in seinem oberen, in eine stumpfe Spitze auslaufenden Teil
verknöchert, in seinem unteren keulenförmigen Ende noch ganz
knorplig. Auch hier ist zwischen Knorpel und Knochen eine Zone
in endochondraler Verknöcherung begriffen.

Übersicht und Erklärung.

Die Veränderungen der Nerven des inneren Ohrs stehen in
Beziehung zu der Mißbildung des Nervensystems. Trotzdem die
Meinungen der Autoren über das Wesen, besonders aber über die Ursache der Anencephalie noch zum Teil geteilt sind, steht doch fest,
daß es sich dabei um eine Nichtentwicklung des Gehirns handelt, und

daß diese schon in einer sehr frühen Periode beginnt. Zingerle[1]), einer der letzten Autoren auf diesem Gebiete, charakterisiert die anencephalen und hemicephalen Mißbildungen als Folgezustände einer frühzeitigen Erkrankung des keimzellenbildenden Epithelblattes der Medullaranlage, infolge welcher sowohl die morphologische Gestaltung des Gehirns als auch die Differenzierung von neuen, anders gestalteten Zellgenerationen der nervösen Anlage beeinträchtigt wird und vorwiegend neue, gleichartige Zelltypen, Epithel- resp. Ependymzellen gebildet werden. Die spinalen wie auch die cerebralen Ganglien, die sich schon früher von der Medullarplatte getrennt haben, können sich trotz der Erkrankung der Medullarplatte weiter entwickeln, nur fehlt ihnen die Verbindung mit dem Gehirn. So waren auch in dem beschriebenen Fall das Ganglion des R. cochleae wie auch das Skarpa'sche Ganglion entwickelt und in beiden gut entwickelte, wenn auch an Zahl vielleicht etwas verminderte Ganglienzellen nachweisbar, während ich Nervenfasern nicht mit Sicherheit nachweisen konnte. Diese geringere Entwicklung, bez. das Fehlen der Nervenfasern dürfte als eine Folge der Anencephalie, der mangelnden Verbindung der Ohrganglien mit den nächst höheren Ganglien anzuzehen sein. Die Veränderung im Bau des Ganglion Scarpae war dadurch bedingt, daß seine Zellen, die sonst in einem langen Haufen beisammen liegen, hier durch die weiten Gefäße, die den inneren Gehörgang größtenteils ausfüllten, in kleine Gruppen getrennt waren, während bei dem Spiralganglion die Mißbildung des oberen Teils der Schnecke auch die Ursache der veränderten Gestalt und geringeren Ausdehnung dieses Ganglion war.

Da das Gehörbläschen sich unabhängig von der Medullarplatte und wahrscheinlich auch schon vor der Erkrankung dieser abschnürt, wird die Entwicklung und vollkommene Ausbildung des Gehörorgans auch durch die fehlende Entwicklung des Gehirns direkt weiter nicht gehemmt, wie dies für andere Organe gleichfalls der Fall ist. Es waren, abgesehen von dem oberen Teil der Schnecke, auf den ich noch zurückkomme, alle Teile des inneren Ohrs, besonders aber auch die Maculae und Cristae acusticae und das Cortische

---

[1]) l. c.

Organ sehr schön entwickelt, das Cortische Organ sogar schöner,
als man es sonst an Präparaten vom menschlichen Ohr zu sehen
gewohnt ist. Nur die feinen Nervenfädchen, die sonst auch bei
weniger gut erhaltenen Ohren zwischen den Zellen des Cortischen
Organs nicht vermißt werden, konnte ich hier nicht nachweisen,
während die Haarzellen, wenn auch verhältnismäßig kleiner, wie
dies übrigens meist der Fall ist, nachweisbar waren. Es besteht
da eine wesentliche Verschiedenheit mit den Befunden im Falle
Veraguths, der zwar die Schnecke gut entwickelt, vom epithelialen
Anteil der Schnecke aber genau nur das entwickelt fand, was mit
den Nerven später nicht in direkte Verbindung gekommen wäre. Es
waren die äußeren und inneren Haarzellen, die Hensenschen und
Deiterschen Zellen nicht entwickelt, während die Pfeiler und die
Cortische Membran sowie die übrigen Teile des Ductus cochl. gut
entwickelt waren. Nach der Zeichnung von der Schnecke, die
Veraguth seiner Arbeit beigegeben hat, bin ich der Ansicht,
daß man in diesem Fall über das Cortische Organ überhaupt
nichts Bestimmtes sagen kann, da das Präparat nicht gut erhalten
zu sein scheint und durch die Entkalkung auch gelitten haben
dürfte. Die gut erhaltenen Pfeiler sowie auch die schön entwickelte Cortische Membran scheinen mir auch für diese Ansicht
zu sprechen gleichwie der Umstand, daß nicht bloß die Haarzellen,
sondern auch die Stützzellen des Cortischen Organs nicht erhalten
waren.

Wenn auch ein Vergleich der Veränderungen im Ohr mit
denen im Auge wegen der verschiedenen Entwicklung beider nicht
unbedingt zulässig ist, so kann doch erwähnt werden, daß, wie ich
den Untersuchungen K. und G. Petréns[1] und Sachssalbers[2]
über das Auge der Anen- und Hemicephalen entnehme, auch
die Entwicklung des Auges im großen und ganzen normal ist.
Auch die Netzhaut ist sonst normal entwickelt, nur fehlen die
Nervenfaserschicht und ebenso die Ganglienzellen in der Ganglien-
zellenschicht, an deren Stelle Sachssalber nur Neuroblasten fand.
Diese letzteren Schichten entsprechen aber einem intracerebralen

---

[1] Virchows Archiv Bd. 151.
[2] Zeitsch. für Augenheilkunde Bd. IX. Ergänzungsheft.

Neuronkomplexe, die sich nach Zingerle nur entwickeln, wenn sie mit anderen in Verbindung treten können, während die Acusticusganglien als extracerebrale Neurone, wenn einmal angelegt, sich unabhängig davon entwickeln können.

Die Entwickelungsstörung in den oberen Windungen der Schnecke läßt sich kaum auf die geringere Entwickelung des Nervenapparats zurückführen, und spricht dagegen schon der Umstand, daß Veraguth sie in seinem Fall vermißte, während sie in dem Fall von Alexander auf der einen Seite auch vorhanden gewesen sein dürfte, auf der anderen Seite vielleicht noch höhergradiger war. Es dürfte näher liegen, die Ursache dieser Störung anderswo zu suchen, da auch hochgradige Störungen im Bau und in der Lage der Tuba Eustachii und in der Lage des Trommelfells gleichzeitig vorhanden waren.

Ich habe darum eine Anzahl von mazerierten Schädeln von Anencephalen, die mir Herr Hofrat Eppinger aus der Sammlung des hiesigen pathol.-anatomischen Instituts zu diesem Zwecke zur Verfügung stellte, genau, besonders in bezug auf die Lagerung des Schläfebeins im Schädel und seine Form untersucht. Es stammten die untersuchten sieben Schädel meist von unausgetragenen Früchten, und zwar einer aus dem fünften, einer aus dem sechsten, zwei aus dem siebenten Schwangerschaftsmonat, während bei den übrigen nichts darüber angegeben war, doch dürften sie auch aus den letzten Monaten gestammt haben. Alle diese Schädel waren vollständig gleich beschaffen, und waren die geringen Verschiedenheiten wesentlich nur auf das verschiedene Entwickelungsalter zurückzuführen. Ebenso verhielt es sich auch mit dem Schläfebein, auf das ich mich hier, da die typische Form des Anencephalen-Schädels schon von anderen beschrieben wurde, allein beschränken kann.

Das Schläfebein ist in allen untersuchten Schädeln, insbesondere im Vergleich zu den übrigen Knochen der Schädelbasis, verhältnismäßig gut entwickelt und unterscheidet sich von einem normalen durch seine mit tiefen Buchten versehene Oberfläche, in die, wie die Untersuchung obigen Falles zeigte, von der Dura Bindegewebe hereinzieht. Bei längerer Dauer des Lebens würden diese Buchten wahrscheinlich durch Knochen ausgefüllt werden. Bei allen

lag das Schläfebein vollständig quer im Schädel und fand sich nur
bei einem links eine geringe Abweichung von der völlig queren
Lage durch eine geringe Abweichung des äußeren Teils nach
hinten und bei einem zweiten, dem jüngsten, wich der äußere
Teil sogar etwas nach vorne ab. Die Abweichung betrug aber
stets nur wenige Grade. Das ganze Schläfebein war dabei auch
etwas um seine Längsachse nach vorne gedreht, so daß die hintere
Fläche etwas nach oben und die obere stark nach vorne und
unten gerichtet war. Mit dem inneren Ende, das die Schnecke
enthält, stößt das Schläfebein an den Körper des Hinterhauptbeins und zu einem kleinen Teil auch an das Keilbein, während
es mit dem äußeren Ende des Warzenteils meist frei an der Seite
des Kopfes endet. Eine schmale Knochenspange, die hier
von vorne nach hinten verläuft und dem Seitenwandbein an-
gehört, liegt entweder ober- oder unterhalb des äußeren Endes
des Warzenteils oder ist auch damit wie mit dem oberen Rande
des Schuppenteils in Verbindung durch Bindegewebe. Die Längsachse des Schläfebeins betrug in den untersuchten Schädeln
20,5—29 mm, je nach dem Alter, stand aber nicht immer im
Verhältnis zur Länge der Schädelbasis, die einmal 22, sonst
28—32 mm betrug. Die Schläfebeine liegen dabei so im Schädel,
daß ihre äußeren Enden beträchtlich tiefer liegen als die inneren,
und beträgt der Abstand der äußeren Enden von einer Horizontalen,
gezogen durch die höchsten Punkte der beiden inneren Enden,
13—19 mm. Diese starke Neigung der äußeren Enden der Schläfebeine hat zur Folge, daß der obere Bogengang fast horizontal
zu liegen kommen kann, und der innere Gehörgang mit seiner
Mündung nach oben und etwas nach hinten sieht. Vom oberen
Rande des inneren Gehörgangs zieht meist eine tiefe Furche
nach vorne, und in dem Schläfebein von dem fünfmonatlichen
Embryo ist der obere Rand überhaupt nicht geschlossen und
übergeht in eine erst 1, dann 2 mm breite Öffnung nach vorne
und oben.

Auffällig verändert ist die untere Fläche des Schläfebeins.
Ihr äußerer Teil wird gebildet durch den Schuppenteil des Schläfebeins, der ganz horizontal liegt und mit seinem sonst oberen,
hier äußeren Rande an das äußere Ende des Warzenteils und bei

mehreren auch an die schmale Spange, die vom Seitenwandbein
erhalten ist, stößt. An den Schuppenteil schließt sich dann
weiter nach innen der Annulus tympanicus, der mit seinem oberen,
hier äußeren Rande 9—11 mm von der seitlichen Schädelfläche
nach innen liegt. Der Annulus liegt derart, daß sein oberer
offener Teil nach außen und etwas nach vorne zu liegen kommt,
der sonst untere Teil aber nach innen und dabei etwas nach
hinten und unten gerichtet ist. Der Hammergriff liegt ganz
horizontal, und sehen die Flächen des Trommelfells nach unten
und manchmal auch etwas nach innen oder nach vorne.

Eine Ausnahme von dieser Lage des Trommelfells findet sich
nur bei dem aus dem fünften Embryonalmonat stammenden
Schädel, bei dem das Trommelfell mit seiner Fläche nach unten
und zugleich stark nach innen und etwas nach vorne gerichtet
ist. Das Trommelfell war in allen Fällen gut entwickelt, einmal
allerdings stark beschädigt und nur in dem schon erwähnten Fall
von Zingerle, dessen Schläfebein ich gleichfalls in meine Untersuchung einbeziehen konnte, war es durch eine Knochenplatte
(knöcherner Gehörgang), die vom hinteren Teil des Annulus ausging, größtenteils abgeschlossen, schien aber, soweit von unten
her gesehen werden konnte, doch mindestens im unteren Teil da
zu sein. Leider ist das Präparat nicht so gut erhalten, um
Genaueres daran sehen zu können. Vom inneren Rande des
Annulus geht die Pyramide steil nach oben, wodurch der obere
Rachenraum eine starke Ausdehnung nach oben bekommt. Der
vordere Rand des Annulus liegt nahe dem oberen Ende des
Proc. pterygoideus des Keilbeins, und findet sich zwischen
beiden eine ovale Lücke im Knochen, die der Tuba Eustachii
entspricht. Ich muß hier noch bemerken, daß ich mich bei den
obigen Lagebestimmungen am Schädel an die deutsche Horizontal-
ebene hielt, während bei der Bezeichnung des von mir histologisch untersuchten Schläfebeins die Angabe der Lage in der
gleichen Weise wie an normalen Schläfebeinen erfolgte.

Die veränderte Lage der Tuba Eustachii und des Trommelfells usw. sind nach diesen Untersuchungen am mazerierten Schädel
zweifellos eine Folge der veränderten Lage des ganzen Schläfebeins bei den Anencephalen, und ist die quere Lage der Schläfe-

beine und ihre Abdachung nach außen wieder als eine Folge der Nichtentwickelung des Gehirns und des Offenbleibens des Schädels nach hinten und nach oben anzusehen.

Durch die starke Neigung der äußeren Enden der Schläfepyramiden nach unten wird aber gleichzeitig der innere Teil, der die Schnecke enthält, an den Körper des Hinterhauptbeins bezw. Keilbeins angedrückt, und kann dieser Druck sehr leicht eine hemmende Wirkung auf die Entwickelung der Schnecke ausüben. Daß ein solcher Druck in dem beschriebenen Fall in einer sehr frühen Periode, schon vor der Bildung der knorpeligen Labyrinthkapsel, auch wirklich statt hatte, dafür glaube ich Belege in der Beschaffenheit der knöchernen Schneckenkapsel gefunden zu haben. Es läßt sich stellenweise selbst beim Erwachsenen, viel besser aber noch beim Neugeborenen im Schläfebein deutlich der ursprünglich knorplig vorgebildete Knochen von dem späteren periostalen Knochen unterscheiden. Es zeigte sich nun, wie schon oben kurz erwähnt wurde, entsprechend der Schneckenspitze deutlich ein Defekt des durch endochondrale Verknöcherung gebildeten Knochens. Es fehlte die Markraumbildung entsprechend der Spitze der Schnecke im Knochen, und war die knorpelzellenhaltige Zone des Knochens auf einen ganz schmalen Saum längs des Endosts der Spitze eingeengt. Danach ist die Annahme berechtigt, daß hier schon in einer sehr frühen Periode, schon vor der Bildung der Knorpelkapsel, eine Entwickelungshemmung eintrat, die, wie die Form des Defektes zeigt, durch einen Druck gegen die Schneckenspitze bedingt wurde. Die Kleinheit der oberen Teile der Schnecke im Bereich der mittleren und oberen Windung ist dadurch ebenfalls erklärt. Zu der Zeit, als der Druck gegen die Schneckenspitze begann, war auch der epitheliale Schneckengang noch nicht bis in die oberen Windungen ausgewachsen, und erklären sich die Formveränderungen in der mittleren Windung und Schneckenspitze leicht, wenn wir annehmen, daß das Auswachsen des epithelialen Schneckengangs in diese verkleinerten oberen Teile der Schnecke hinein erfolgte. Daß äußerer Druck und andere mechanische Einwirkungen bei der Entstehung von Mißbildungen eine große Rolle spielen, ist bekannt, doch kann ich damit nicht ausschließen, daß auch andere Ursachen bei der Störung der Entwicklung des inneren Ohres wirksam waren. Erst weitere Untersuchungen können sicheren Aufschluß darüber bringen.

Neben diesen Veränderungen an der Schneckenspitze zeigte der Knochen der Pyramide überhaupt einen geringen Grad der Entwickelung, indem an mehreren Stellen noch größere Reste der embryonalen Knorpelkapsel erhalten waren, und auch an der Peripherie der Pyramide fast überall lebhafte Knochenanbildung stattfand. Auch daß die Vorhof-Steigbügel sowie die Hammer-Amboßverbindung, wenn auch nur zu einem kleinen Teil, ganz aus Knorpel bestand, ist ein Zeichen zurückgebliebener Entwickelung.

Bemerkenswert ist ferner der große Reichtum an stark erweiterten und gefüllten Gefäßen im inneren Gehörgang, im inneren Teil des Facialkanals und zum Teil auch noch im inneren Ohr, und da im Spiralkanal und der Stria vascularis. Da auch in der Area cerebro-vasculosa gleich erweiterte, zahlreiche Gefäße vorkommen, sind die im inneren Gehörgang bloß als eine Fortsetzung dieser anzusehen und auf die gleiche Ursache zurückzuführen. Dieser Reichtum an Gefäßen findet sich in gleicher Weise auch im Sehnerven und im Bulbus, insbesondere in der Chorioidea. Auffällig ist dabei, daß sich im Ohr keine Zeichen älterer oder frischer Blutungen fanden, die sonst bei diesen Mißbildungen im Rückenmark, in der Area cerebro-vasculosa und auch im Auge fast stets gefunden werden.

Erwähnung verdient noch die umschriebene Verdickung der Intima in der Carotis in ihrem Verlauf durch das Schläfebein und der vollständige Mangel von Pigment im inneren Ohr.

V. HINSBERG.

Zur Kenntnis der vom Ohr ausgehenden akuten Sepsis.

Aus der Universitäts-Poliklinik für Ohren-, Nasen- und Kehlkopfkrankheiten
in Breslau.

Durch die Untersuchungen von Eulenstein, Körner, Bezold u. a. wissen wir, daß die vom Ohr ausgehende Allgemeininfektion in zwei verschiedenen, wohlcharakterisierten Formen auftreten kann: als Pyämie oder als Sepsis bezw. Toxinämie (Eulenstein).

Von letzterer Erkrankung sind bis jetzt erst etwa 12 Fälle genauer beschrieben worden [1]). Während bei einem Teil von ihnen der Sinus transversus bezw. der Bulbus venae jugularis die Eingangspforte für die Infektionserreger darstellte, war im anderen ein solches Bindeglied nicht vorhanden, jedoch fand sich bei der Operation oder bei der Sektion ein Empyem des Warzenfortsatzes mit Zerstörungen im Knochen, durch die wahrscheinlich auch die Lumina zahlreicher größerer und kleinerer Blutgefäße eröffnet waren.

Nur äußerst selten scheint die Sepsis unmittelbar von der Mittelohrschleimhaut, ohne daß eine Knochenerkrankung vorliegt, auszugehen. Fränkel erwähnt in einem Vortrag über Dermatomyositis [2]) diese Möglichkeit und führt als Beleg dafür einen Fall aus seiner Beobachtung an, bei dem jedoch ein einwandfreier Sektionsbefund nicht vorlag; einen weiteren Fall, der wahrscheinlich

---

[1]) Siehe Eulenstein: Zeitschrift f. Ohrenheilkunde, Bd. 30, p. 307.
    „   „   „   „   Bd. 40, p. 44.
    „   Körner: Die otitischen Erkrankungen des Hirns etc. III. Auflage, p. 99 ff.
    „   Bezold: Zeitschrift f. Ohrenheilkunde, Bd. 42, p. 113.
[2]) Deutsche mediz. Wochenschrift 1894, No. 9 ff.

ähnlich zu deuten ist, erwähnte Schwabach in der Diskussion zu Fränkels Vortrag[1].

Da andere Beobachtungen über diese interessante Erkrankungsform nicht vorliegen, sei es mir gestattet, über einen Fall zu berichten, der klinisch das Bild der otogenen Sepsis in der reinsten Form zeigte, und bei dem, soweit sich das ohne Sektion feststellen ließ, die Infektion ebenfalls allein von der Mittelohrschleimhaut ausging.

Herr J. C., 69 Jahre alt, war im allgemeinen stets gesund, in den letzten Jahren litt er öfter an Angina mit Fieber. Vor zwei Jahren wurde er wegen einer durch Tubenstenose bedingten Hörstörung behandelt.

Herr C. suchte mich etwa Mitte Juni 1904 auf und erzählte mir, daß er seit mehreren Monaten im Anschluß an eine fieberhafte Erkrankung (Angina, Influenza?) an Nasenkatarrh mit starker eitriger Absonderung leide; das Sekret laufe zum Teil in den Rachen und erzeuge dort das Gefühl der Trockenheit, so daß er beim Sprechen leicht ermüde. Seit etwa 14 Tagen bestehe aus dem rechten Ohr eitriger Ausfluß, auch höre er rechts sehr schwer. Die Ohrerkrankung sei bisher ohne Schmerzen und Fieber verlaufen. Sein Allgemeinbefinden sei, abgesehen von den lokalen Störungen, gut.

Status: Herr C. ist für sein Alter kräftig und leistungsfähig. Urin frei von Eiweiß und Zucker. Innere Organe damals nicht untersucht.

Nase: Beiderseits durch Septumverbiegung und Hypertrophie der Muschelschleimhaut verengt. Ganze Nase mit zähem, schleimigeitrigem, geruchlosem Sekret austapeziert, das zum Teil zu Borken ausgetrocknet ist. Ähnliches Sekret bedeckt die hintere Rachenwand. Bestimmte Anzeichen für eine Nebenhöhlenerkrankung lassen sich auch bei wiederholter Untersuchung nicht finden, doch besteht der Verdacht, daß die Siebbeinzellen erkrankt sind.

Ohren: Links Einziehung, Trommelfell getrübt. Fl. 6 m. Rechts in der Tiefe des Gehörganges Eiter und Epithellamellen; nach ihrer Entfernung kommt das graurötliche, verdickte

---

[1] Ibidem.

Trommelfell zum Vorschein; vorn oben stecknadelkopfgroße Perforation.

Verlauf: Von einer energischen Lokalbehandlung der Nasenaffektion wird zunächst, bis zur Heilung der Otitis media, Abstand genommen. Zur Entfernung des Sekretes und zur Linderung der Halsbeschwerden wird Inhalation von Menthol vermittelst eines Spray-Apparates empfohlen. Die Otitis media geht unter der üblichen Behandlung (Ausspülungen, Karbolglyzerin) langsam zurück, die Perforation ist am 21. Juli vollständig geschlossen. Vom 22. bis 24. Juli ist Patient vollständig beschwerdenfrei, am 25. spürt er zuerst ein leichtes Stechen im rechten Ohr, am 26. morgens Frösteln, Stechen im Ohr stärker, so daß ich konsultiert werde. Am Trommelfell hinten oben minimale Rötung, Temperatur morgens 37.2. Trotz des geringen Lokalbefundes entschließe ich mich zur Paracentese in der Annahme, daß sich hinter dem durch die frühere Entzündung verdickten Trommelfell doch vielleicht Eiter befinde, ohne daß der Trommelfellbefund charakteristische Veränderungen zeigte. Nach der Paracentese starke Blutung, kein Eiter. Im Laufe des Tages nehmen die Schmerzen zu, Abendtemperatur 38.1, Allgemeinbefinden ziemlich gut.

27. Juli. Die Nacht war unruhig. Temperatur morgens 37.4, mittags 38.2. Patient liegt den Vormittag über meist im Halbschlummer. Leichte Schwellung in der Parotisgegend. Warzenfortsatz äußerlich unverändert, nicht druckempfindlich. Keine Drüsenschwellung in der Umgebung des Ohres. Paracentesenöffnung sichtbar, im Gehörgang wenig blutig seröses Sekret. Abendtemperatur 39.1, Befund unverändert.

28. Juli. Nacht war unruhig. Nach vorübergehendem Temperaturabfall auf 38. Morgens wieder 39.2. Aus dem Gehörgang entleert sich dünnflüssiger Eiter in großer Menge. Trommelfell stark gerötet, abschuppend. Schwellung in der rechten Parotisgegend verschwunden.

Patient schläft im Laufe des Vormittags viel; mittags kann ich in einer längeren Unterhaltung feststellen, daß das Sensorium völlig frei ist.

Abends Konsilium mit Herrn Geheimrat von Strümpell. Temperatur 39.4. Während des Nachmittags hat sich Benommenheit eingestellt. Patient erkennt zwar, durch lautes Anrufen aus dem Schlummer erweckt, Herrn von Strümpell, schläft aber sofort wieder ein und hat schon nach wenigen Minuten vollständig vergessen, daß er mit uns gesprochen hat. Puls beschleunigt, aber kräftig und regelmäßig. Atmung laut schnarchend, Cheyne-Stokes'sches Phänomen. Ohrbefund unverändert, Proc. mastoideus nicht druckempfindlich. Lunge und Herz ohne Befund. Derber Milztumor, der offenbar schon längere Zeit besteht. (Früher wegen „Leberschwellung" in Karlsbad.)

Wegen der Schwere des Allgemeinzustandes wird Patient noch am Abend in meine Privatklinik übergeführt. Höchste Abendtemperatur 39.6.

Während der Nacht 3 × 1 g Antipyrin. Nach Mitternacht tritt ruhiger Schlaf ein, die Atmung wird regelmäßiger, weniger schnarchend.

Am 29. Juli morgens Temperatur noch 39. Das Sensorium ist wieder ganz frei, doch sind die Ereignisse des gestrigen Tages völlig aus der Erinnerung geschwunden. Starke Eiterung aus dem rechten Gehörgang, Trommelfell unverändert, Proc. mastoid. nicht druckempfindlich.

Herr Privatdozent Dr. Krause entnimmt in Vertretung von Herrn Geheimrat von Strümpell Blut aus einer Armvene zur bakteriologischen Untersuchung. Therapeutisch 1 g Collargol per rectum, Einreibung des rechten Beines mit Collargolsalbe. In der Nacht Temperaturabfall von 39 auf 36.8.

30. Juli. Allgemeinbefinden erheblich besser. Abendtemperatur noch 38.2, am 31. Juli 37.5, von da ab fieberfrei.

31. Juli. Aus der im Agar ausgesäten Blutprobe sind zwölf Streptokokkenkolonien gewachsen.

Vom 1. August ab ziemlich schnell fortschreitende Rekonvaleszenz, so daß Patient schon am 4. August die Klinik verlassen kann.

Die Ohreiterung ist zunächst noch reichlich, nimmt aber gegen Ende August ab, so daß Patient eine Reise nach dem Süden antreten kann. Dort heilt sie völlig aus. Während Patient, wie erwähnt, zunächst schnelle Fortschritte machte, schreitet die Besserung später nur langsam vorwärts. Der früher geistig außerordentlich regsame Herr ermüdet jetzt leicht, so daß er manchmal sitzend einschläft. Appetit mäßig. Patient ist leicht reizbar.

Als ich Herrn C. nach der Rückkehr von der Reise im Oktober wiedersah, klagte er in erster Linie darüber, daß die Nasenerkrankung trotz des Klimawechsels und dauernder Behandlung durch Inhalation, Pinselungen etc. noch unverändert fortbestehe. Außerdem höre er auf dem rechten Ohr sehr schlecht, auch links habe das Gehör in letzter Zeit abgenommen. Ohrbefund rechts: Narbe im vorderen oberen Quadranten, Trommelfell blaß, eingezogen. Auch links Einziehung. Flüstersprache rechts 20 cm, links 4 m.

Herr Geheimrat Schmeidler, der Hausarzt des Patienten, teilt mir mit, daß er außer dem oben erwähnten Milztumor nach der Rückkehr von der Reise multiple Drüsenanschwellungen in der Axilla und Leistenbeuge festgestellt habe. Die daraufhin vorgenommene Blutuntersuchung ergab jedoch keinerlei Anhaltspunkte für das Vorhandensein einer Leukämie.

Wegen der purulenten Rhinitis wird zunächst von Katheterismus Abstand genommen. Erst als die Sekretion in der Nase nachläßt, anfangs November, wird katheterisiert. Dabei findet sich eine erhebliche Tubenstenose beiderseits. Die Verengerung wird durch Bougierung und Elektrolyse wesentlich gebessert. Ende November zuletzt Katheterismus. Gehör damals rechts etwa 2 m, links 6 m. Trommelfell beiderseits frei von entzündlichen Erscheinungen, ebenso Warzenfortsatz.

Patient fühlt sich jetzt auch im allgemeinen wohler und geht seiner Tätigkeit wieder in vollem Umfange nach.

Am 8. Dezember morgens werde ich plötzlich in die Wohnung des Herrn C. gerufen, da er wieder ein leichtes Stechen im rechten Ohr verspürt. Rechtes Trommelfell hinten oben leicht gerötet, nicht vorgewölbt. Temperatur normal. Sofortige Paracentese rechts. Eiter fließt nicht ab. Die Temperatur steigt im Laufe des Tages rapid an und erreicht abends 39. Der Vorschlag, den Patienten wieder in die Klinik aufzunehmen, wird zunächst abgelehnt.

In der Nacht vom 9. zum 10. Dezember rasende Schmerzen im linken, tags zuvor noch gesund befundenen Ohr. Patient ist sehr unruhig, verlangt ein Messer, „um sich das Trommelfell selbst aufzustechen".

Am 10. Dezember morgens Überführung in meine Privatklinik, wo Patient schon halb benommen ankommt. Ohrbefund: rechts Paracenteseöffnung frei, geringe serös blutige Sekretion. Linkes Trommelfell von feuchten Schuppen bedeckt, pulsierender Reflex. Warzenfortsatz unverändert. Paracentese links.

Mittags Konsilium mit Herrn Geheimrat von Strümpell, den Patient noch erkennt. Wieder Cheyne-Stokes'sche Atmung. Puls beschleunigt, regelmäßig. Innere Organe ohne Befund. Leicht ikterische Verfärbung des Sclerae. Beiderseits geringe Eiterabsonderung durch die Paracenteseöffnung.

Von Mittag ab schnell zunehmende Benommenheit. Temperatur nachmittags 4 Uhr 40,6. Mehrmals Erbrechen dunkler Massen. Diffuse Schweiße.

Abends wird der Puls unregelmäßig und klein. Incontinentia Urinae. Kampfer, kühle Bäder, subkutane Kochsalzinfusionen ohne Erfolg.

Am 10. Dezember morgens unter den Zeichen von zunehmender Herzschwäche und Lungenödem Exitus. Sektion nicht ausführbar.

Eine kurz vor dem Tode entnommene Blutprobe ergibt keinen Anhaltspunkt für Leukämie.

Fassen wir die Hauptpunkte der Krankengeschichte kurz zusammen, so handelte es sich um einen 69jährigen, an eitriger Rhinitis (Siebbeinempyem?) leidenden Herrn, der zweimal, mit einem Zwischenraum von wenig Wochen, mit Beginn einer akuten Otitis media an septischen Erscheinungen erkrankte: hohem, kontinuierlichem Fieber, schwerster Benommenheit und Cheyne-Stokes'scher Atmung. Bei der ersten Erkrankung wurden Streptokokken im Blut nachgewiesen. Während die erste Attacke glücklich überwunden wurde, trat während der zweiten, zwei Tage nach Beginn der Otitis, der Tod unter den Erscheinungen schwerster Intoxikation ein.

Da eine Autopsie aus äußeren Gründen unmöglich war, sind wir darauf angewiesen, uns auf Grund des klinischen Verlaufs eine Vorstellung von den pathologisch anatomischen Vorgängen zu bilden.

Zunächst erscheint es mir zweifellos, daß der Patient einem septischen Prozeß erlag, nicht etwa einer anderen, vom Ohr ausgehenden Komplikation, wie Meningitis oder Abszeß. Während einerseits Symptome, die für eine Hirnerkrankung gesprochen hätten, vollkommen fehlten, wurde andererseits unsere klinische Diagnose durch den Befund von Streptokokken im Blut sicher bewiesen. Daran, daß die Sepsis vom Ohr ausging, ist wohl bei der beide Male beobachteten zeitlichen Koinzidenz vom Einsetzen der Otitis media und septischen Erscheinungen nicht zu zweifeln.

In zweiter Linie erscheint mir die Frage interessant, ob die Resorption des septischen Materials von der Schleimhaut der Paukenhöhle allein aus erfolgte, oder von einer kariösen Knochenstelle aus, oder endlich durch Vermittelung einer Sinusphlebitis. Ich glaube, der Verlauf des ersten Anfalles erlaubt uns zum mindesten, eine Sinuserkrankung sicher auszuschließen.

Es erscheint mir in hohem Grade unwahrscheinlich, daß so kurze Zeit nach Beginn der Ohrerkrankung (zirka 48 Stunden) schon der Sinus infiziert gewesen sein sollte, ebenso unwahrscheinlich, daß ein Infektion so schnell ausgeheilt wäre. Auch eine Knochenerkrankung im Prozessus mastoideus ist wohl nicht anzunehmen. Wenn solche ja auch häufig genug ohne äußere Veränderungen am Warzenfortsatz und ohne Schmerz verlaufen, so daß das Fehlen dieser Symptome nicht im negativen Sinne verwertet werden darf, so glaube ich doch nicht, daß eine mit Knochenzerstörung einhergehende Mastoiditis, die als Ausgangspunkt für eine Sepsis diente, so spurlos verlaufen und ausheilen kann.

Man könnte ja freilich daran denken, daß ein bei der ersten Attacke entstandener Erkrankungsherd ein Stadium der Latenz durchmachte, um mehrere Monate später wieder aufzuflackern und dadurch die tödliche Sepsis zu veranlassen — bei der „rezidivierenden akuten Otitis media" mögen derartige Verhältnisse wohl eine Rolle spielen — doch fehlt jede positive Unterlage für eine solche Annahme. Patient hätte dann doch, glaube ich, wenigstens hin und wieder geringe Temperatursteigerungen oder Schmerzen haben müssen, beide fehlten aber dauernd vollkommen.

Die Möglickeit einer Infektion der Warzenfortsatz-Schleimhaut während des akuten Stadiums der Eiterung, wie wir sie so häufig als Begleiterin der akuten Otitis media sehen, muß dagegen wohl zugegeben werden, besonders da die zeitweise sehr profuse Eiterproduktion auf die Erkrankung einer größeren Schleimhautfläche schließen ließ.

Die Übereinstimmung des Verlaufs des zweiten mit dem des ersten Anfalles spricht dafür, daß auch bei ihm eine einfache Schleimhauteiterung vorhanden war; auch bei ihm war die Zeit zwischen Einsetzen der ersten Ohrsymptome und Tod viel zu kurz für die Entstehung einer Knochen- bezw. Sinusaffektion.

Es bleibt also als wahrscheinlichste Erklärung die Annahme, daß die Eitererreger durch die Schleimhaut von Warzenfortsatz und Paukenhöhle oder von letzterer allein in den Kreislauf gelangten. Wieweit dabei die Lymphbahnen, wieweit die Blutgefäße beteiligt waren, läßt sich mangels einer Schläfebeinsektion nicht entscheiden; ich möchte jedoch in Übereinstimmung mit den Ausführungen Eulensteins und Körners annehmen, daß in erster Linie die Resorption durch die Blutgefäße erfolgte, da ja schon kurze Zeit nach Beginn der Sepsis Kokken im Blut der Armvene vorhanden waren, und da andererseits Schwellung der regionären Drüsen, die man beim Transport der Eitererreger auf dem Lymphwege doch wohl hätte erwarten müssen, fehlten.

Das Befremdende, das zunächst wohl in der Annahme der Entstehung einer Sepsis durch Resorption von einer kleinen Schleimhautfläche liegt, wird vielleicht gemildert, wenn man bedenkt, daß doch wohl die hohen Temperatursteigerungen und Störungen des Allgemeinbefindens bei der gewöhnlichen, eitrigen Mittelohrentzündung auf ähnliche Vorgänge zurückzuführen sind. Sie beweisen doch, daß durch Resorption von der Mucosa aus zum mindesten erhebliche Mengen von Toxinen in den Kreislauf gelangen können; ob sich dabei nicht auch gelegentliche Bakterien im Blut nachweisen lassen würden, wissen wir zurzeit noch nicht, da spezielle Untersuchungen darüber noch fehlen.

Als Infektionserreger wurden bei der ersten Erkrankung, ebenso wie in allen bisher bekannten Fällen von otitischer Sepsis, bei denen überhaupt darauf geachtet wurde, im Blut Streptokokken gefunden. Die zweite Attacke verlief so rapid, daß wir an eine bakteriologische Untersuchung nicht denken konnten.

Als Ausgangspunkt der zweimal rezidivierenden Otitis ist zweifellos die Nasenerkrankung anzusehen — ein neuer, allerdings kaum mehr nötiger Beweis für die Gefahren, die Eiterungen im Naseninneren für die Ohren bedingen. Eine bakteriologische Untersuchung des Nasensekrets wurde allerdings nicht vorgenommen, doch sprach die große Hartnäckigkeit des Prozesses dafür, daß es sich auch hier um sehr virulente Erreger handelte.

Klinisch stimmt das von uns beobachtete Krankheitsbild mit dem der früher publizierten Fälle überein. Auch bei ihnen beherrschten die Symptome der Intoxikation: schnell zunehmende Benommenheit, unregelmäßige Atmung von Cheyne-Stokes'schem Typus, Erbrechen, Schweiße, leichter Ikterus und im Endstadium Versagen der Herzfunktion — das Bild. Hervorzuheben ist nur der geradezu unheimlich rapide Verlauf der zweiten Erkrankung; vom ersten Beginn bis zum Tode verflossen gerade 48 Stunden.

Die Dauer der bisher beobachteten Fälle schwankt zwischen 4 Tagen und 3 Wochen, doch war sie in der Regel auch hier nach Tagen zu zählen.

Interessant ist endlich noch die Tatsache, daß Patient die erste, doch auch außerordentlich schwere Infektion überstand, ein Ausgang, den wir auf der Höhe der Erkrankung und besonders, als der Nachweis der Überschwemmung des Kreislaufs mit Streptokokken durch die Blutuntersuchung geliefert war, gar nicht zu hoffen wagten; zeigt doch auch die Zusammenstellung von Eulenstein, daß bisher alle Fälle zum Tode führten. Ebenso wie bei Herrn C. überzeugten wir uns übrigens kurze Zeit später bei einem Fall von otitischer Pyämie davon, daß die Prognose nicht absolut schlecht gestellt werden darf, wenn sich Bakterien im Blut nachweisen lassen; auch hier erfolgte Heilung, trotzdem die Agarplatte von Streptokokken ganz übersät war.

Daß der Collargolanwendung irgend welcher Einfluß auf diese günstige Wendung zuzuschreiben ist, glaube ich nicht, da Herr C., als wir es verordneten, bereits auf dem Wege zur Besserung war.

Unsere anfänglich gehegte Hoffnung, daß Patient die zweite Infektion ebenso gut wie die erste überstehen würde, erwies sich nur zu bald als trügerisch; der Organismus war offenbar durch die erste Sepsis so geschwächt, daß er dem Eindringen der Infektionserreger nur wenig Widerstand entgegenzusetzen vermochte. Wieweit außerdem eine Allgemeinerkrankung — wir dachten an Leukämie, ohne daß unser Verdacht Bestätigung fand — noch schwächend einwirkte, ist nicht sicher, da die Bedeutung des Milztumors und der multiplen Drüsenschwellungen nicht klargestellt werden konnte.

Zum Schluß sei endlich noch die Frage erörtert, ob wir eventuell durch einen operativen Eingriff den traurigen Ausgang hätten abwenden können. — Während der ersten Attacke wurde die Freilegung des Warzenfortsatzes in Betracht gezogen, die schnelle Wendung zum Bessern zeigte jedoch, daß sie unnötig war und wahrscheinlich sogar schädlich gewesen wäre. Bei der zweiten ließ der rapide Verlauf den Gedanken an eine Operation gar nicht aufkommen. Wie die Erfahrungen von Eulenstein und anderen beweisen, verspricht die Entfernung des primären Eiterherdes bei der otitischen Sepsis auch nicht allzuviel Erfolg, sobald erst eine schwere Allgemeininfektion vorhanden ist.

P. MANASSE.

Über hämorrhagische Meningitis nach eitriger Mittelohrentzündung.

Aus der Universitätsklinik für Ohrenkrankheiten zu Straßburg i. E.

Veranlassung zu der folgenden Veröffentlichung gibt mir
ein Fall von otogener Meningitis, den ich vor kurzer Zeit zu beobachten Gelegenheit hatte. Derselbe bot klinisch und anatomisch
so eigenartige Verhältnisse dar, daß es mir der Mühe wert erscheint, hier kurz über ihn zu berichten, zumal da ich in der
Literatur wenig oder gar nichts über ähnliche Beobachtungen gefunden habe.

Krankengeschichte: K. Josef, 18 J.

26. IX. 04. Seit 15 Jahren schmierige Eiterung aus dem rechten Ohre
und Schwerhörigkeit rechts, seit gestern Erbrechen und Kopfweh, seit heute
früh bewußtlos, Fieber, Frost; kein richtiger Schüttelfrost, aber Zuckungen
in den Gliedern.

26. IX. 04. Status. Patient ist ganz benommen, gibt nur auf lautes und
wiederholtes Anrufen seinen Namen an. Genick schmerzhaft bei Bewegungen,
aber keine eigentliche Nackenstarre.

Trommelfell links eingezogen, rechts große Perforation der unteren
Hälfte, spärliches fötides Sekret, im Recessus epitympanicus weiße Cholesteatommassen, Gegend der Jugularis infiltriert und druckempfindlich. Hörprüfung unmöglich. Pupillen reagieren, wenn auch schwach, rechte viel
enger als linke. Puls voll, etwas hart, sehr unregelmäßig, 60—72, Temperatur 39,5. Patient liegt in rechter Seitenlage, Ober- und Unterschenkel ziemlich weit nach oben kontrahiert, Kniereflexe nicht auszulösen, leichter Fuß-
klonus rechts, Kremasterenreflex nicht vorhanden, Bauchdeckenreflex stark.
Klonische Zuckungen in der linken Gesichtsmuskulatur, linken Schulter und
Oberarm. Auf Verlangen wird die Zunge herausgestreckt. Facialis-Parese
im rechten unteren Ast, Urin Spur Eiweiß, k. Z. Augenhintergrund (Dr.
Meyer) normal.

Sofortige Radikaloperation in Chloroformnarkose ergibt Cholesteatom und Granulationen im Antrum und Recessus, keine Fistel nach mittlerer
oder hinterer Schädelgrube. Wegnahme des Tegmen antri und Freilegung
der Dura des Schläfenlappens. Dieselbe wölbt sich wie eine Blase vor, sieht

normal aus, Pulsationen deutlich zu fühlen. Darauf Freilegung des Sinus sigmoideus in 1 cm Länge, einige kleine Granulationen auf ihm. Wegnahme der Spitze des Proc. mast. und Freilegung des Sinus von unten; hier sieht er schön blau aus. Punktion des Sinus an beiden freigelegten Stellen ergibt flüssiges Blut. Darauf wird die Dura der mittleren Schädelgrube noch weiter freigelegt, sie wölbt sich noch weiter vor. Dann flache Punktion des Meningealsackes an dieser Stelle, ergibt trüb-serös-blutiges Sekret. Punktion des Schläfenlappens selbst negativ. Tamponade, Verband, mikroskopische Untersuchung der durch Punktion gewonnenen Meningealflüssigkeit, ungefärbt schon zahlreiche Streptokokken, polynukleäre und mononukleäre Leukozyten sowie rote Blutkörperchen.

27. IX. 04. Unruhige Nacht, Delirien, immer noch rechte Seitenlage, Beine angezogen. Temperatur 38,0, Puls 72, unregelmäßig, fast vollständige Bewußtlosigkeit. Patient ist nicht orientiert über seinen Aufenthaltsort, verlangt aber zu trinken, zu urinieren etc. Bewegungen des Kopfes schmerzhaft, Pupillen reagieren träge, Sprache undeutlich. Deutlicher Ikterus der Haut und der Skleren.

In Chloroformnarkose Freilegung der Jugularis interna, sie wird erst herzwärts unterbunden, das obere Ende füllt sich strotzend mit Blut, ist also offenbar durchgängig, darauf 3 cm höher zweite Unterbindung, Eröffnung des zwischen den beiden Ligaturen liegenden Stückes. Die Wand ist vollkommen normal. Naht der Halswunde. Dann die gestrige Wunde nach hinten und unten vergrößert, hierbei an zwei Stellen starke Sinusblutungen. Kleinhirn-Dura freigelegt, Punktion des Kleinhirn-Meningealsackes ergibt fast nur flüssiges Blut, Kleinhirn selbst ebenfalls punktiert, kein Eiter gefunden. Darauf breite Spaltung der gestern freigelegten Großhirn-Dura.

Nachmittags große motorische Unruhe, Patient hat einige lichte Momente, erkennt seine Mutter. Abends Temperatur 37,0, Puls 120.

28. IX. 04. Temperatur 36,6—37,3. Sensorium etwas klarer, Aufmerksamkeit für einige Momente zu fixieren. Auf Frage, wie er heißt, gibt Patient richtige Antwort. Sprache undeutlich. Kopf wird steif gehalten.

29. IX. 04. Patient läßt unter sich; deutliche Nackenstarre, sonst Stat. idem. Ikterus geringer.

30. IX. 04. Temperatur 37,4—38,2. Verbandwechsel, Wunde reaktionslos. Augenhintergrund (Dr. Meyer) normal. Viel Schlaf wechselt mit Aufregungszuständen. Im Blut: Vermehrung der Leukozyten. Andauernde Benommenheit und Nackenstarre.

1. X. 04. Ikterus verschwunden, Pupillendifferenz eklatant, links weiter als rechts. Lumbalpunktion ergibt 2 ccm einer dickflüssigen rotgelben (blutig-eitrigen) Flüssigkeit. Im frischen mikroskopischen Präparat finden sich massenhaft Streptokokken, mononukleäre und polynukleäre Leukozyten und rote Blutkörperchen. Bakteriologische Untersuchnng, ausgeführt im Hygienischen Institut (Dr. Blumenthal), ergab Streptokokken in Reinkultur.

2. X. 04. Stat. idem.

3. X. 04. Patient ist stark verfallen, Atmung beschleunigt, oberflächlich, Temperatur 38,2. 4¹/₂ Uhr mittags Exitus.

4. X. 04. Autopsie (Prof. Dr. M. B. Schmidt).

Rückenmark: Der ganze Duralsack ist prall gefüllt mit einer dicken, rahmigen eitrigen Flüssigkeit, im oberen Teil hat dieselbe vorwiegend blutige Beschaffenheit, hier auf dem Rückenmark Blutgerinnsel aufgelagert. Außerdem enthält der Subarachnoidalraum reichlich eitriges Sekret. Innenfläche der Dura mater an der Vorderfläche des Rückenmarks stark vaskularisiert. An Brust- und Lendenmark stark blutige Auflagerungen in dünner Schicht aufliegend, nicht ganz kontinuierlich, hierbei kommen auch ab und zu braune Färbungen zum Vorschein, aber keine Membranen. (S. Figur.) Auf Rückenmarkschnitten nichts Besonderes.

Schädel: Hinter dem rechten Ohre Operationswunde, die ins Schädelinnere hineinführt. An der rechten Seite des Halses eine längsgestellte, durch Nähte geschlossene Wunde. Innenfläche der Dura mater zeigt starke Auflagerungen und Trübungen.

An der Konvexität zwei Hämorrhagien. Stark eitrige Infiltrationen der weichen Häute an der Fossa Sylvii und am Stirnlappen. Stark blutige Membranen aufgelagert in der hinteren Schädelgrube. Sinus transversus und sigmoideus enthalten flüssiges Blut und frische Gerinnsel, auch keine wandständigen Thromben darin, keine besondere Verfärbung der Wand. In der Dura der mittleren Schädelgrube ein Spalt entsprechend dem vorderen Teil der Operationswunde. Auch im Sinus longitudinalis frische Gerinnsel. An der Basis, Pons und Chiasma stark eitrige Infiltration der weichen Häute, ebenso am Kleinhirn. Im linken Seitenventrikel 1 ccm rötlicher Eiter. Im Centrum semiovale des rechten Stirnlappens einige übererbsengroße rote Herde, das Rot tritt auf als diffuse Färbung und in Form von Ekchymosen, ein kleinerer, ähnlicher, streifenförmiger Herd im Hinterhauptslappen, alle Herde ohne Erweichung und Gelbfärbung.

Rechte Vena jugularis 8 cm über der Klappe verschlossen durch Ligatur, unterhalb bis zum Herzen und oberhalb bis zur Schädelbasis ist das Lumen frei. Die übrige Sektion ergab nichts Erwähnenswertes.

Fassen wir jetzt zunächst einmal das klinische Bild zusammen:

Ein 18jähriger Mann, der seit 15 Jahren an chronischer eitriger Mittelohrentzündung leidet, bekommt plötzlich die bekannten Symptome einer intrakraniellen Affektion: Kopfschmerzen, Erbrechen, Fieber, Benommenheit, Pulsverlangsamung etc. Auf die Einzelheiten, die in der Krankengeschichte nachzulesen sind, brauche ich hier nicht näher einzugehen; kurz, es war nicht möglich zu sagen, handelte es sich um Hirnabszeß, Sinusthrombose oder Meningitis; letztere war das Wahrscheinlichste: jedenfalls erheischten die schweren Symptome einen sofortigen Eingriff, und zwar zunächst natürlich die Freilegung des primären Eiterherdes im Knochen, um eventuell hier den Weg zu finden, den die intrakanielle Komplikation genommen haben könnte. Die

Operation ergab dann im Felsenbein das Vorhandensein eines
alten Cholesteatoms, jedoch keine Kommunikation zwischen
Knochenherd und einer der beiden Schädelgruben. Deshalb Freilegung beider und Punktion des Schläfenlappens, des Sinus und
des Meningealsackes. Nur in letzterem wurde etwas Positives gefunden: trübes, blutig seröses Sekret, und in letzterem mikroskopisch
polynukleäre und mononukleäre Leukozyten, rote Blutkörperchen
und zahlreiche Streptokokken. Damit war also das Vorhandensein
einer Meningitis sicher gestellt, und zwar einer Streptokokken-
Meningitis, vielleicht mit hämorrhagischen Charakter. Auf diesen
Eingriff erfolgte keine Besserung. Im Gegenteil, der schon vorher etwas septische Charakter der Krankheit, der durch den
Streptokokkennachweis wahrscheinlicher geworden war, trat jetzt
noch mehr zutage durch einen deutlichen Ikterus der Haut und
der Skleren. Wir sahen uns deshalb veranlaßt, die Unterbindung
der Jugularis vorzunehmen, zumal da an derselben eine gewisse
Schmerzhaftigkeit nachzuweisen war. Die Vene erwies sich frei
von Thromben oder sonstigen Veränderungen. Außerdem nahmen
wir noch, um nichts zu versäumen, bei derselben Operation die
Punktion des Kleinhirn-Meningealsackes und des Kleinhirns selbst
vor sowie die breite Inzision der Großhirndura an der Stelle,
an welcher tags zuvor das eitrige Meningealssekret entnommen
war. Der weitere Verlauf zeigte dann das gewöhnliche Bild einer
eitrigen Meningitis. Bemerkenswert war nur noch das Resultat
der Spinalpunktion. Dieselbe ergab ein ungemein dickflüssiges
Exsudat von rotgelber Farbe. Mikroskopisch zeigte dasselbe rote
Blutkörperchen, polynukleäre und mononukleäre Leukozyten sowie
massenhaft Streptokokken. Die bakteriologische Untersuchung
ergab Streptokokken in Reinkultur. Hiermit war also auch durch
Punktion des Spinalkanals ebenso wie durch die Punktion des
Großhirn-Meningealsackes eine Streptokokken-Meningitis nachgewiesen, auch war der hämorrhagische Charakter derselben, der
durch die erste Punktion schon wahrscheinlich geworden war, jetzt
ganz sichergestellt.

Die Autopsie bestätigte unsere klinische Diagnose insofern,
als sich außer der eitrigen eine ausgesprochene hämorrhagische
Meningitis sowohl des Gehirns wie des Rückenmarks vorfand.

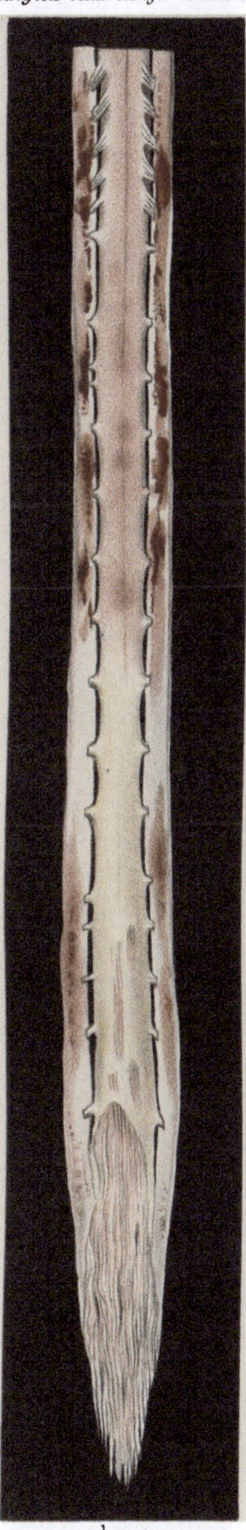

Verlag von Julius Springer, Berlin.

Lith.Anst.v.Werner & Winter, Frankfurt ⁰⁄ₘM.

Besser als viele Worte illustriert diese Verhältnisse wohl die Figur. Ferner fanden sich noch multiple Hämorrhagien in Stirn- und Hinterhauptslappen.

Was ist nun das Bemerkenswerte an diesem Falle: 1. der septische Charakter der Meningitis, der uns veranlaßte, eine Unterbindung der Vena jugularis sowie eine Freilegung und Eröffnung des Sinus Sigmoideus vorzunehmen; 2. die Streptokokkeninfektion der weichen Häute von Hirn und Rückenmark, die durch einfache mikroskopische und durch die bakteriologische Untersuchung festzustellen war; 3. die hämorrhagische Natur der Meningitis, welche an Gehirn und Rückenmark am Krankenbett sowohl wie auf dem Sektionstisch in ausgezeichneter Weise nachzuweisen war[1]).

Es fragt sich nun, ob diese drei Punkte gut zu einander passen, d. h. ob sie einander ergänzen bezw. ob einer als Ursache des andern anzusehen ist? Diese Frage ist entschieden mit ja zu beantworten.

Denn erstens bedarf es wohl kaum des Hinweises, daß gerade Streptokokkeninfektionen mit Vorliebe septische und pyämische Erkrankungen hervorzurufen pflegen, und zweitens ist es ja hinlänglich bekannt, daß bei diesen septischen Affektionen die entzündlichen Veränderungen sehr häufig einen ausgesprochen hämorrhagischen Charakter zeigen, ja daß gewisse septische bezw. pyämische Erkrankungen durch multiple Hämorrhagien geradezu charakterisiert sind. Wir können deshalb auch in unserem Falle die Streptokokken, d. h. die septische Infektion, wohl ungezwungen als Ursache der vielen Hämorrhagien an den Meningen ansprechen. In derselben Weise sind natürlich auch die multiplen kleinen Hämorrhagien im Gehirn selbst zu erklären, deren Vorhandensein ja nur geeignet ist, die obige Beweisführung zu stützen.

Nun liegt es mir zwar absolut fern, nach dieser einen Beobachtung diese hämorrhagische Meningitis gleich als anatomisch

---

[1]) Der Einwurf, daß die Meningealblutungen etwa artefiziell durch die Punktionen herbeigeführt waren, ist wohl sehr einfach durch die Tatsache zurückzuweisen, daß die meisten Hämorrhagien sich an den Rückenmarkshäuten fanden, und zwar nicht dort, wo die Lumbalpunktion vorgenommen war.

17

und klinisch wohl charakterisierte einheitliche Affektion zu konstruieren, jedoch ist es für die Beobachtung weiterer Fälle vielleicht nicht unangebracht, das, was das Krankheitsbild wenigstens in diesem Falle zu einem besonderen machte, hier noch einmal kurz hervorzuheben.

Zunächst die Ätiologie: Hierbei ist weniger Wert zu legen auf den Infektionsmechanismus, d. h. auf den Weg, auf dem die Infektion vom Mittelohr auf die Meningen übergeht, als auf die bakterielle Ursache, d. h. auf die Streptokokken, die in unserem Falle so reichlich waren, daß sie schon am ungefärbten Präparat der Punktionsflüssigkeit leicht zu erkennen waren. Sie müssen wir zweifellos als Ursache der ganzen Krankheit, d. h. der hämorrhagischen Meningitis, ansprechen.

Nun die pathologische Anatomie: Die anatomischen Veränderungen bei unserer Erkrankung gleichen im allgemeinen denen, die wir bei der gewöhnlichen eitrigen Meningitis zu finden gewohnt sind, nur sind sie kompliziert durch die multiplen Hämorrhagien auf den Häuten des Hirnes und Rückenmarks, welche den ganzen Veränderungen das charakteristische Gepräge gaben. Wir konnten sie in unserem Falle teils als rote, teils als braunrote Auflagerungen auf den Meningen nachweisen, die roten waren natürlich die frischeren, die bräunlichen als die älteren Hämorrhagien aufzufassen.

Was die klinischen Symptome anbetrifft, so unterscheiden sie sich vornehmlich gegen Ende der Erkrankung nicht wesentlich von denen der bekannten Meningitis, zeigen nur gewisse septische Begleiterscheinungen, die bei unserem Falle besonders in dem Ikterus der Haut und der Skleren zutage traten.

Die Diagnose einer solchen hämorrhagischen Streptokokken-Meningitis kann natürlich nur durch die Punktion der Meningen, sei es am Orte des primären Infektes, also im Bereich des Felsenbeins, oder im Cervikalkanal gemacht worden. Der Nachweis von blutigem Eiter, in welchem mikroskopisch oder bakteriologisch Streptokokken nachzuweisen sind, wird uns erst die Diagnose sichern.

Die Therapie wird bei dieser Art der Meningitis die gleiche sein wie bei der gewöhnlichen eitrigen Meningitis, d. h. man wird versuchen, durch multiple Punktionen oder Spaltung der Hirn-Dura sowie durch mehrfache Lumbalpunktionen dem pathologischen Sekret Abfluß zu verschaffen. Doch wird diese Therapie hier wohl noch weniger zum Ziele führen als bei der gemeinen eitrigen Meningitis.

Denn die Prognose erscheint mir hier noch ungünstiger als in gewöhnlichen Fällen von Hirnhautentzündung: 1. wegen der Schwere des Infektes (bekanntlich sind ja Streptokokkeninfektionen immer schwerer anzusehen als die durch andere Mikroorganismen induzierten Entzündungen); 2. weil durch die Beimengung von Blut das Meningealsekret sehr dickflüssig wird, so daß die Möglichkeit des Abflusses und damit der Heilung besonders erschwert ist. Dies war in unserem Falle recht deutlich bei der Spinalpunktion zu erkennen, bei welcher die dicke rotgelbe Flüssigkeit nur sehr schwer und tropfenförmig aus der Kanüle heraustrat.

Was die Literatur über diese hämorrhagische Meningitis anbetrifft, so konnte ich, wie schon oben bemerkt, nur recht wenig darüber finden. Allerdings konnte die Durchsicht bei der Kürze der Zeit nur eine ganz flüchtige sein. Kümmel[1] erwähnt eine hämorrhagische Infiltration der Pia des Stirn- und Schläfenlappens bei einem Fall von Hirnabszeß und Meningitis, der aber offenbar nicht hierher gehört. Sonst habe ich, wie gesagt, so gut wie nichts gefunden. Anders ist es mit den Arbeiten über Streptokokkeninfektionen bei Otitiden und deren hervorragende Gefährlichkeit für intrakranielle Komplikationen; ich brauche hier wohl nur auf die Untersuchungen von Zaufal[2] hinzuweisen, der ja diese Verhältnisse besonders beleuchtet hat.

---

[1] Zeitschr. f. Ohrenheilkunde, Bd. 31, S. 212.

[2] Prag. medizin. Wochenschrift 1889, No. 36, u. dieselbe Wochenschrift 1888, No. 20 u. 21.

O. BRIEGER.

Zur Klinik der Mittelohrtuberkulose.

Anatomische Untersuchungen und Beobachtungen können das Wesen der Mittelohrtuberkulose nicht erschöpfend aufklären. Die autoptische Untersuchung lehrt vorwiegend nur den Endausgang oder wenigstens die vorgeschrittensten Stadien, nicht aber alle die mannigfaltigen Erscheinungsformen der Mittelohrtuberkulose würdigen. Je ausgiebiger man diejenigen Kriterien, die zur Feststellung tuberkulöser Prozesse dienen, auch in der klinischen Beobachtung, unabhängig von aprioristischen Vorstellungen, nach denen nur ganz bestimmte Bilder als verdächtig auf Tuberkulose gelten, anwendet, um so häufiger werden die Formen „latenter", unseren gegenwärtigen klinischen Vorstellungen nicht entsprechender Tuberkulosen auch des Mittelohrs aufgedeckt, desto deutlicher die Tatsache werden, daß die Fälle mit den bekannten, für pathognomonisch gehaltenen Verlaufseigentümlichkeiten durchaus nicht die Regel, sondern fast seltener als solche Formen sind, welche bisher entweder für seltene Ausnahmen gehalten oder gar nicht als spezifische Prozesse erkannt wurden. So große Verschiedenheiten die einzelnen Formen der Mittelohrtuberkulose, zumal in gewissen Verlaufsstadien zeigen, lassen sie sich doch leicht auf einige wenige Haupttypen zurückführen. Je größer und vielseitiger das Beobachtungsmaterial ist, und je länger die Beobachtung der einzelnen Fälle fortgesetzt werden kann, desto mehr verwischen sich Eigentümlichkeiten des Verlaufs, die bei kurz dauernder Beobachtung als wesentliche Merkmale bestimmter Formen imponieren. Hat man Gelegenheit, ein großes Tuberkulose-Material kontinuierlich zu beobachten, dann vereinfacht sich das scheinbar wechselvolle Bild der Mittelohrtuberkulose durch die dann mögliche Ausscheidung solcher

Vorgänge im Ablauf des Prozesses, die, mehr akzidenteller, nebensächlicher Natur, für die Gruppierung der einelnen Formen nicht maßgebend sein dürfen. Denn auch der Verlauf prinzipiell verwandter Fälle kann hier so variieren, daß in gewissen Stadien desselben Prozesses zunächst verschiedene Typen vorzuliegen scheinen, deren Eigentümlichkeiten sich indessen dann im weiteren Verlaufe mehr und mehr verwischen. Vorgänge, welche zu einer Zeit die Gestaltung des Prozesses bestimmend zu beeinflussen scheinen, können weiterhin sich als Zwischenfälle von so geringer Bedeutung für den Ablauf des Prozesses herausstellen, daß sie für die Charakterisierung bestimmter Formen kaum herangezogen werden können. Nur wesentliche, prinzipielle Unterschiede in Ablauf und Gestaltung des lokalen Prozesses selbst, nicht vorübergehende, von mehr akzidentellen Momenten abhängige Verlaufsdifferenzen sollten die Grundlage für eine Differenzierung der verschiedenen Formen der Mittelohrtuberkulose abgeben.

Man geht nicht zu weit, wenn man sagt, daß es kaum eine Form entzündlicher Mittelohrprozesse gibt, die an sich nicht durch Tuberkulose bedingt sein könnte. Oder mit anderen Worten: das otoskopische Bild kann bei kurz dauernder Beobachtung zur Feststellung oder vielmehr zur Ausschließung eines tuberkulösen Prozesses maßgebend nicht in Betracht kommen.

Dazu kommen die Schwierigkeiten in der Deutung des otoskopischen Bildes. Die otoskopische Diagnostik ist gewiß, vielleicht erst unter Anwendung feinerer Untersuchungsmethoden, einer weiteren Ausbildung in dem Sinne zugänglich, daß dann Vorgänge, welche jetzt klinisch nicht hinlänglich ausgeprägt erscheinen, besser erkennbar werden. Die klinische Erkennung der spezifischen Elemente der Tuberkulose wird aber immer ihre großen Schwierigkeiten behalten. Man braucht nur an die von Schwartze zuerst beschriebenen Tuberkel oder Tuberkelkonglomerate des Trommelfells zu denken. Wenn makroskopisch-anatomisch, freilich auch dann noch recht selten und unsicher, die Differenzierung solcher knötchenartiger Einlagerungen in der Schleimhaut gelingt, müßten sie sich auch unter gewissen Bedingungen klinisch unterscheiden lassen. Die Anwendung von Adrenalin (von außen und per tubam) scheint eine solche Differenzierung erleichtern zu können. Wie wichtig es aber wäre, solche Hilfsmittel zu gewinnen, geht aus den Fällen hervor, in denen klinisch nur geringfügige Abweichungen otoskopisch vorlagen, anatomisch aber dann eine ausgebreitete Infiltration der ganzen Mittelohrschleimhaut, insbesondere auch der Schleimhautschicht des Trommelfells, sich herausstellt. Leichter verständlich als Zeichen einer Tuberkulose des Mittelohrs sind die bekannten Befunde, wie sie sich in den zum Zerfall tendierenden Formen oft ergeben. Multiple Perforationen sind, wenn sie, ohne akut-entzündliche Veränderungen, so entstehen, daß man sich ihre Entwickelung aus multiplen, ungleichmäßig vordringenden Herden der Schleimhautschicht vorstellen kann, für Tuberkulose relativ sicher charakteristisch. Auflagerungen, wie sie Scheibe[1]) bei Mittelohrtuberkulose beobachtet und als Fibrinoid gedeutet hat, kommen zwar hie und da im Verlauf einer Mittelohrtuberkulose mit größeren Defekten vorübergehend zur Beobachtung. Ob sie wirklich dadurch entstehen, daß die fibrinoide Masse, die in dem Tuberkel transsudiert und in ihm erstarrt, auf die freie Oberfläche der Schleimhaut ausgeschieden wird, bleibt dahingestellt. Sie unterscheiden sich kaum von den Ausschwitzungen, wie sie als Ausdruck der Tuberkulinreaktion sich entwickeln. Wie dem auch sei — für die Charakterisierung der Mittelohrtuberkulose kommen diese Befunde, ganz abgesehen von den Schwierigkeiten der Deutung, schon ihrer Seltenheit wegen nicht in Betracht.

Man bleibt also vorläufig zur Agnoszierung der klinisch nicht charakteristischen Fälle auf die Anwendung der allgemein zur Feststellung tuberkulöser Prozesse dienenden Kriterien angewiesen.

Das gleichzeitige Vorhandensein anderer sicher tuberkulöser Prozesse — auch eines der Argumente, welches für die Erschließung der spezifischen Natur eines Prozesses herangezogen zu werden pflegt — kommt hier, bei einer Erkrankung, welche durch sichere direkte Methoden der Untersuchung so leicht erkannt werden kann, nur sehr bedingt in Betracht. Natürlich wird man beim Vorhandensein einer Lungentuberkulose eine symptomlos entstandene, mit

---

[1]) Zeitschr. f. Ohrenheilk. Bd. 30.

erheblicher Schwerhörigkeit einhergehende Ohreiterung, wie dies schon Wilde getan hat, als Tuberkulose des Mittelohrs deuten dürfen. Darüber hinaus aber ist die Koinzidenz einer suspekten Ohrerkrankung mit anderen sicheren Tuberkulosen allenfalls praktisch-diagnostisch als Adiuvans, nicht aber zur exakten Feststellung der tuberkulösen Natur eines Mittelohrprozesses verwendbar.

Dafür muß man exaktere Beweismittel als solche klinischen Tatsachen verlangen. Als solche kommen für die Zwecke klinischer Untersuchungen im wesentlichen die Aufsuchung von Tuberkelbazillen im Sekret und die Feststellung der durch diese hervorgerufenen charakteristischen Gewebsveränderungen in Gewebsstücken, welche operativ oder im Wege der „Probeexzision" gewonnen werden, in erster Linie in Betracht.

Die makroskopische Betrachtung des von tuberkulösen Eiterungen herrührenden Sekrets ergibt hier nur wenig. Kein Befund schließt hier Tuberkulose aus; bei jeder Beschaffenheit des Sekrets kann Tuberkulose vorliegen. Bei einer gewöhnlichen Schleimhauteiterung kann eine sonst latente, rein infiltrative, für die Beschaffenheit des Sekrets also irrelevante Tuberkulose der Paukenschleimhaut bestehen. Vorübergehend können dann als Beimengung zu dem sonst schleimigen Sekret, wenn Tuberkel die Oberfläche erreichen und, in das Lumen durchbrechend, ihren Inhalt in die Pauke entleeren, Tuberkelbazillen nachweisbar werden. Bei den rein oder vorwiegend infiltrativen Prozessen ist die Auffindung von Tuberkelbazillen also auch dort, wo — aus anderen Gründen — Sekret vorhanden ist, oft reine Zufallssache.

Beim Vorhandensein einer Eiterung liegen die Schwierigkeiten des Bazillennachweises im Sekret nicht in der Spärlichkeit der Bazillen allein. Diese sind durch geeignete Methodik (Sedimentierung, Zentrifugierung) zu überwinden. Sie sind aber in manchen Fällen nur vorübergehend, d. h. nur durch vielfach wiederholte Untersuchungen nachweisbar. Man kann z. B. in einem Falle chronischer Eiterung sie zunächst vermissen, später aber im gleichen Falle, wenn nach der Totalaufmeißelung Rezidive der Eiterung — nunmehr, nach Ablauf der Mischinfektion, als reine Folgen des Durchbruchs verkäster Tuberkel an die Oberfläche, — auftreten, reichlich finden.

Auf Tuberkulin reagieren alle Formen der Mittelohrtuberkulose in prägnanter, unverkennbarer Weise. Da außerdem die sonst wohl vorhandenen Fehlerquellen hier nicht in Betracht kommen, gewänne die Anwendung des Alttuberkulins hier einen besonderen Wert, wenn sich nicht die Lokalreaktion zuweilen so intensiv gestaltete, daß ich mit Rücksicht auf gelegentlich beobachtete bedenkliche Folgeerscheinungen, wie Facialis-Lähmungen, auf Anwendung des Tuberkulins zur Feststellung der Mittelohrtuberkulose seit längerer Zeit fast vollständig verzichte.

Am einfachsten und sichersten gewinnt man über das Vorhandensein einer Tuberkulose durch die Untersuchung aus dem Krankheitsherd exzidierter Gewebspartikel Aufschluß.

Die Inokulation exzidierter Gewebsstücke verspricht ein positives Resultat im allgemeinen nur, wenn zur Verimpfung hinlänglich reichliches Material, nicht nur kleine Granulationen oder Knochenpartikel, verfügbar ist. Sie kommt daher fast nur für die Fälle von Mastoidealtuberkulose in Betracht. Sie hat ferner den Nachteil, daß, wenn ein Versuchstier einer Mischinfektion erliegt, der Fall für die Untersuchung verloren ist. Sie ist schließlich entbehrlich, weil man mit der anatomischen Untersuchung mindestens ebenso sicher, jedenfalls aber viel schneller und einfacher zum Ziele kommt.

Die Ergänzung der klinischen Beobachtung durch die Untersuchung von Proben des erkrankten oder verdächtigen Gewebes ist für unser Gebiet nicht minder wertvoll als für andere Gebiete der Medizin, in denen Probeexzisionen, wie in der Dermatologie, seit je in großem Umfang geübt werden. Ihre Anwendung hat um so weniger Bedenken, als der zu diagnostischen Zwecken notwendige Eingriff sich meist, beim Vorhandensein von Polypen, Granulationen etc., mit therapeutischen Aufgaben deckt. Aber auch dort, wo die Kontinuität des Trommelfells erhalten ist oder scheint, hat eine partielle Exzision zur Gewinnung von Untersuchungsmaterial kein wesentliches Bedenken. Dem möglichen Nachteil, daß danach vielleicht infolge Wegfalls eines Wachstumshindernisses, eine stärkere Proliferation tuberkulösen Gewebes von den stehen gebliebenen Partien der Schleimhautschicht des Trommelfells, der Labyrinthwand etc. zustande kommen kann, steht

die Möglichkeit einer mindestens temporären Hörverbesserung
gegenüber. Eine ungünstige Beeinflussung des Krankheitsablaufs
in dem Sinn, daß nach der Exzision aus dem Trommelfell oder der
dessen Stelle vertretenden tuberkulösen Gewebsmasse rascherer und
umfänglicher Zerfall eingeleitet würde, habe ich, vorausgesetzt daß
weitere, zur Vermittelung einer Mischinfektion geradezu geeignete
Maßnahmen unterblieben, in vielfältiger Anwendung der Probeexzision nie gesehen. Eher kann, wenn der Prozeß in der Pauke
noch beschränkt war, nach der Exzision eines mehr oder weniger
großen Anteils des tuberkulösen Granulationsgewebes ein zeit-
weiliger Stillstand des Prozesses zustande kommen.

Freilich ist nur ein positiver Befund beweiskräftig. Auch
beim Vorhandensein einer Tuberkulose braucht nicht jede exzidierte,
bezw. aus Mastoidealherden ausgeschabte Probe die charakteristischen Elemente zu enthalten. Nicht immer führt eine einmalige Untersuchung zum Resultat. Man muß unter Umständen
mehrere, von verschiedenen Stellen, in verschiedenen Perioden der
Entwickelung des Krankheitsprozesses entnommene Stücke untersuchen. Man kann z. B. bei demselben Fall in den bei der Aufmeißlung entfernten Granulationsmassen Tuberkulose vermissen
und erst in den während der Nachbehandlung nachschießenden
Granulationen positive Befunde erhalten. Man kann bei doppel-
seitigen, absolut gleichartig verlaufenden Mastoidealtuberkulosen auf
der einen Seite Tuberkulose in den ersten Präparaten nachweisen
und auf der anderen, wenn man nicht alles verfügbare Material
auf das sorgfältigste durchmustert, sie vermissen.

Das Untersuchungsmaterial muß, wie ich jetzt, im Gegensatz
zu früheren Angaben, in Übereinstimmung mit Kümmel[1]) hervorheben muß, immer aus dem Krankeitsherde selbst entnommen sein.
In der auf dem Warzenfortsatz gelegenen Drüse insbesondere,
welche tuberkulös gefunden, zentrale Tuberkulose des Warzenfortsatzes anzeigen soll, habe ich auch dann Tuberkulose gefunden,
wenn innerhalb der Mittelohrräume nichts von Tuberkulose, z. T.
ein typisches Cholesteatom mit absolut negativem Befund in allen
daher stammenden Granulationen sich ergab.

---

[1]) Verhand. des VI. internationalen otologischen Kongresses zu London. S. 39.

Ist aber das Untersuchungsergebnis in dem Sinne positiv, daß Tuberkel in der typischen Anordnung, mit den ihnen eigentümlichen Elementen (Riesenzellen, Verkäsung) vorhanden sind, dann erscheint mir der Beweis für das Vorhandensein einer Tuberkulose geliefert. In diesem Falle ist, trotz aller, gerade bei Ohreiterungen gegebenen Verwechslungsmöglichkeiten (Fremdkörperriesenzellen) eine weitere Verifizierung durch den Nachweis der Bazillen in dem Gewebe entbehrlich.

Die Vervollständigung der klinischen Beobachtung durch die Probeexzision ist somit das einfachste Mittel, um über die Spezifizität von Prozessen, die unter nicht charakteristischen Bildern verlaufen, Klarheit zu schaffen. Je länger die Beobachtung solcher Fälle fortgesetzt werden kann, und je vollständiger sie nach den eben diskutierten Gesichtspunkten fortgesetzt wird, desto häufiger werden scheinbar nicht spezifische, scheinbar einfach entzündliche Prozesse als Tuberkulosen erkannt werden.

Insbesondere stellt sich, von diesen Kriterien aus betrachtet, die akute Form der Mittelohrtuberkulose als ein nicht allzu seltenes Vorkommnis dar. Auch hier ergeben sich sehr erhebliche Verlaufsdifferenzen zwischen den einzelnen Fällen. Verlauf und otoskopisches Verhalten kann vollkommen identisch mit dem der akuten Media sein. Besonders bei rasch progredientem Lungenprozeß und bei Miliartuberkulose entwickelt sich dann das Bild der gewöhnlichen akuten Mittelohrentzündung, nur daß meist rasche und üppige Proliferation tuberkulösen Granulationsgewebes die Spezifizität des Prozesses rasch erkennen läßt. Durch Kombination von Gewebswucherung und Zerfall kann der Verlauf in solchen Fällen sehr bald sich so destruktiv gestalten, daß sich auch darin diese scheinbar pyogene Mittelohrentzündung rasch als eine eigenartige, spezifische Infektion dokumentiert. Neben der erwähnten Reichlichkeit der Gewebswucherung kommen hier insbesondere die Zeichen der Mitbeteiligung der Antrumschleimhaut in Betracht, welche sich hier nicht in der bei dem Mastoidealempyem gewöhnlich vorkommenden Form, sondern gleich in der Form frühen Durchbruchs der Gehörgangswand ausprägen kann.

Habermann hat wohl zuerst darauf hingewiesen, daß der akute Beginn des tuberkulösen Prozesses an sich nicht ohne weiteres einen maligneren Prozeß anzuzeigen braucht. In manchen Fällen ist das Einsetzen akuter Erscheinungen nur ein interkurrenter Vorgang, der nur deswegen als initial imponiert, weil die ihm voraufgegangenen Erscheinungen der Infiltration „latent" geblieben, nicht subjektiv so hervorgetreten sind, daß sie erkannt hätten werden können. Die Mittelohrtuberkulose setzt in diesen Fällen also nicht akut ein; sie wird nur unter dem Bilde der akuten Media manifest.

Man gewinnt die richtige Vorstellung von dem Wesen dieser Formen erst dann, wenn man sie auch nach dem Ablauf der akutentzündlichen Erscheinungen weiter beobachtet. Solche akuten Medien können, mit oder ohne Hinterlassung eines Trommelfelldefekts, zunächst zu scheinbarer Heilung kommen. Die akuten Attacken können sich mehrfach wiederholen. Gelegentlich kann es auch zu einer Mitbeteiligung der Paukennebenräume an dem akutentzündlichen Prozeß in solcher Heftigkeit kommen, daß die Eröffnung des Antrums erforderlich wird. Dabei kann der Befund im Warzenfortsatz dem des gewöhnlichen Empyems, nur etwa mit Überwiegen der granulationsartigen Schwellung der Schleimhautauskleidung über die eigentliche Eiteransammlung, entsprechen. Nach der Operation kann vollkommene Heilung eintreten. Allmählich aber, in verschieden langem zeitlichen Abstand von den akuten Attacken, kann sich dann in der bekannten symptomlosen Weise das Bild der Mittelohrtuberkulose mit zunehmendem Zerfall am Trommelfell und Sekretion spärlichen tuberkulösen Eiters, häufig nur mit Bildung bräunlicher, dem Trommelfell oder der Paukenwand aufsitzender Krusten entwickeln. Solchen, von mehrfachen akuten Attacken unterbrochenen Verlauf habe ich insbesondere in Fällen atrophierender Pharyngitis — einem Prozeß, der vielleicht häufiger, als wir es bisher annehmen, der Ausdruck einer latenten Tuberkulose ist — bei Lupus der Nase, wie bei Tuberkulomen derselben beobachtet. Bestehen, wie oft in solchen Fällen, alte Trommelfelldefekte, dann kann man das Substrat solcher akuter Prozesse, nach Ablauf der akut-entzündlichen Erscheinungen, zuweilen in der Form umschriebener Infiltrate der Paukenschleimhaut direkt beobachten.

In anderen Fällen gestaltet sich der akute Prozeß in seinem Ablauf nicht erst allmählich, sondern schon unmittelbar so, daß seine Beziehungen zur Tuberkulose bald manifest werden. In Fällen, in denen der Warzenteil eröffnet werden mußte, kann unter Umständen innerhalb der Pauke die Sekretion ganz aufhören oder fast unmerklich werden, während im Warzenfortsatz nach anfänglich scheinbar gutem Fortschreiten der Heilung ein Stillstand eintritt. Es kann dann dasjenige Phänomen resultieren, das schon seit je als sicheres Zeichen der Tuberkulose gegolten hat: bei minimaler Sekretion und fast vollkommener Füllung der Wundhöhle kann in dieser ein für Luft bei Valsalva breit durchgängiger Fistelgang übrig bleiben. In solchen Fällen besonders können, wie erwähnt, in den bei der Operation aus dem Antrum ausgeschabten Granulationen die der Tuberkulose eigentümlichen Veränderungen fehlen, während sie in den im Verlauf der Nachbehandlung entnommenen Proben leicht nachweisbar werden.

In noch anderen Fällen bleibt der Typus der akuten Media mit Empyem, nur wenig modifiziert, bis zum Ablauf, d. h. bis zur Heilung mehr oder weniger erhalten.

Einen besonders markanten Fall dieser Kategorie möchte ich, wenn auch im allgemeinen mit Rücksicht auf die hier gebotene Kürze ein Verzicht auf ausführliche Wiedergabe zahlreicher Krankengeschichten selbstverständlich ist, kurz anführen:

18jähriges, zur Zeit der Erkrankung anämisches Mädchen. Deutliche Zeichen von Morbus Basedowii. Lungenbefund normal. Hereditäre Disposition zur Tuberkulose vorhanden.

Pat. ist an doppelseitiger akuter Mittelohrentzündung erkrankt. Warzenförmige Perforation beiderseits. Nach vierwöchentlicher Krankheitsdauer mit normalem Trommelfellbefund, aber noch herabgesetzter Hörfähigkeit entlassen.

Im weiteren Verlauf mehrfache Periostitiden an der hinteren oberen Gehörgangswand. Etwa drei Monate nach Beginn der ganzen Erkrankung retroaurikuläre Schwellung. Aufmeißelung — rechts vier Wochen später als links —: links Durchbruch am Planum, kein Eiter, massenhaft Granulationen im Antrum und den Terminalzellen. In den Granulationsmassen Tuberkulose. Rechts kein Durchbruch, Granulationsmassen und käsige Erweichungsherde besonders gegen die Spitze des Warzenfortsatzes hin. Hier ergibt Untersuchung der Granulationen auf Tuberkulose negatives Resultat.

Beiderseits rasch fortschreitende Heilung, die jetzt schon länger als zwei Jahr persistiert. Rachenmandel frei von Tuberkulose.

Hier sehen wir also das Bild der gewöhnlichen akuten Media mit Empyem, welche sich im wesentlichen nur durch Geringfügigkeit der Sekretion, dann wohl auch durch den etwas protrahierteren Verlauf von dem gewöhnlichen Verhalten unterschied, sich entwickeln und die Erkrankung so ablaufen, daß ohne die Untersuchung der ausgeschabten Granulationsmassen das Vorhandensein der Tuberkulose wahrscheinlich der Beobachtung entgangen wäre.

Dieses Manifestwerden schleichend sich entwickelnder Mittelohrtuberkulosen unter dem Bilde der akuten Media scheint nach meinen Erfahrungen häufiger als ihr wirklich akuter, plötzlicher Beginn zu sein. Latent, d. h. hinter intaktem Trommelfell, kann sich die Tuberkulose auch dann noch entwickeln, wenn bereits schwere Veränderungen, selbst Arrosionen der Gehörknöchelchen (Görke[1]) bestehen.

Diese letzteren Formen sind klinisch-otoskopisch zuweilen noch relativ gut zu differenzieren. An sich ist zwar bei den akuten Formen das Stadium der Entwickelung des Prozesses, das bei den zum Zerfall tendierenden Prozessen gerade die charakteristischen multiplen Perforationen liefert, diagnostisch am unergiebigsten. Hier aber kann zuweilen während des akuten Verlaufs das Verhalten gegenüber der Paracentese gewisse Anhaltspunkte geben. Das Trommelfell kann dabei als erheblich stärker verdickt und weit derber erscheinen, als dies bei einer gewöhnlichen akuten Mittelohrentzündung der Fall ist. Auf die Paracentese reagieren manche dieser Fälle weder mit dem Eintritt reichlicher Sekretion und der entsprechenden Veränderung des Bildes noch auch, wo starke subjektive Beschwerden vorhanden sind, mit deren Nachlaß. Nur selten prägen sich umschriebene, stärker gegen die Substantia propria des Trommelfells vordringende, dem Durchbruch nahe Herde in der Form umschriebener derberer Buckel aus. Bei Vorhandensein alter Trommelfelldefekte kann man, wie erwähnt, die bei akuten Attacken auftauchenden frischen Herde in der Labyrinthwand als mehr oder weniger erhabene „Granulationen" zuweilen differenzieren.

Wie in den Fällen wirklich akuter Tuberkulose der Mittelohrschleimhaut das Krankheitbild sich weiter gestaltet, bedarf nicht der Erörterung. Bei den zum Rückgang gelangenden Fällen kann allmählich, meist langsam, das Trommelfellbild wieder normale Beschaffenheit gewinnen. Trotz Vorhandensein latenter Herde in

---

[1] Verhandl. der deutsch. otolog. Gesellsch. 1901, S. 188.

der Schleimhaut kann dabei das Trommelfell lange in seiner Kontinuität erhalten bleiben. Täuschungen sind allerdings hier leicht möglich. Es kann nur stark verdickt und gerötet, im Zustande subakuter Entzündung befindlich, aber bei Lufteintreibung imperforiert erscheinen und doch bei der histologischen Untersuchung sich als total durch tuberkulöses Granulationsgewebe ersetzt erweisen.

Gestattet das Vorhandensein eines Trommelfelldefekts, den Ablauf der akuten Attacke unmittelbar zu verfolgen, dann kann man natürlich eine bessere Vorstellung vom Wesen dieser Prozesse gewinnen. Die diffuse Hyperämie und Schwellung der Paukenschleimhaut, deren Intensität in den einzelnen Fällen und Attacken sehr variieren kann, geht meist rasch zurück. Es bleibt, meist neben den erwähnten Infiltraten, die an der Labyrinthwand sichtbar werden, eine Eiterung übrig, die gewöhnlich spärlich, zuweilen einige Tage lang etwas reichlicher ist, meist aber rasch wieder abnimmt und oft einer Borkenbildung Platz macht, die allmählich wieder völlig normalem Verhalten weichen kann. Auch die Funktionsstörung, welche während der akuten Attacke hochgradig werden kann, bildet sich nach deren Abklingen oft vollständig oder wenigstens zum allergrößten Teile zurück. Solche akuten Attacken können sich in den einzelnen Fällen verschieden oft wiederholen; in Fällen von Nasentuberkulose, Lupus etc., die jahrelang in Beobachtung stehen, habe ich sie in manchen Jahren ein- bis zweimal wiederkehren sehen. Von gewöhnlichen interkurrenten Medien, die in solchen Fällen naturgemäß oft genug vorkommen, unterscheiden sie sich durch den eigentümlichen Verlauf und den positiven histologischen Befund, den man in den meist während der einzelnen Attacken aufschießenden Infiltraten erheben kann. Tuberkelbazillen sind im Sekret dieser Fälle nur sehr spärlich, wenn überhaupt, nachzuweisen.

Diese Form der Mittelohrtuberkulose wird, wie erwähnt, besonders bei Lokaltuberkulosen der Nachbarschaft (Nase) beobachtet, bei denen man ein analoges Verhalten auch innerhalb des Primärherds verfolgen kann. Auch in diesen Fällen kann man, wenn man sie lange und kontinuierlich genug beobachtet, immer wieder neue Infiltrate sich bilden und nach mehr weniger langem Bestande verschwinden, d. h. entweder wirklich, wohl zumeist durch Zerfall und Durchbruch an die Oberfläche, vergehen oder nur unter Umständen auf lange Zeit hinaus, wieder latent werden sehen.

Zwischen diesen mehr diffus infiltrierenden Formen und den tumorartigen Tuberkulosen in der Nase besteht insofern kein wesentlicher Unterschied, als die letzteren leicht in die erstere Form übergehen, und andererseits auch bei dieser einzelne Infiltrate zu größeren Geschwülsten auswachsen. Auch bei der reinen Tumorform handelt es sich nur selten um die Entwickelung eines solitären Tuberkuloms, das durch die Invasion von Tuberkelbazillen nur in einem bestimmten kleinen Bezirk der Nasenschleimhaut zustande kommt, sondern gewöhnlich um multiple, teils eben zu Tumoren ausgewachsene, teils flachere, das Niveau der Schleimhaut nur wenig überragende Infiltrate. Diesem Verhalten entsprechend, sieht man auch bei den Fällen, in denen die Tumorform der Nasentuberkulose vorherrscht, im Mittelohr meist nicht gleichartige Vorgänge, sondern nur flachere Infiltrate. Der Begriff der Tumorform kommt für die Mittelohrtuberkulose überhaupt besser ganz in Wegfall. Denn in den Fällen, in denen wirklich geschwulstartige Gebilde, mehr weniger große Polypen entstehen, handelt es sich gewöhnlich nicht um die durch Abwesenheit von Zerfallsprozessen ausgezeichnete Form der sogen. Tumortuberkulose, sondern um Bildung tuberkulöser Polypen im Verlauf einer mit Einschmelzungsprozessen einhergehenden tuberkulösen Mittelohreiterung. Bär[1]), der aus der Klinik Manasse solche tuberkulösen Granulationsgeschwülste des Ohrs beschrieben hat, rechnet auch mit der Möglichkeit der Umwandlung gewöhnlicher Ohrpolypen zu Tuberkulomen. Im übrigen ist das Vorkommen solcher Tumoren bei allen Formen der Tuberkulose des Mittelohrs durchaus nicht besonders selten und wird darum auch gelegentlich bei Tumortuberkulosen der Nase beobachtet.

Besser gekannt als die eben besprochenen Formen der Mittelohrtuberkulose sind die weniger zur Neubildung tuberkulösen Granulationsgewebes als zum Zerfall tendierenden Formen. In der Mehrzahl der Fälle von Mittelohrtuberkulose kommt es, sei es von vornherein oder allmählich, im Verlaufe ursprünglich mehr infiltrativer

---

[1]) Zeitschr. f. Ohrenheilk. Bd. 37.

Prozesse, zum Zerfall und damit — in einem Teil der Fälle, nachdem ein Durchgangsstadium multipler, allmählich konfluierender Zerfallsherde durchlaufen ist — zu dem Bilde der chronischen Mittelohreiterung. Es gibt wohl keine Form der chronischen Mittelohreiterung, die nicht durch Tuberkulose bedingt sein könnte. Sehr selten besteht in diesen Fällen das Bild der chronischen Schleimhauteiterung, mit dem für diese charakteristischen Verhalten des Sekrets neben der tuberkulösen Infiltration der Schleimhaut. Gewöhnlich resultiert schließlich das Bild der Knocheneiterung mit fortschreitender Einschmelzung an den Gehörknöchelchen wie an den Wänden der Pauke und ihrer Nebenräume

Gegenüber Scheibe hat Konietzko[1]), in Übereinstimmung mit älteren Angaben Schwartzes, das Vorkommen von Cholesteatombildung bei Mittelohrtuberkulose nachgewiesen. Diese Kombination ist auch nach meinen Erfahrungen keine Seltenheit. Partielle Heilung der tuberkulösen Eiterung an den entsprechenden Stellen ermöglicht auch bei Tuberkulose das Überwandern der Gehörgangsepidermis. Wiederholt habe ich diese Koinzidenz von Cholesteatom und Tuberkulose, zuletzt in einem mit Labyrintheiterung komplizierten Fall nachweisen können. Die Beteiligung des Labyrinths bei diesen Formen der Mittelohrtuberkulose, von Habermann und Barnick besonders eingehend beschrieben, habe ich bereits an anderer Stelle[2]) erörtert.

Auch die Abwesenheit der — hier nicht ohne weiteres als Erscheinungen der Gewebsreaktion gegen die Infektion zu deutenden — Polypen- und Granulationsbildung (Bezold) kann als ein Charakteristicum dieser Formen der Mittelohrtuberkulose nicht gelten. Sie ist zwar im ganzen vielleicht etwas weniger reichlich als bei chronischen Mittelohreiterungen anderer Ätiologie. Sie kann aber andererseits sich so gestalten, daß große Polypen entstehen, welche nicht immer auch ihrerseits Produkte der tuberkulösen Granulationswucherung zu sein brauchen, sondern auch gewöhnliche Granulome sein können. Kurze Erwähnung

---

[1]) Arch. f. Ohrenheilk. Bd. 59.
[2]) Referat für den 7. intern. otolog. Kongr. in Bordeaux 1904.

18*

wenigstens beansprucht die Sequesterbildung bei diesen Formen der Mittelohrtuberkulose. Auch bei größter Ausdehnung der Sequestrierung, vom Promontorium bis zur Pyramidenspitze, oder so, daß die Pyramide bei der Herausnahme auseinanderfällt, können besondere, auf sie deutende Symptome fehlen.

Bei allen eben geschilderten Formen wird die Tuberkulose des Mittelohrs allgemein als sekundär angesehen. Die Tube ist, wie Habermann bewiesen hat, der hauptsächlichste Transportweg für die Tuberkelbazillen ebenso, wie für alle anderen, an den Infektionen der Paukenhöhle beteiligten Erreger. Für die Einfuhr der Tuberkelbazillen bestehen auch keine anderen Bedingungen als für andere Bakterienarten. Die Tube braucht zur Vermittelung dieser Infektion durchaus nicht, wie dies immer noch vielfach angegeben wird, besonders weit zu sein. Sie ist auch, abgesehen von den mit starker allgemeiner Abmagerung einhergehenden Fällen, d. h. in einem Stadium, in dem gemeinhin die Infektion des Mittelohrs längst erfolgt sein wird, nicht nur nicht besonders weit, sondern vielmehr, entsprechend der Beteiligung der Schleimhaut im knöchernen Tubenabschnitt, zuweilen eher stenosiert.

Dieser Entwickelungsgang ist auch dann am plausibelsten, wenn der als primär angesehene Herd sich als weit weniger umfänglich und erheblich darstellt als der Prozeß im Ohr. In einem Falle von Mittelohr- und davon induzierter Meningealtuberkulose bestand als einzige Lokalisation der Tuberkulose daneben nur ein minimaler, indurierter, alter Spitzenherd. Bei der Untersuchung des Schläfenbeins fand sich aber eine solche Gruppierung der tuberkulösen Herde in der Schleimhaut der Pauke und Tube, daß selbst in diesem Falle die Vermittelung auf dem Wege der Tube wahrscheinlicher erschien. Freilich sind die Schlüsse, die man aus Anordnung und Verbreitung der Tuberkulose in Tube und Pauke auf den Gang der Infektion zieht, meist ziemlich flüssig. Barnick[1] z. B. nahm bei etwa gleichartiger Verbreitung des tuberkulösen Prozesses in seinem ersten Falle, in dem nur eine frische Miliartuberkulose der Lungen, kein älterer Herd nachweisbar war, häma-

---

[1] Arch. f. Ohrenheilk. Bd. 40.

togene Infektion an. Wo aber das Vorhandensein unscheinbarer oder selbst scheinbar zur Ruhe gekommener Lungenherde anzeigt, daß virulente Tuberkelbazillen zum mindesten vorübergehend in den oberen Luftwegen vorhanden waren, ist es jedenfalls richtiger, die Infektion des Ohrs auf Eindringen der Bazillen im Wege der Tube zu beziehen, als einen Infektionsweg anzunehmen, auf den eigentlich ohne absolut zwingende Gründe nur für Tuberkulosen solcher Körpergebiete rekurriert werden sollte, die von der Körperoberfläche bezw. der an dieser gelegenen Höhlen direkt überhaupt nicht erreichbar sind.

Selbst Rebbeling[1]), der den relativ sichersten Fall primärer isolierter Tuberkulose des Mittelohrs aus der Poliklinik von R. Hoffmann beschrieben hat, hält für diesen die Infektion auf dem Wege der Tube für wahrscheinlich.

Indessen weisen andererseits die Befunde Barnicks mit großer Wahrscheinlichkeit auf das Vorkommen hämatogener Infektionen des Ohrs, auf die Möglichkeit der Zufuhr von Bazillen, welche aus bazillenarmen Herden vereinzelt in die Blutbahn gelangt sind, zum Ohr wie zu anderen Organen hin.

Die weitere, praktisch ungleich wichtigere Frage ist nun die: siedeln sich die so dem Ohr zugeführten Bazillen primär in der Schleimhaut der Mittelohrräume oder in der Spongiosa des Felsenbeins an? Daß hämatogen eine Tuberkulose der Paukenschleimhaut vermittelt werden kann, wissen wir aus dem Befunde Habermanns[2]), welcher bei akuter Miliartuberkulose einen umschriebenen Herd in der Paukenschleimhaut ermittelte. Daß auf dem gleichen Wege primär den Markräumen im Schläfenbein Bazillen zugeführt werden und so eine tuberkulöse Osteomyelitis auslösen können, machen zwei Befunde Barnicks wahrscheinlich. Daß aber dieser Infektionsweg häufig gewählt wird, daß primäre Ostitiden des Warzenfortsatzes gewöhnlich dem bekannten Bilde der Warzenfortsatztuberkulose zugrunde liegen, ist zwar oft behauptet, aber kaum je einwandsfrei bewiesen worden.

Dieser Auffassung, daß primär-ossale Tuberkulosen im Bereich des Warzenfortsatzes sehr häufig vorkommen, ist ein neuer, ent-

---

¹) Zeitschr. f. Ohrenheilk. Bd. 46.
²) Schwartzes Handb. der Ohrenheilk. Bd. I.

schiedener Vertreter in Henrici[1]) erstanden, welcher an der Hand
von acht in der Körnerschen Klinik beobachteten Fällen zu der
Meinung kommt, die primär-ossale Form komme im Kindesalter
nicht nur am häufigsten, sondern beinahe ausschließlich vor.

Unstreitig spielt auch die Tuberkulose für die Erkrankung
des Warzenfortsatzes im Kindesalter eine weit größere Rolle, als
man in neuerer Zeit, in einer zu weit gehenden Reaktion gegen die
früher häufig geübte Identifizierung von Caries und Tuberkulose
am Ohr, vielfach angenommen hatte. Untersucht man die
aus dem Warzenfortsatz ausgeschabten Massen regelmäßig, ohne
Rücksicht darauf, ob die Beschaffenheit des Knochens und der
seine Hohlräume auskleidenden Gewebe Verdacht auf Tuberkulose
anregt oder nicht, dann sieht man auch bei dieser Erkrankungsform
wieder, wie oft unter einem wenig charakteristischen Bilde die
Tuberkulose sich verbergen kann.

Aber schon diese Häufigkeit der Tuberkulose des Warzenfortsatzes, gegen die relative Seltenheit der Tuberkulose anderer
Schädelknochen gehalten, spricht gegen die primär-ossale Natur
jener Prozesse. Wenn an Schädelknochen, denen die Erreger
lediglich auf dem Wege der Blutbahn zugeführt werden können,
die Tuberkulose außerordentlich selten, im Bereich des Schläfenbeins aber, bei dem eine direkte Zufuhr der Bazillen auf dem
Wege des Mittelohrs sehr leicht möglich ist, häufig vorkommt,
wird die Pathogenese bei diesen verschiedenen Lokalisationen der
Tuberkulose schwerlich die gleiche sein.

Unstreitig steht sowohl bei der Betrachtung des erkrankten
Knochens wie bei der histologischen Untersuchung solcher Fälle
die Tuberkulose des Knochens stark im Vordergrund. Man sieht
die Markräume in großer Ausdehnung befallen, oft die ganze
Spongiosa der Pyramide erkrankt, ausgedehnteste Verkäsung mit
Knochennekrose oder Bildung größerer Sequester, insbesondere auch
an Orten, die von den von Schleimhaut bedeckten Bezirken so
weit abliegen, daß man sich die Fortleitung des Prozesses von hier
aus auf die Markräume kaum vorstellen kann. Die tuberkulöse
Osteomyelitis überwiegt fast regelmäßig in diesen Fällen den

---

[1]) Zeitschr. f. Ohrenheilk. Bd. 48, Ergänzungsheft, 1904.

tuberkulösen Schleimhautprozeß bei weitem an Schwere und Ausdehnung.

Als Argument für den primär-ossalen Ursprung dieser Tuberkulose ist auch das Verhalten der Paukenhöhle herangezogen worden. Diese kann in solchen Fällen klinisch selbst vollkommen normale Beschaffenheit oder vorübergehende Störungen so geringer Intensität aufweisen, daß dieses Mißverhältnisses wegen schon der Übergang der Tuberkulose von der Schleimhaut auf den Knochen leicht unwahrscheinlich erscheinen kann. Henrici zwar hat in sechs seiner Fälle gleichzeitige Mittelohreiterung gesehen; auch seine beiden anderen Fälle sind in dieser Hinsicht nicht unverdächtig. Mit Rücksicht auf den Verlauf des Paukenprozesses, die rasche und vollkommene Rückbildung wird indessen diese Mittelohrerkrankung als ein akzidenteller Vorgang, nicht aber als Manifestation einer Tuberkulose der Paukenhöhle angesehen.

Nun können aber, wie oben erörtert, Tuberkulosen der Paukenschleimhaut ohne alle charakteristischen Zeichen verlaufen und spontan, sei es zum Stillstand mit zeitweiser Wiederherstellung des normalen otoskopischen Bildes oder aber selbst zur Heilung gelangen. Selbst bei Trommelfellbildern, welche nicht nur nicht an Tuberkulose der Pauke, sondern nicht einmal an das Vorhandensein eines entzündlichen Prozesses überhaupt denken lassen, kann eine Tuberkulose der Paukenschleimhaut bestehen. Ein Teil meiner Beobachtungen verhielt sich in dieser Beziehung noch unverdächtiger als die Fälle Henricis. In vier Fällen bestanden nur ganz vorübergehend Veränderungen im Bereich der Paukenhöhle, die als akute Mittelohrentzündung gedeutet worden waren; zur Zeit des Manifestwerdens des mastoidealen Prozesses war das Trommelfellbild wieder normal, bezw. frei von Spuren eines entzündlichen Prozesses. In einem dieser Fälle setzte die Erkrankung wie eine akute Media mit heftigen Schmerzen und einer Facialislähmung ein. Auf Parazentese schwanden diese Erscheinungen ebenso wie die Lähmung, die wegen ihres raschen Rückgangs als Kompressionslähmung gedeutet worden war, innerhalb weniger Tage. Das Ohr blieb von da ab sekretfrei, auch als sich fast ganz symptomlos — die Patientin stand nicht mehr in der Behandlung — ein retroaurikulärer Abszeß entwickelt hatte. In drei anderen Fällen habe ich andere Veränderungen des Trommelfells, als Verdickung und Trübung, nicht nachweisen können.

Beobachtet man die Fälle aber dann kontinuierlich über lange Zeit hinaus weiter, dann sieht man relativ häufig Veränderungen, wie wir sie aus dem Verlauf ursprünglich rein infiltrativer Tuberkulosen der Paukenschleimhaut her kennen, sich allmählich nachträglich, auch noch nach Heilung der Mastoidealtuberkulose, entwickeln. Unmerklich, unter minimaler, auch nur zeitweise erkennbarer Sekretion, kann der vorher latent gebliebene Prozeß in der Pauke nunmehr unter allmählichem, langsamem Zerfall des Trommelfells fortschreiten.

Freilich kann der Einwand erhoben werden, daß diese Veränderungen der Paukenschleimhaut, die erst im weiteren Verlauf als tuberkulös sich charakterisierten, erst nachträglich durch Durchbruch primär ossaler Herde in die mastoidealen Hohlräume entstanden seien. Dagegen spricht nun zwar schon der Umstand, daß Störungen von seiten der Pauke den ganzen Krankheitsprozeß auch in der Mehrzahl der Henricischen Fälle einleiteten. Sie verlaufen nur so latent, weil eben die Bedingungen für die Ausbreitung der Tuberkulose bei diesen Formen innerhalb der Markräume ganz andere als in der Schleimhaut sind. Während hier die Bazillen im Gewebe, oft lange an einer Stelle fixiert und hier unter Umständen unschädlich gemacht, zuweilen durch den Lymphstrom über weitere Strecken ausgebreitet, immer aber sich relativ inoffensiv verhalten, finden sie, einmal aus der Schleimhaut in die unter ihr gelegenen Markräume gelangt, weit günstigere Bedingungen für ihre Ausbreitung in der ganzen Spongiosa und die Entfaltung ihrer pathogenen Wirkung in dieser.

Auf dem Wege ausschließlich klinischer Beobachtung kann man über den Infektionsmodus bei diesen Formen der Mittelohrtuberkulose sicheren Aufschluß nicht gewinnen. Dazu hat die Deutung der makroskopischen, klinischen Befunde zu viele Fehlerquellen.

Wie leicht man sich dabei über Ausdehnung und Lokalisation des tuberkulösen Prozesses täuschen kann, lehrte einer meiner Fälle, in dem auf Grund des otoskopischen Befundes die Pauke intakt schien, bei späterer anatomischer Untersuchung aber von dem tuberkulösen Prozeß mitergriffen, und zwar offenbar primär von ihm befallen, gefunden wurde.

L. K., 5 Jahr alt. Seit längerer Zeit bestehen Beschwerden von seiten des rechten Ohrs. Nachdem schon mehrere Wochen in wechselnder Intensität Schmerzen im Ohr und dessen Umgebung bestanden haben, ist seit einigen Tagen eine Schwellung hinter dem Ohr aufgetreten. Familiäre Disposition zu Tuberkulose besteht nicht.

Status praesens: Anämisches Kind in mäßigem Ernährungszustand. Lungenbefund o. B. Bis auf multiple leichte Drüsenschwellungen an verschiedenen Stellen des Körpers keine nachweisbaren Abweichungen von der Norm.

Rechter knorpliger Gehörgang etwas eng. Trommelfell von normaler Färbung, etwas getrübt, leicht retrahiert. Funktionsprüfung ergibt unsicheres Resultat; offenbar mäßige Störung der Hörfähigkeit. Hinter dem Ohr, welches stark absteht, eine nicht sicher fluktuierende, teigige Schwellung. Temperatur normal. (In der letzten Zeit subfebrile Abendtemperaturen.)

Operation (bald nach der Aufnahme): Schnitt etwas hinter der Insertionslinie. Unter dem Periost eine geringe Menge Eiters. In der Mastoidealgrube ein breiter etwa der Kuppe des kleinen Fingers entsprechender Defekt, der von schwammigen, blassen Granulationen ausgefüllt ist. In der Tiefe neben diesen käsige, bröcklige Massen und Knochenbröckel. Im Antrum Granulationen von dem beschriebenen Aussehen. Gegen das Antrum hin ist der Knochen sehr weich, ebenso gegen die Spitze hin. Im Sulcus sigmoideus eine Lücke, die von Granulationsmassen ausgefüllt ist. Nach deren Erweiterung in solchem Umfang, daß die normale Dura jenseits dieser Partie freigelegt wird, erweist sich, daß dieser Lücke eine von Granulationen bedeckte, offenbar stark verdickte Durapartie entspricht. Die Untersuchung der ausgeschabten Granulationsmassen ergab das Vorhandensein zahlreicher Epitheloid- und Riesenzellentuberkel mit zumeist reichlicher Verkäsung.

Der Wundverlauf war fortdauernd günstig. Nach ca. fünf Wochen hatte sich die Wunde fast vollständig geschlossen.

Nach einigen Wochen kehrte das Kind, nachdem sich inzwischen die Wunde vollkommen geschlossen hatte, heftiger, periodisch auftretender Kopfschmerzen wegen in die Beobachtung zurück. Zeitweise Temperatursteigerungen. Anfallsweise auftretende sehr heftige Kopfschmerzen. Allmählich sich ausbildende Nackensteifigkeit; Cri hydrencephalique. Lumbalpunktion: in klarem, unter hohem Druck stehendem Hirnwasser entsteht beim Stehen ein spinnwebenartiges Gerinnsel; keine T.-B.

Nochmalige Operation: Wundhöhle von teils derberen, teils mehr schwammigen Gewebsmassen ausgefüllt. An der hinteren Pyramidenfläche, welche behufs Freilegung und Punktion des Kleinhirns weiter freigelegt wird, werden noch einige Knochenräume mit käsigem Inhalt eröffnet.

Unter Verstärkung der meningitischen Erscheinungen erfolgt der Exitus.

Autopsie (nur Kopfsektion gestattet): Von der Dura der hinteren Schädelgrube, etwa über dem Sinus sigmoid., und davon durch einen normalen Durabezirk geschieden, weiter nach hinten, einer verfärbten Partie

der hinteren Pyramidenfläche anliegend, gehen Haufen graurötlicher granulationsartiger Wucherungen aus. Sehr starkes Ödem der Pia. An der Basis,
bes. reichlich in der Sylvischen Grube Tuberkeleinstreuung neben trübem,
milchigem Exsudat.

Rechtes Schläfenbein: Trommelfelldefekt in der unteren Hälfte.
Trommelfellrest grau, von einer geringen Menge Sekrets bedeckt, anscheinend
nicht infiltriert. Paukenhöhlenwände blaß, mit Sekret stellenweise belegt.
Warzenfortsatz fehlt fast vollständig. Antrum mit Granulationsmassen erfüllt. An der Hinterfläche der Pyramide, in der Umgebung des Porus int.
zwischen diesem und der Apertur der Schneckenwasserleitung bes., ist der
Knochen, entsprechend etwa den Auflagerungen auf der Dura, gelb-grünlich
verfärbt.

Histologische Untersuchung des Schläfenbeins: Im medialsten
Abschnitt der Pyramide finden sich die schwersten und ausgebreitetsten Veränderungen innerhalb der Markräume. Diese sind hier fast vollständig in
einen großen, von tuberkelhaltigen, meist verkästen Granulationsmassen hauptsächlich erfüllten Herd aufgegangen. In diese Käse- und Granulationsmassen
eingebettet liegen mehrere Sequester. An einer Stelle der unteren Wand des
inneren Gehörgangs ist das tuberkulöse Gewebe in den inneren Gehörgang
eingebrochen, ohne die Nerven bezw. deren Scheide zu erreichen. In der
Umgebung dieser Durchbruchsstelle wie auch sonst vielfach in der Umgebung befindet sich der Knochen im Zustande lakunärer Resorption. In der
Nachbarschaft des großen osteomyelitischen Herdes gegen die Pyramidenkante
hin werden die Markräume wieder normal, und zwar so, daß den tuberkelhaltigen Markräumen normale ganz benachbart liegen (überwiegend Fettmark).
Mehr lateralwärts werden die Veränderungen in den Markräumen weniger
stark; Verkäsung und Sequesterbildung treten gegenüber dem tuberkel-
reichen Granulationsgewebe etwas mehr zurück. Sie bleiben aber kontinuierlich bis in die Reste des Warzenfortsatzes hinein nachweisbar. Die in
diesem Bereich auftretenden Zellen sind mit stark geschwollener, z. T. Tuberkel in der Tiefe enthaltender Schleimhaut bekleidet oder vielmehr fast
ausgefüllt. Solche Zellen mit tuberkelhaltiger Schleimhaut schieben sich von
unten her nahe an das Labyrinth heran. Alle Abschnitte des Labyrinths
zeigen aber normales Verhalten. Das Trommelfell, das einen mäßig großen
Defekt aufweist, ist auch an seiner Schleimhautschicht frei von Tuberkel-
einlagerungen. Dagegen ist die Paukenschleimhaut überall stark geschwollen,
bes. in den Zellen am Boden und im Recessus epitympanicus. Hier ist die
Schleimhaut so verdickt, daß sie die Contenta ohne Erhaltung größerer
Zwischenräume, sie ganz einbettend, umschließt. In der Schleimhaut vielfache
Tuberkel mit zahlreichen Riesenzellen, aber nur ziemlich spärlicher Verkäsung.
Die Tuberkel halten sich überall subepithelial. Im Knochen hier vereinzelt
Lakunenbildung mit mehrkernigen Osteoklasten. An einzelnen Stellen aber
scheint sich das tuberkelhaltige Gewebe aus den Zellen direkt in die Mark-
räume des darunter liegenden Knochens fortzusetzen. Die Gehörknöchelchen
sind bis auf einen Herd am langen Amboßschenkel normal. In der knöchernen
Tube ist die Schleimhaut kaum verdickt, mit normalem Epithel bis auf eine
dem Ostium tympanicum näher gelegene Stelle der oberen Wand bekleidet, an
welcher ein riesenzellenhaltiger Granulationsherd durch das Epithel an die

Oberfläche vorgedrungen ist. In tubaren Zellen, insbesondere in einer im Anfangsteile der knöchernen Tube gelegenen größeren Zelle, ist die Schleimhaut stark verdickt; auch hier vereinzelte subepithelial gelegene Tuberkel.

Rachenmandel klein, in Serien durchgeschnitten: frei von Tuberkulose.

Hier lagen klinisch alle Kriterien eines primär-ossalen Prozesses vor. Die Veränderungen in den Markräumen erwiesen sich auch anatomisch als weit vorgeschritten, identisch mit den sonst bei Knochentuberkulosen vorkommenden Befunden. Die Beteiligung der Paukenhöhle trat klinisch so sehr zurück, daß beim Eintritt in die Beobachtung normaler Befund erhoben wurde. Aber auch hier bestätigte sich die Erfahrung, die man eben bei der Tuberkulose des Mittelohrs so häufig macht, daß unter den geringfügigsten Befunden, auch hinter einem scheinbar normalen Trommelfell, sich die ausgedehntesten tuberkulösen Veränderungen verbergen können.

Daraus, daß die osteomyelitischen Herde einen weit vorgeschritteneren Grad der Entwicklung zeigen, kann ein Schluß auf höheres Alter dieser Prozesse nicht gezogen werden. Die Bedingungen für eine raschere und umfänglichere Entwicklung des tuberkulösen Prozesses sind eben, wie erwähnt, offenbar im Knochenmark ganz andere als in der Schleimhaut, in der die Herde eine viel geringere Tendenz zur Verkäsung selbst dann noch aufweisen, wenn bei ihrem Durchbruch in das Mark in diesem selbst rasch ausgedehnte Verkäsung und Erweichung eintritt. Darum beweisen selbst die Befunde Preysings[1]), welcher bei der von ihm zweimal beobachteten Beteiligung des Ohrs an universeller bezw. Miliartuberkulose das Mark stärker beteiligt, die Schleimhaut aber nur in ihren tieferen Schichten von vereinzelten Tuberkeln okkupiert fand, nicht unbedingt die primärossale Lokalisation des Prozesses.

Daß die primäre Lokalisation andere, benignere Formen als die von ihr angeregten sekundären Prozesse aufweist, daß sie in ihrer Entwicklung hinter diesen zurückbleibt, ist gerade auf unserem Gebiete eine durchaus nicht seltene Erfahrung. Wenn wir bei einer wenig ausgedehnten Paukentuberkulose eine ausgebreitete Meningealtuberkulose entstehen sehen, die mangels

---

[1]) Otitis media der Säuglinge. Wiesbaden 1904.

anderer Herde im Körper des betreffenden Individuums nur auf den Ohrprozeß bezogen werden kann, tragen wir selbstverständlich kein Bedenken, den ausgedehnteren meningealen Prozeß als die sekundäre, von dem ersteren abhängige Lokalisation anzusprechen. Innerhalb des Arachnoidealraums finden die Tuberkelbazillen eben auch ganz andere Bedingungen für Entwicklung und Verbreitung als innerhalb der Paukenschleimhaut. Ganz ähnlich steht es mit dem Knochenmark, dessen Erkrankung auch noch deswegen sich umfänglicher gestalten muß, weil der Anteil der Spongiosa am Aufbau des kindlichen Schläfenbeins ein besonders großer ist.

Henrici wirft die Frage auf: wenn eine Tuberkulose der übrigen Schädelknochen, für welche die Diploe die primäre Infektionsstelle darstellt, nicht zu den Seltenheiten gehört, „warum solle da nicht der Warzenfortsatz auch oft hämatogen erkranken können?" Es ist leider eine häufige Erfahrung in der menschlichen Pathologie, daß Vorstellungen, die a priori sehr plausibel erscheinen, doch durch die Tatsachen nicht bestätigt werden. Daß der Spongiosa des Schläfenbeins Infektionserreger, die im Blute kreisen, überhaupt sehr selten zugeführt werden, beweist auch die Seltenheit anderer, auf diesem Wege vermittelter infektiöser Prozesse, insbesondere der akuten Osteomyelitis. Für die Tuberkulose liegen die Dinge vorläufig so, daß dort, wo wirklich einmal die hämatogene Vermittelung der Mittelohrtuberkulose plausibel erscheint, wie in dem oben erwähnten Falle Habermanns, der durch miliare Aussaat der Tuberkulose vermittelte Herd im Ohr nicht im Knochen, sondern in der Schleimhaut der Paukenhöhle gefunden wurde. Auch die Untersuchungen Barnicks belegen im günstigsten Falle nur die Möglichkeit hämatogenen Transports der Tuberkelbazillen zum Gehörorgan überhaupt. Für die primäre Lokalisation des Prozesses beweisen sie, von einem Falle etwa abgesehen, in dem das Vorhandensein multipler Knochenherde als Beweismittel herangezogen werden konnte, so wenig, daß Barnick selbst die Annahme eines primär-ossalen Prozesses an bestimmte, in den Fällen scheinbar primär-ossaler Mastoidealtuberkulose nur sehr selten erfüllte Kriterien knüpft. Mit Wahrscheinlichkeit kann man danach primärossale Lokalisation der Tuberkulose annehmen, wenn sich an verschiedenen Stellen des Körpers multiple tuberkulöse Prozesse nachweisen lassen, oder am Schläfenbein selbst mehrere isolierte verkäste Sequester angetroffen werden. Wenn man von diesen Kriterien, die im übrigen, insbesondere was den zweiten Punkt angeht, nur Wahrscheinlichkeitswert haben — wie aus der Angabe Barnicks selbst hervorgeht —, die als primäre Knochentuberkulose gedeuteten Fälle in der Literatur ansieht, dürfte nur eine kleine Zahl derselben Stich halten.

Tritt als Teilerscheinung einer multiplen Schädeltuberkulose ein gleichartiger Prozeß im Schläfenbein auf, dann wird man für diesen natürlich — wenn auch selbst in diesem Falle nicht ohne weiteres — den gleichen — hämatogenen — Infektionsmodus annehmen dürfen. Einwandsfrei erscheint mir die in folgendem kurz mitgeteilte Beobachtung:

9jähriges Mädchen in gutem Ernährungszustand. Bei Eintritt in die Beobachtung akute Mittelohrentzündung mit Hyperplasie der Rachenmandel. Heilung nach etwa dreiwöchentlicher Krankheitsdauer mit persistierender Schwerhörigkeit, die auf die Rachenmandel bezogen wird. Nach sechs Wochen, während deren der Trommelfellbefund mehrfach kontrolliert und normal befunden wurde, Rezidiv neben Entwicklung einer retroaurikulären Schwellung, die bis fast an die Mittellinie reicht.

Operation: breiter Durchbruch am Planum, von blassen, schwammigen Granulationen ausgefüllt, nach deren Entfernung ein zeigefingerkuppengroßer, unregelmäßig gezackter, auf die von Granulationen bedeckte Dura führender Defekt vorliegt. Der Knochen gegen das Antrum hin weich; im Antrum geschwellte Schleimhaut. Ein in der Mitte der Inzision senkrecht nach hinten geführter Schnitt legt im Bereich des Hinterhaupts einen gleichartigen, nur kleineren Herd frei, der ebenfalls auf die von Granulationen bedeckte, sonst nur verdickte Dura führt. Die hier extradural nach vorn und oben vorgeschobene Sonde führt auf einen dritten, gleich beschaffenen, offenbar dem Scheitelbein angehörenden Herd, der freigelegt wird.

In den ausgeschabten Granulationen typische Tuberkel mit Verkäsung und Riesenzellen.

Drei Tage nach der Operation wird eine tuberkulöse Meningitis manifest, die innerhalb von zwei Tagen zum Tode führt. Sektion nicht gestattet.

Dieser Fall genügt den Kriterien Barnicks so vollkommen, daß ich ihn als hämatogen vermittelt anerkennen möchte. In anderen Fällen indessen, in denen mir früher das Vorhandensein primär-ossaler Mastoidealtuberkulose wahrscheinlich schien, bin ich im weiteren Verlauf meiner Untersuchungen sehr zweifelhaft geworden, ob diese Deutung berechtigt war. Seitdem das relativ häufige Vorkommen latenter Tuberkulosen der Paukenschleimhaut mir klar geworden ist, möchte ich an der Beweiskraft älterer Beobachtungen nicht mehr unbedingt festhalten.

Henrici hebt hervor, daß eine Voraussetzung für die Annahme hämatogener Vermittelung der Ohrtuberkulose die Abwesenheit eines die tubare Infektion ermöglichenden tuberkulösen Herdes in den oberen Luftwegen sei, und erschließt nun die primäre Lokalisation im Knochen, wenn solche Herde nicht nachgewiesen werden konnten. Die Möglichkeit tubarer Fortleitung ist aber keineswegs an das Vorhandensein manifester Herde in den oberen Luftwegen gebunden. Auch in Fällen, die sicher auf dem Wege der Tube zustande gekommen sind, können alle Veränderungen in den oberen Luftwegen fehlen. In anderen Fällen sind solche Veränderungen zwar vorhanden, aber latent, klinisch nicht erkennbar. Ich habe schon früher auf die Bedeutung, welcher der sogen. latenten Tuberkulose der Rachenmandel für die Entstehung der tuberkulösen Infektion der Mittelohrschleimhaut zukommt, hingewiesen. Grimmer[1] läßt auf Grund einer neueren Beobachtung die Tuberkulose des Mittelohrs nur dann als primär gelten, wenn die „latenten tuberkulösen Adenoiden des Nasenrachenraums oder sonstige latente Herde" ausgeschlossen sind. Henrici dagegen erscheint die Kombination von Tuberkulose der Rachenmandel und des Warzenfortsatzes überhaupt auf Grund der Untersuchungen von Wex[2], der unter 210 Rachenmandeln in 3,3 % Tuberkulose, in keinem dieser Fälle aber eine gleichzeitige manifeste Mittelohrtuberkulose fand, recht selten, und er bezweifelt die Bedeutung dieser Kombination insbesondere für seine Fälle deswegen, weil er in den vier darauf untersuchten Fällen nur einmal eine Tuberkulose der Rachenmandel konstatieren konnte.

Nach meinen Untersuchungen, welche sich auf ein bei weitem größeres Material beziehen, ist die Kombination von Tuberkulose der Rachenmandel und des Ohrs, bezw. des Warzenfortsatzes relativ häufig. Ist schon der Prozentsatz der Beteiligung des Ohrs unter

---

[1] Zeitschr. f. Ohrenheilk. Bd. 44.
[2] Zeitschr. f. Ohrenheilk. Bd. 34.

den Fällen von Rachenmandeltuberkulose ein ziemlich hoher, so gestaltet sich das Verhältnis noch viel deutlicher zu Gunsten dieser Kombination, wenn man der Rechnung nicht die Fälle von Rachenmandeltuberkulose, sondern die mit tuberkulösen Mittelohrprozessen zugrunde legt. Unter 11 Fällen von Mittelohrtuberkulose mit überwiegender oder scheinbar ausschließlicher Lokalisation der Tuberkulose im Warzenfortsatz sind zwei noch im Besitz ihrer Rachenmandel. Von den 9 übrigen Fällen zeigten nur zwei das Bild der gewöhnlichen Hyperplasie der Rachenmandel; in 7 Fällen wurde auch Tuberkulose der Rachenmandel ermittelt. Bei aller Reserve gegenüber einer aus so kleinen Zahlen gezogenen Prozentualstatistik möchte ich doch betonen, daß, wenn die untersuchten Fälle von Henrici und die meiner Abteilung zusammengerechnet werden, sich in 62,5 % der scheinbar primär-ossalen Warzenfortsatz-Tuberkulosen das Vorhandensein einer latenten Tuberkulose der Rachenmandel ergab. Zieht man weiter noch die Häufigkeit latenter tuberkulöser Herde an anderen Stellen der oberen Luftwege, wie in den Lungen, zumal im Kindesalter in Betracht, dann wird die Zahl der Fälle, in denen man wegen Abwesenheit tuberkulöser Herde in mit dem Ohr direkt kommunizierenden Körperhöhlen zur Annahme hämatogenen Transports hingeführt wird, noch mehr zusammenschrumpfen.

Die Ergebnisse meiner Untersuchungen sind also durchaus geeignet, die in meinen Fällen von anderen Kriterien aus gewonnene Überzeugung, daß es sich auch in den scheinbar primär-ossalen Formen der Warzenfortsatztuberkulose doch nur um die gewöhnliche Lokalisation in der Schleimhaut mit rascher Überleitung auf die Spongiosa handelt, zu befestigen. In der Mehrzahl der Fälle scheint sich die Tuberkulose im lymphoiden Gewebe des Nasenrachenraums primär anzusiedeln und dann tubar weiter zu kriechen. Da bei diesen Formen der Rachenmandeltuberkulose Bazillen aus den Herden in der Tonsille fast nie frei an die Oberfläche gelangen, müssen wir uns vorstellen, daß der Transport der Bazillen zum Mittelohr in der Tubenschleimhaut erfolgt ist. Dazu braucht ebensowenig als in anderen Gewebsgebieten, eine ununterbrochene Kette von Tuberkeln von der Rachenmandel bis zur Pauke zu bestehen. Auch die vollkommene

Abwesenheit von Tuberkeln im Gewebe der Tube würde, wenn sie in solchen Fällen einmal ermittelt werden sollte, nicht gegen die Benutzung des tubaren Infektionswegs sprechen. Bei der „latenten" Tuberkulose der Rachenmandel, die nur selten eine primäre, meist der Ausdruck einer latenten Lungentuberkulose ist, werden gewiß zu irgend einer Zeit, vielleicht öfters, virulente Tuberkelbazillen im Nasenrachenraum vorhanden gewesen sein, die in der Richtung der Tube, d. h. auf dem bei den infektiösen Mittelohrprozessen gewöhnlich eingeschlagenen Wege, die Pauke erreichen konnten.

Auch die Benignität dieses Prozesses im Warzenfortsatz entspricht ganz dem Verhalten bei den infiltrativen Formen der Mittelohrtuberkulose. Es besteht eine unverkennbare Tendenz zu Spontanheilungsvorgängen. Nur selten dürfte es gelingen, wie auch aus der histologischen Untersuchung operativ angegriffener Schläfenbeine hervorgeht, alle tuberkulösen Herde vollständig zu eliminieren. Aber selbst bei größter Ausdehnung der Tuberkulose, wie z. B. in einem Falle doppelseitiger Erkrankung mit Facialislähmung und Tuberkulose des Labyrinths, trat nach zwar sehr ausgiebiger, aber schwerlich vollständiger Ausräumung im Bereich der Mittelohrräume und des Labyrinths die Heilung ein.

Auf Grund meiner Erfahrungen ergibt sich also mir ein von den Angaben Henricis vollkommen abweichendes Resultat. Sie führen mich zu der Überzeugung, daß auch in solchen Fällen von Mastoidealtuberkulose, die entweder wegen der Ausdehnung des Prozesses oder wegen des Verhaltens der Paukenhöhle den Eindruck eines primär-ossalen Prozesses hervorriefen, doch zu irgend einer Zeit, gleichviel ob die Pauke von vornherein intakt erschien oder am Ende der Erkrankung sich als geheilt präsentierte, immer eine die Erkrankung des Warzenteils vermittelnde Tuberkulose der Paukenschleimhaut vorliegt. Sie lehrten ferner, daß in der Mehrzahl der Fälle innerhalb des lymphatischen Rings an einer Stelle, deren nahe Beziehungen zum Mittelohr bei entzündlichen Prozessen aller Art uns geläufig sind, an der Rachenmandel, tuberkulöse Prozesse vom gleichen Typus bestanden.

Die Anhaltspunkte für die Deutung dieser Formen als Tuberkulosen ohne Feststellung ihrer Natur durch histologische

Untersuchung sind nicht allzu sicher. Manche Fälle freilich lassen nach Freilegung des mastoidealen Herdes wegen des Verhaltens der Weichteile, des Knochens selbst, der Granulationen etc. sogleich und bestimmt an Tuberkulose denken. Aber auch in solchen werden dann zuweilen, selbst wenn man alle ausgeschabten Massen vollständig durchuntersucht, alle Zeichen der Tuberkulose vermißt. Am eklatantesten gestaltete sich in dieser Richtung ein jüngst beobachteter Fall, in dem bei einem kaum zweijährigen Kinde an der Fossa mastoidea ein großer scharfrandiger Defekt, vollkommen ausgefüllt von fungösen Massen, kleine sequestrierte Knochenstückchen enthaltend, aufgedeckt wurde. Auch der Amboß erwies sich als kariös angenagt. Die Diagnose der Tuberkulose erschien absolut sicher, und doch fand sich bei der Untersuchung des ganzen, sehr reichlichen Materials keine Spur von Tuberkulose.

Leicht kann die Beschaffenheit des Knochens, seine sehr variable Konsistenz irre führen. Die von Henrici gesehenen graugelben Knötchen in der Diploe habe ich bisher nie unterscheiden können. Einen gewissen Verdacht kann auch die relativ geringe Menge und Beschaffenheit des Eiters erregen.

Für ein ganz sicheres makroskopisches Zeichen der Tuberkulose im Warzenfortsatz hält Henrici, Ergriffensein der Dura vorausgesetzt, eine Auflagerung von miliaren gelbgrauen Tuberkelknötchen auf der Dura. Pachymeningitis bei Mastoidealtuberkulose ist ein nicht seltener Befund. Sie ist zu trennen von der Auflagerung von Granulationen, die aus dem Defekt im Sulcus und dem mastoidealen Herd an die Dura gelangen, nicht aber von ihr ausgehen. Die Dura selbst kann in verschiedener Weise an dem Prozeß sich beteiligen: sie kann eine umschriebene, ziemlich gleichmäßige Verdickung zeigen, der Ausgangspunkt reichlicherer Granulationswucherung werden oder von knotenartigen Erhabenheiten, die in größeren Gruppen von unregelmäßiger, granulationsartiger Oberfläche angeordnet sind und meist erkrankten Knochenbezirken anzuliegen scheinen, besetzt sein. Ob diese letzteren Gebilde, die in einem und demselben Falle multipel auftreten können, mit den Befunden Henricis identisch sind, vermag ich nicht zu entscheiden. Nur muß hervorgehoben werden,

daß Veränderungen dieser letzteren Art, die makroskopisch vollkommen an tuberkulöse Gebilde erinnern, durchaus nicht immer
der Ausdruck einer tuberkulösen Pachymeningitis zu sein brauchen.
Sie können sich als einfach entzündliche Verdickungen der Dura,
wie man sie bei entzündlichen Prozessen aller Art, die sich in der
Nachbarschaft abspielen, herausstellen. Solche Knotenbildungen
habe ich z. B. auch bei die Dura erreichenden Schläfenbeinge-
schwülsten gesehen und auch dabei jede spezifische Struktur vermißt. Angesichts dieser Bedenken gegen die Beweiskraft makro-
skopischer Befunde müssen noch weitere Untersuchungen über das
von Henrici für beweisend gehaltene Verhalten der Dura abge-
wartet werden. Die Dura zeigt übrigens dem Vordringen der
Tuberkulose gegenüber immer starke Resistenz. Auch in Fällen,
in denen sich an der Außenfläche der Dura und in deren äußeren
Schichten ausgedehnte Nekrotisierung zeigte, blieb gegen den Subduralraum hin eine relativ breite Zone intakten Gewebes nachweisbar.

Meine Erfahrungen führen mich zu dem Schlusse, daß nicht,
wie Henrici meint, die primär-ossale Warzenfortsatztuberkulose
bei weitem häufiger als die sekundären, von der Schleimhaut fortgeleiteten Prozesse ist, daß vielmehr die alte Auffassung, welche
die erstere Form für ein extrem seltenes Vorkommnis, den letzteren
Infektionsmodus aber für den gewöhnlichen anspricht, auch weiter
noch zu Recht besteht. Auch diese Form entspricht ursprünglich
dem Bilde der infiltrativen Tuberkulose des Mittelohrs und behält
diesen Typus im Bereich der Schleimhaut auch dann bei, wenn
das Krankheitsbild sich infolge des Einbruchs in die Markräume
modifiziert. —

Wir sehen also, wenn wir alle geschilderten Formen zusam-
menfassend betrachten, bei der Mittelohrtuberkulose, die beiden
Haupttypen, die uns von Lokaltuberkulosen an anderen Schleim-
häuten bekannt sind, auch wieder ausgeprägt. Ungeachtet aller
Verlaufsdifferenzen in den einzelnen Fällen folgen die Erkrankungen
des Mittelohrs an Tuberkulose diesen beiden Typen, von denen die
eine durch die Tendenz zu — auch klinisch-makroskopisch erkenn-
barem — Zerfall, die andere durch das Überwiegen der Proliferation
tuberkulösen Gewebes, durch hyperplastische Vorgänge unter kon-

stantem Zurücktreten der Zerfallserscheinungen charakterisiert ist. Über dieses Einteilungsprinzip hinaus jetzt schon Versuche einer weiteren Gruppierung der Mittelohrtuberkulosen zu machen, erscheint nach Maßgabe des bis jetzt vorliegenden Materials verfrüht.

Körner hat bei seinem Versuch, die verschiedenen Erscheinungsformen der Tuberkulose in ein System zu bringen, an ihr Verhältnis zu bestimmten Stadien der Lungentuberkulose oder zu lokalen Tuberkulosen in der Nachbarschaft angeknüpft. Besondere Krankheitsbilder bei progressiver, stationärer, initialer oder klinisch noch ganz latenter Lungentuberkulose wurden den atypischen, akut einsetzenden Eiterungen, der Tumorform der Tuberkulose, wie den verschiedenen Formen, die sich bei Tuberkulose in der Nachbarschaft entwickeln, und schließlich denen, die sich Körner hämatogen vermittelt dachte, gegenübergestellt.

Ebenso wenig indessen, wie der Begriff der Otitis media phthisica (Bezold, Hegetschweiler) beibehalten werden konnte, — schon deswegen nicht, weil ein sehr großer Teil der Mittelohrtuberkulosen mit der Lungenphthise nichts zu tun hat, — wird dieses viel zu sehr ins Detail gehende Einteilungsprinzip Körners beibehalten werden. Ihm stehen zwei Momente wesentlich entgegen: einmal kann in jedem Stadium der Lungentuberkulose jede Form der Mittelohrtuberkulose sich entwickeln, und ebenso wenig wiederholt sich, wie oben erwähnt, in Tuberkulosen, die von lokalen Tuberkulosen der Nachbarschaft her angeregt werden, regelmäßig der Typus des primären Prozesses. Auch die nicht seltene Kombination solcher Lokaltuberkulosen mit Lungenerkrankungen erschwert die Durchführung dieses Einteilungsprinzips.

Von welchen Faktoren die Gestaltung des Ablaufs der Mittelohrtuberkulose in der Richtung beider Haupttypen abhängig ist, läßt sich zunächst kaum sagen. Vielleicht spielt hier doch ein Mißverhältnis zwischen Schwere der Infektion und „Widerstandslosigkeit" der Gewebe, wenn auch nicht strikt im Sinne der Auffassung Bezolds, eine — freilich gewiß nicht die maßgebende — Rolle.

Das Zustandekommen einzelner Verlaufsvarietäten dagegen wird sicher durch Einwirkung von Sekundärinfektionen beeinflußt. Systematische Sekretuntersuchungen unter Berücksichtigung

der Tatsache, daß es sich bei manchen Mittelohrtuberkulosen
offenbar nur um Sekretsymbiose, nicht um die Aktion verschiedener
Mikroorganismen im Gewebe handelt, werden über Vorkommen und
Bedeutung der Misch- oder Sekundärinfektion auch bei der Tuberkulose des Mittelohrs Aufschluß geben müssen. Am nächsten liegt
nach den Versuchen von Baumgarten und Pavlowsky, welche
bei gleichzeitiger Einverleibung von Eiterbakterien den Verlauf
experimenteller Tuberkulose sich akuter gestalten sahen, wie nach
klinischen Erfahrungen an anderen Organen die Vorstellung, daß
in Fällen mit akutem Ablauf, wie in denen, die nur unter dem
Bilde der akuten Media einsetzen und dann zum Stillstand oder zu
erneuter Latenz kommen, Sekundärinfektionen eine wichtige Rolle
spielen. Auch akute Attacken können allerdings der Ausdruck
reiner Infektion mit Tuberkelbazillen, die Folge des Durchbruchs
verkäster Tuberkel in die Mittelohrräume sein. In diesem Falle
läuft die akute Attacke meist rasch ab, gewöhnlich, um nach mehr
weniger langer Zeit zu rezidivieren. In der Mehrzahl der Fälle
kann man aber, neben den Bazillen oder weit häufiger ohne sie,
die gewöhnlichen pyogenen Erreger während der Dauer der akuten
Attacke im Sekret nachweisen. Die Sekundärinfektion kann dann,
wie erwähnt, — wie Bakterienassoziationen dieser Art gewöhnlich
— entweder durch Virulenzsteigerung, durch frische, reichliche
Aussaat des primär infizierenden Tuberkelbazillus oder durch Summierung der Wirkungen beider Erreger ein eigenartiges Krankheitsbild, eben die akute Mittelohrtuberkulose mit raschem Ge-
webszerfall oder sehr üppiger Proliferation tuberkulösen Granulationsgewebes hervorrufen. Sie kann aber auch, selbst wenn sie
stürmisch verlaufen ist und wegen akuter Mastoiditis zur Operation
Veranlassung gegeben hat, so vollkommen rückgängig werden, daß
nach ihrem Ablauf der Verlauf sich wieder so symptomlos und
latent gestaltet wie vorher. Nach Radikaloperationen sieht man
ebenso die Folgen der Sekundärinfektion vollkommen rückgängig,
die Mittelohrräume trocken werden, dann aber wieder von Zeit
zu Zeit oder auch konstant als Ausdruck reiner Einwirkung der
dann auch im Sekret nachweisbaren Tuberkelbazillen „Rezidive",
infolge Durchbruchs verkäster Herde in die Mittelohrräume eintreten.

Eine bedeutsame Rolle spielt die Sekundärinfektion für das Zustandekommen von Komplikationen der Mittelohrtuberkulose.

In einem an anderer Stelle noch näher zu behandelnden Falle von chronischer Mittelohreiterung mit Cholesteatom erwies sich das Labyrinth in fast allen seinen Abschnitten als Sitz einer gleichmäßig ausgebreiteten Eiterung ohne alle Zeichen der Tuberkulose, während die stark verdickte, zu Granulationen ausgewachsene Paukenschleimhaut massenhafte Einstreuungen von riesenzellenhaltigen, z. T. verkäsenden Tuberkeln in die dem Schleimhautgewebe substituierten Granulationen zeigte. Die — nicht tuberkulöse — offenbar durch die Träger der Mischinfektion provozierte Labyrintheiterung hatte eine eitrige Meningitis eingeleitet. Es wird in Zukunft in solchen Fällen darauf zu achten sein, ob nicht etwa neben der meningealen Eiterung auch versteckte Meningealtuberkel sich auffinden lassen. Pesina und Horl[1]) haben eine solche gemischt tuberkulös-eitrige Meningitis bereits beschrieben.

Eine früher schon kurz publizierte Beobachtung[2]) einer mit Bindegewebs- und Knochenneubildung abgeheilten Labyrinthitis bei Mittelohrtuberkulose läßt mich auch mit der Möglichkeit rechnen, daß bei einer akut einsetzenden Tuberkulose Träger der Mischinfektion in das Labyrinth eindringen und hier eine zur Abheilung gelangende Entzündung hervorrufen können, während der tuberkulöse Prozeß in der Paukenschleimhaut fortschreitet. Schwabach[3]) hat einen in vielen Punkten ähnlichen Fall untersucht, in welchem er allerdings den abgelaufenen Labyrinthprozeß mit einer früher durchgemachten Meningitis in Zusammenhang bringt und die Mittelohrtuberkulose als einen außer Zusammenhang damit stehenden Prozeß betrachtet. Ist für den Fall Schwabachs diese Auffassung gewiß die zutreffende, wies uns das gleichzeitige Einsetzen des Labyrinthprozesses mit dem unter dem Bilde der akuten Media auftretenden Mittelohrprozeß zum mindesten auf die Möglichkeit des oben erwähnten Zusammenhangs hin.

---

[1]) Internat. klin. Rundschau 1894.
[2]) Verhandl. der Deutsch. otolog. Gesellschaft 1901.
[3]) Zeitschr. f. Ohrenheilk. Bd. 41.

Auch andere Konsequenzen der Sekundärinfektion, wie Sinusphlebitis, die ich sowohl am Sinus transversus wie cavernosus,
ganz dem Typus der gewöhnlichen Sinusphlebitis ensprechend,
Mastoidealtuberkulosen folgen sah, können, im ersteren Fall wenigstens, operativ zur Heilung gelangen, auch wenn der tuberkulöse
Prozeß in den Mittelohrräumen persistiert. —

E. BERTHOLD.

Syringomyelie nach einem Trauma, Otitis media, Schnelle Bildung eines Cholesteatoms, Radikaloperation und einander widersprechende Gutachten.

Fälle von Syringomyelie sind in der otiatrischen Literatur nur selten beschrieben worden. Der nachfolgende Fall, welcher auch sonst manches Besondere darbietet, dürfte daher des Interesses der Fachgenossen nicht entbehren.

Anamnese: Der Arbeiter W.[1]) ist im Mai 1900, damals $17^{1}/_{2}$ Jahre alt, von einer mit Schwellen beladenen Lori, welche durch ihre eigene Schwere auf einer abschüssigen Bahn in beschleunigte Bewegung gesetzt war, in dem Augenblick herabgestürzt, als die Lori am Ende der Schienen, die nur zu vorübergehendem Gebrauch gelegt und darum noch nicht im Erdboden befestigt waren, sausend ankam und hier umkippte. Patient will die Besinnung schon vor seinem Absturz verloren haben, weil ihm das Bremsen der Lori nicht gelang. Er kann daher genauere Angaben über die Art seines Sturzes nicht machen. Er weiß nur, daß er eine Zeitlang besinnungslos liegen geblieben sei und bei seinem Erwachen einen blutigen Ausfluß aus seinem rechten Ohre bemerkt habe. In den nächsten Tagen sei er zwar wieder zur Arbeit gegangen, er habe aber wegen Schmerzen im Kopfe, besonders beim Bücken, die Arbeit bald wieder einstellen müssen. In ärztliche Behandlung sei er jedoch erst am 7. Oktober 1900 getreten. Nach dem ärztlichen Zeugnis des Dr. X. litt er damals „an Ohrenfluß, Trommelfelldefekt und Mittelohrentzündung des rechten Ohres". „Da bereits der Kopfknochen hinter dem Ohre

---

[1]) Um meiner Kritik der später anzuführenden Gutachten alles Persönliche zu nehmen, sind statt der Namen des Patienten, der Zeugen, der beteiligten Ärzte und auch der fraglichen Ortschaften willkürlich gewählte Buchstaben benutzt.

(Process. mastoid.) in Mitleidenschaft geraten war, wurde Patient dem (zunächst liegenden) Kreis-Krankenhause überwiesen." Nach einer mir zugegangenen Mitteilung des Herrn Dr. Z. wurde hier ein Einschnitt hinter dem kranken Ohre gemacht und dabei eine große Menge Eiter entleert. Das Datum dieses Wilde'schen Schnittes scheint auf den Anfang des Monats Februar 1901 verlegt werden zu müssen.

Da trotz dieses Schnittes eine Heilung der Eiterung nicht eintrat, ging Patient nach Königsberg und wurde hier von einem sachverständigen Ohrenarzt Dr. N. am 21. Mai 1901 einer Radikaloperation unterworfen.

Nach dem von Dr. N. am 9. Juni 1902 ausgestellten Gutachten war der Befund bei Übergang des Verletzten in seine ärztliche Behandlung unmittelbar vor der Operation folgender: „Randständige Perforation im linken oberen Trommelfellquadranten. Alte Schnittnarbe hinter dem rechten Ohre. Leise Flüstersprache auf ca. 2 m gehört. Operationsbefund (21. V. 1901). Der rechte Warzenfortsatz ist an 2 Stellen kariös durchbrochen. Im Warzenfortsatz Granulationen und Cholesteatommassen. Freilegung sämtlicher Mittelohrräume — sogenannte Radikaloperation —, Amboß fehlt, durch mehrjährige Eiterung zerstört. Hammer erhalten. Die im Formular des Gutachtens befindliche Frage, ob der gegenwärtige Zustand unmittelbare Folge des Unfalls sei, wurde mit „Nein, Folge der Operation" (das bezieht sich auf den von Dr. Z. ausgeführten Wilde'schen Schnitt) beantwortet. Die Erkrankung selbst kann nicht Folge des Unfalls gewesen sein, da sie älter war als dieser. (Alte chronische Ohreiterung mit Beteiligung des Warzenfortsatzes.) Die Schnittnarbe hinter dem rechten Ohre weist darauf hin, daß bereits früher operiert, die Eiterung jedoch nicht geheilt worden ist. (Es muß hier bemerkt werden, daß nach den Akten, die dem Dr. N. vorlagen, der Unfall erst im Monat September 1900 stattgefunden haben sollte.)

Dann folgt noch die Bemerkung im Gutachten, daß Patient „interkurrent eine Rippenfellentzündung durchgemacht habe".

Nach diesem Gutachten wurde W. in der Verhandlung des Schiedsgerichts für Arbeiterversicherung vom 11. Juni 1902 mit seinen Entschädigungsansprüchen abgewiesen.

W. legte gegen dieses Urteil Berufung ein, und nachdem durch Zeugen eidlich nachgewiesen war, daß der Unfall des W. nicht im September, sondern schon im Mai 1900 stattgefunden hatte, sah sich das Schiedsgericht veranlaßt, Herrn Dr. N. um ein neues Gutachten zu ersuchen. Dieses wurde am 7. April 1903 ausgestellt und lautet wörtlich:

Der Arbeiter W. ist laut Ausweis des Operationsbuches meiner Poliklinik am 21. Mai 1901 wegen rechtsseitiger chronischer Mittelohr- und Warzenfortsatzeiterung, Caries und Nekrose operiert worden. Betreffs des Operationsbefundes verweise ich auf den in meinem Gutachten vom 9. Juni 1902 gegebenen Auszug. In meinem oben genannten ersten Gutachten konnte ich mit Sicherheit sagen, daß die zur Zeit der Operation bestehende Ohrerkrankung nicht Folge des Unfalls sein konnte, welcher damals von W. als im September 1900 geschehen angegeben war. Schwieriger ist die Frage zu entscheiden, ob die Ohrerkrankung auf einen im Mai 1900 erlittenen Unfall zurückgeführt werden kann.

Nach meinen Erfahrungen ist auch dieses unwahrscheinlich. Bei der Operation wurde der Amboß nicht gefunden, es muß daher angenommen werden, daß er durch den Eiterungsprozeß ganz oder bis auf einen kleinen Rest, welcher der Beobachtung entgehen kann, zerstört war. Hierzu gehört in der Regel eine mehrjährige Eiterung, nur bei schweren Ohreiterungen, welche alsdann auch besonders schwere Symptome (z. B. starke Schmerzen) im Beginn der Ohrentzündung machen, kommt es vor, daß eines oder beide Gehörknöchelchen aus ihren Verbindungen gelöst und ausgestoßen werden. W. hat jedoch anscheinend keine erheblichen Ohrschmerzen nach dem Unfall gelitten.

Weiterhin war die Epidermishaut des äußern Gehörganges bereits bis in das Antrum mastoideum hineingewachsen (sogenannte Cholesteatombildung). Zur Ermöglichung dieses Vorganges müssen zwei Hauptbedingungen erfüllt sein. Erstens muß eine längere Zeit anhaltende erhebliche Eiterung aus dem Antrum mastoideum (ein hinter und oberhalb der Paukenhöhle gelegener mit letzterer im Zusammenhang stehender Raum) bestehen, welche das Trommelfell an einer Stelle des hintersten obersten Quadranten oder die Shrapnell'sche Membran (oberster Teil des Trommelfells) bis an

den Knochenrand zerstört. Zweitens muß die Heftigkeit der Erkrankung bezw. die Eiterung später wieder nachlassen, damit die
Epidermis in den erkrankten Nebenräumen der Paukenhöhle festen
Fuß fassen kann. Dieses alles kann sicherlich nicht innerhalb
eines halben Jahres geschehen. Auch daß es innerhalb eines
ganzen Jahres geschehen kann, ist unwahrscheinlich, jedoch nicht
mit Sicherheit zu verneinen.

Mein Gutachten vom 9. Juni 1902 scheint irrig aufgefaßt
worden zu sein. Unter dem gegenwärtigen Zustand konnte ich
nur den Zustand des Ohres, wie es von Herrn Dr. X. geschildert
ist, verstehen. Nur von diesem sagte ich, daß er Folge der Operation sei.

Von dem Allgemeinzustand W's. konnte ich nichts wissen,
da auch das Gutachten des Dr. X. auf diesen nicht eingeht. Es
lag auch damals für mich keine Veranlassung vor, auf diesen einzugehen, da die Hauptfrage infolge der kurzen zwischen Unfall
und Operation gelegenen Zeit erledigt schien.

Heute muß nun aber die weitere Frage erörtert werden, ob
der Zustand des operierten Ohres W's. dessen teilweise Erwerbsunfähigkeit erklärt.

Obgleich ich nun den jetzigen Befund nicht kenne, so halte
ich es doch für unwahrscheinlich, daß die teilweise Erwerbsunfähigkeit W's. überhaupt auf das Ohr zu beziehen ist. Das Loch
hinter dem Ohr ist absichtlich offen gelassen, um die in diesem Falle
überaus diffizile Nachbehandlung nach der Operation zu ermöglichen.

Dieses Loch, d. h. die ganze trichterförmige Höhle an sich
bedingt keinerlei bemerkenswerte Schädigung eines solchen Operierten. Falls diese Höhle allseitig mit Epidermis überzogen ist, so
ermöglicht sie im Gegenteil die völlige Heilung und Erwerbsfähigkeit.

Ich schlage daher abermals vor, den W. von einem Ohr-
spezialisten, welcher eigene Erfahrungen über größere Ohroperationen besitzt, daraufhin untersuchen zu lassen, ob der gegenwärtige Zustand des operierten Ohres überhaupt in Zusammenhang mit der Erwerbsunfähigkeit W's. gebracht werden kann.

Auch müßte eventuell eine erneute Untersuchung des Allgemeinzustandes W's. erfolgen, welche vielleicht die wirkliche Ursache der Erwerbsunfähigkeit W's. feststellt.

Auf Grund dieses Gutachtens wurde in der Sitzung des Schiedsgerichts am 3. Juli 1903 beschlossen: Es soll noch ein eventuell auf längerer Beobachtung beruhendes Obergutachten des Prof. Dr. Berthold darüber eingefordert werden, ob nach dem gesamten Akteninhalt, dem gegenwärtigen Befunde am Ohre und dem Allgemeinzustand des W. mit Wahrscheinlichkeit anzunehmen ist, daß das Ohrleiden mit seinen Folgen auf den im Mai 1900 erlittenen Unfall zurückzuführen ist.

Mein Obergutachten betreffend den Unfall des Arbeiters W.

Aus den Akten ist durch ärztliche Gutachten und zeugeneidliche Aussagen festgestellt:

1. Daß W. nicht im September, sondern im Mai des Jahres 1900 einen Unfall durch Herunterstürzen von einer Lori erlitten hat.

2. Daß W. erst am 7. Oktober 1900 in die ärztliche Behandlung des Dr. X. mit Ohrenfluß, Trommelfelldefekt und Mittelohrentzündung des rechten Ohres gekommen ist.

3. Daß W. nach der Aussage des Maurergesellen Y. vor dem Unfall nie an den Ohren gelitten habe. Die wörtliche Aussage lautet: Vor dem Unfall, der dadurch eintrat, daß W. von einer Lori fiel, habe ich nie gemerkt, daß er am Ohr gelitten hat. Er hat immer gut gehört. Der Unfall ereignete sich im Mai. Am Tage nach dem Unfall klagte er mir, er könne sich zur Arbeit nicht bücken, da er von dem Sturze starke Schmerzen im Kopfe habe.

4. Nach einer brieflichen Mitteilung von Dr. Z. hat W. vom 19. Februar bis 20. Mai 1901 wegen Ohreiterung und Drüsenschwellung am Halse im Kreiskrankenhause gelegen. Hier ist er (nach Angabe des W.) bereits einmal im Februar operiert worden. Diese Angabe stimmt überein mit der brieflichen Mitteilung des Dr. Z. aus dem Jahre 1903.

„Mir ist noch erinnerlich, daß vor ca. 2 Jahren bei W. ein Einschnitt hinter dem kranken Ohre gemacht und eine große Menge Eiter entleert worden ist.

5. Daß Dr. N. am 21. Mai 1901 eine Radikaloperation am rechten Ohr des W. ausgeführt habe.

6. Daß die bei der Radikaloperation am 21. Mai 1901 gemachte Knochenwunde am 18. Juli 1903, an dem Tage, an welchem

ich W. zum erstenmal sah, noch nicht vollständig geheilt (epidermisiert) war.

Aus den vorstehenden 6 Tatsachen kann ein Schluß auf die Ursache der Entstehung des Ohrenleidens des W. noch nicht mit voller Sicherheit gezogen werden. Es ist dieser Schluß noch abhängig von dem Operationsbefunde, den Dr. N. bei der am 21. Mai 1901 ausgeführten Radikaloperation festgestellt hat und von seiner Deutung und Erklärung.

Dr. N. fand in der Höhle des Warzenfortsatzes (Antrum mastoideum) Cholesteatommassen vor und konnte den Amboß nicht finden. Er schloß aus diesen beiden Momenten, daß die Ohreiterung schon längere Zeit vor dem Unfall bestanden haben müsse, weil nach seinen Erfahrungen sowohl die Bildung eines Cholesteatoms als auch die Eiterung in der Paukenhöhle, die zur Ausstoßung des Amboß geführt hatte, einer längeren Zeit bedürfe als diejenige, welche zwischen dem Unfall und dem Tage der Operation verstrichen war. Er könne dies mit Sicherheit behaupten, wenn der Unfall im Monat September 1900, mit Wahrscheinlichkeit, wenn er bereits im Monat Mai 1900 stattgefunden habe. Diesen Schlußfolgerungen des Dr. N. könnte ich beistimmen, wenn es sich um eine gewöhnliche Ohreiterung und nicht wie im Falle von W. um ein Trauma handelte.

Zum Beweise, daß ein Cholesteatom sich auch schon im Verlaufe eines Jahres ausbilden könne, verweise ich auf einen Fall, den von Tröltsch im Archiv für Ohrenheilkunde 2. Heft des 4. Bandes aus dem Jahre 1868 veröffentlicht hat. „Den Ausgangspunkt eines nach Jahresfrist endenden Ohrleidens auf der rechten Seite bildete hier ein Sprung ins Wasser beim Baden, wobei durch Aufschlagen mit der rechten Gesichtshälfte auf das Wasser wahrscheinlich das Trommelfell zersprengte. Der Patient, ein Soldat, hat sich im Dienst nicht schonen können. Es stellte sich eitrige Schmelzung des Trommelfells mit stärkerer Granulationsbildung ein". . . . . „Nach einer 13 Tage ante mortem zu stark ausgeführten Einspritzung ins rechte Ohr ging der Kranke an Meningitis an der Basis cranii zugrunde." Uns interessiert hier nur der pathologisch-anatomische Befund am rechten Ohr. „Es fand sich unter dem Dache der Paukenhöhle eine 2 mm dicke flache Cholesteatommasse, die als ein Produkt der kranken Schleimhaut aufgefaßt werden und sich innerhalb eines Jahres gebildet haben muß.“

Auch das Auftreten von Rezidiven, welches nach operativ beseitigten Cholesteatommassen beobachtet ist, zeigt, daß in einzelnen Fällen nur eine kurze Zeit zur Bildung eines Cholesteatoms notwendig ist. So sagt Stacke, der Erfinder der Radikaloperation in seinem Buche: „Die operative Freilegung der Mittelohrräume“ S. 110: „Es ist gar nichts Ungewöhnliches, daß ein als völlig geheilt entlassener Patient nach einem halben oder einem Jahre oder nach mehreren Jahren wiederkommt mit der Klage, daß das Ohr plötzlich, nachdem gewöhnlich Schmerzanfälle, Sausen und Schwerhörigkeit voraufgegangen waren, wieder angefangen habe zu eitern. Untersucht man ein solches Ohr gleich nach Beginn der Eiterung, so findet man die Höhlen mit Hautmassen, oft cholesteatomähnlichen gänzlich angefüllt.“

Der von Dr. N. angeführte Operationsbefund in bezug auf das Vorhandensein eines Cholesteatoms ist hiernach kein sicheres Zeichen, daß W’s. Ohrenleiden von seinem Unfalle nicht herrühren könne.

Was nun den zweiten Punkt des Operationsbefundes betrifft, daß der Amboß nicht gefunden wurde, so nimmt Dr. N. an, daß er durch den Eiterungsprozeß ganz oder bis auf einen kleinen Rest, welcher der Beobachtung entgehen kann, zerstört war. „Hierzu gehört aber eine mehrjährige Eiterung.“ Dieser Schluß ist richtig, wenn es sich um einen gewöhnlichen Eiterungsprozeß handelt. Hier liegt aber ein Trauma vor, durch welches der Amboß aus seinen Gelenkverbindungen losgelöst und bei der Operation des Dr. Z. gleichzeitig mit einer Menge Eiter aus der Wunde herausgeschwemmt sein konnte. Zum Beweise für die Wahrscheinlichkeit eines solchen Vorganges weise ich auf eine Stelle in Schwartze’s Chirurgische Krankheiten des Ohres hin (S. 126). „Auch durch indirekte Gewalt kann die Paukenhöhle verletzt werden.“ . . . „Aber auch ohne solche gleichzeitigen schweren Verletzungen (Brüche der Schädelbasis) kann Schlag und Fall auf den Kopf Trennung und Dislokation der Gehörknöchelchen herbeiführen.“

Wenn Dr. N. in seinem zweiten Gutachten sagt: Von dem Allgemeinzustand W’s. konnte ich nichts wissen, da auch das

Gutachten des Dr. X. auf diesen nicht eingeht. Es lag damals für mich keine Veranlassung vor, auf diesen einzugehen, da die Hauptfrage infolge der kurzen, zwischen Unfall und Operation gelegenen Zeit erledigt schien, so kann ich diesem Passus nicht beistimmen. Die blasse Gesichtsfarbe W's., die auch in dem Attest des Dr. X. erwähnt ist, sowie der schlechte Ernährungszustand W's. zeigte auch ohne jede weitere Untersuchung, daß der Allgemeinzustand kein günstiger sein konnte. Dazu kommt, daß Dr. N. in seinem ersten Gutachten angibt, W. habe interkurrent eine Rippenfellentzündung durchgemacht. Auf welche Zeit sich das Wort „interkurrent" bezieht, ob vor oder nach der Radikaloperation, läßt sich aus dem Gutachten nicht ersehen.

Der Ernährungszustand eines Kranken, der mit einer Ohreiterung behaftet ist, hat aber auf ihre Heilung großen Einfluß. Auch Rezidive von Cholesteatomen kommen nach Stacke (s. dessen oben erwähntes Buch S. 115) auf Grund schlechter allgemeiner Ernährung häufig vor.

Nach vorstehenden Erörterungen komme ich zu dem Schluß, daß das Ohrleiden W's. aller Wahrscheinlichkeit nach von dem Sturz von der Lori auf den Kopf herrührt. Diese Wahrscheinlichkeit muß aber zu einer Gewißheit werden, wenn die zeugeneidlichen Aussagen wahr sind, nach denen W. vor dem Unfall stets gut gehört und niemals an Ohrenfluß gelitten haben soll.

Ich komme jetzt zu der Frage über die Erwerbsfähigkeit W's. und habe hierbei zuerst zu berichten, daß die Knochenwunde zurzeit vollständig verheilt, d. h. mit Epidermis überhäutet und ganz trocken ist. Der trichterförmige Wundkanal ist aber noch offen. Ein operativer Verschluß ist vielleicht auch noch nicht ratsam, weil es eine bekannte Tatsache ist, daß Rezidive eines Cholesteatoms nicht leicht eintreten, solange der Wundkanal offen gehalten wird, so daß er von der Luft getroffen werden kann. Andrerseits ist ein solcher Wundkanal ein Schmutzfänger schlimmster Art, daher ist der Gedanke, diesen Kanal durch einen Pfropfen zu verschließen, schon oft ventiliert worden. Meine günstigen Erfahrungen über Paraffininjektionen zur Hebung eingesunkener Nasen brachten mich auf den Gedanken, den Versuch zu machen, den retroaurikulären Kanal durch einen festen, gut passenden Paraffinpropfen zu verstopfen. Der Versuch ist vollkommen geglückt, und fühlt sich jetzt der Kranke entschieden wohler als zuvor.

Um über die Arbeitsfähigkeit W's. ein Urteil zu gewinnen, muß man ihn bei der Arbeit beobachten. Das ist ganz unauffällig gelegentlich geschehen, so daß von einer Simulation oder auch nur von einer Übertreibung keine Rede sein kann. Es sollten die Möbel in der Wohnung, in der W. untergebracht ist, umgestellt werden, und W. wurde aufgefordert, hierbei Hilfe zu leisten. Dabei stellte sich heraus, daß er viel weniger vertrug, als eine auch nur schwächliche alte Frau, mit der er gemeinsam die Arbeit verrichtete; daß er sehr bald in Schweiß geriet und erschöpft war.

Es ist ferner festgestellt, daß er keinen festen Schlaf hat und oft in der Nacht aufwacht. Es ist auch der Gesichtsausdruck W's. nicht der eines Rekonvaleszenten, der guten Muts in die Zukunft schaut, sondern der eines mit Kummer beladenen und geistig deprimierten Menschen, der stets in Furcht zu sein scheint und sofort zu weinen anfängt. Diese trübe Stimmung ist wohl die Folge des Schrecks bei dem Trauma, der jetzt zweijährigen Krankheit, der Furcht vor der Zukunft, die er sich in ganz schwarzen Farben ausmalt, und vielleicht auch vor der Stiefmutter.

Es handelt sich also hier um eine Art einer traumatischen Neurose, die aber zur Heilung gelangen könnte, wenn W. mit leichter Arbeit, womöglich im Sitzen, beschäftigt werden könnte. Bei dem jugendlichen Lebensalter des W. würde für ihn die Erlernung eines leichten Handwerks, wie der Schneiderei oder der Korbflechterei, zu empfehlen sein.

Ich schätze den Verlust der Erwerbsfähigkeit auf 50 %, glaube aber, daß dieser Verlust bei passender Beschäftigung bald geringer werden wird, und daß im Laufe von 1—2 Jahren vollständige Arbeitsfähigkeit eintreten könnte.

Das Schiedsgericht billigte meinem Gutachten entsprechend dem W. eine Unfallrente von 50 % Erwerbsfähigkeit zu.

Nach der Entlassung des Patienten nach Hause scheint es ihm nicht besonders gut gegangen zu sein. Er fand keine Arbeit und konnte schwere Arbeit auch nicht leisten, was seine Gemütsstimmung sehr niederdrückte. Bei der Armut seiner Eltern war seine Verpflegung eine unzureichende. Im Winter 1903/04 traten allmählich sich steigernde Schmerzen im rechten Arme und später auch im rechten Bein ein. Dazu kamen zirka 9 Monate nach seiner Abreise von Königsberg auch wieder Schmerzen im rechten Ohre, so daß Patient wieder gezwungen war, sich ins Kreislazarett aufnehmen zu lassen. Hier wurde der Paraffinpfropfen aus der Knochenwunde am Processus mastoid. herausgenommen und eine größere Quantität Eiter entleert, wonach die Schmerzen sehr bald vollständig aufhörten. Es wurde ferner von Dr. Z. eine tuberkulöse Infiltration in der rechten Lungenspitze und die Schwäche und Abmagerung des rechten Armes festgestellt. Da Dr. Z. diesen Befund von dem Unfall im Jahre 1900 ableitete, ein anderer Arzt diesen Zusammenhang völlig zurückwies, so wurde der Patient mir zum zweiten Male zugeschickt, damit ich mich obergutachtlich über seinen Zustand seit dem 14. Juni 1904 äußern möchte.

Zunächst konnte ich die von Dr. Z. angegebenen Beobachtungen vollständig bestätigen. Der Wundkanal im Processus mastoideus befand sich nahezu in dem Zustande, wie im September 1903, er war epidermisiert und größtenteils trocken. Nur in der Tiefe fand noch eine geringe Absonderung statt. Es fielen mir jedoch noch eine größere Zahl von Störungen des cerebralen wie spinalen Nervensystems auf, und da ich nicht im Besitz eines konstanten elektrischen Stromes bin, so bat ich den Privatdozenten Herrn Dr. Rautenberg, Assistenten der med. Univ.-Poliklinik, eine Untersuchung des erkrankten Nervensystems vorzunehmen. Er war so freundlich, mir nachfolgenden Befund, dessen Resultate ich bei der Nachuntersuchung vollständig bestätigen konnte, zu übersenden.

15. April 1905, Arbeiter W. L., 19 Jahre alt.

In der Familie keine nervöse Erkrankung. Im Mai 1900 Unfall durch Sturz auf rechte Kopf- und Körperseite, mit starker Quetschung der Ohrgegend. An den nächsten Tagen Schmerzen im rechten Ohr und Ohreiterung. Wegen Auftretens allgemeiner Schwäche und Neigung zu Schwindel langsame Abnahme der Arbeitsfähigkeit bis zu völliger Arbeitsunfähigkeit im August 1900.

Im Mai 1901 Radikaloperation der Mittelohreiterung mit Aufmeißelung des Warzenfortsatzes (Dr. N.) — Anhalten der allgemeinen Schwäche. Im Winter 1903/04 Auftreten von Schmerzen in der rechten Schultergegend und dem rechten Arm. In der Folgezeit zunehmende Schwäche des rechten Armes bis zu fast völliger Gebrauchsunfähigkeit. Abmagerung des rechten Oberarmes. Seit 4 Wochen Schmerzen im rechten Bein und Schwächegefühl in demselben.

Gefühllosigkeit der rechten Ohrmuschel seit der Operation im Jahre 1901. Seit ca. $^1/_2$ Jahr Abstumpfung des Gefühls an der rechten Wange. — Keine Sprach-, keine Schluckbeschwerden.

Status: Mäßige Blässe, mittlerer Ernährungszustand. Innerer Organbefund normal bis auf einen alten Schrumpfungsprozeß in der rechten Lungenspitze. Leichte Kyphose im unteren Teil der Brustwirbelsäule.

Cerebralnerven: Geruch, Gesicht, Augenhintergrund normal. Normale Pupillenreaktion.

Kaumuskulatur intakt. Völlige Anästhesie der rechten Gesichtshälfte und der rechten Mund- und Zungenschleimhaut. Kleiner hypästhetischer Bezirk an rechter Nase und rechter Infraorbitalgegend. Entsprechendes Fehlen der Schmerz- und Temperaturempfindung.

Leichte Parese im r. unteren Facialisgebiet und r. Gaumensegel.

Fehlen des r. Trommelfelles. Gehör rechts aufgehoben. Operationsnarbe und Defekt am r. Proc. mastoid.

Tastempfindung auf rechter Rachen- und Kehlkopfseite aufgehoben. Fehlen des Konjunktival-, Rachen- und Kehlkopfreflexes rechts. Fehlen des Geschmackes auf der rechten Zungenhälfte.

Keine Atmungs-, keine Herzstörung.

Parese des rechten Kehlkopfes. Geringe Heiserkeit. Sternocleidomastoidei intakt. Parese und mäßige Atrophie des rechten Cucullaris ohne Änderung seiner elektrischen Reaktion.

R. Zungenhälfte etwas schlaff, Zunge wird gerade herausgestreckt. Seitwärtsbewegung nach rechts sehr unvollkommen.

Spinalnerven:

Erhebliche Atrophie des r. M. biceps. Zirkumferenz des r. und l. Oberarmes 21 und 24 cm. — III. und IV. Interphalangealraum rechts leicht eingesunken. (Beginnende Atrophie der Mm. interossei.). Beugung im r. Ellenbogen in supinierter Stellung unmöglich. Alle übrigen Bewegungen im r. Schultergürtel und an r. Extremität ausführbar, jedoch viel langsamer und schwächer als links. Geringe motorische Schwäche des r. Beines ohne sichtbare Muskelatrophie. Elektr. Reaktion normal, bis auf erhebliche quantitative Herabsetzung der farad. und galv. Erregbarkeit des r. M. biceps (ohne Umkehr der Reaktion).

Ausgebreitete Anästhesie auf der rechten Körperseite (Kopf, Rumpf, Arm bis zum Handgelenk, Vorderseite des Oberschenkels; der übrige Teil der r. Körperhälfte hypästhetisch). Ausfall der Schmerz- und Temperaturempfindung von ungefähr gleicher Ausdehnung.

Bauchdecken-, Kremasterreflexe, Patellarreflexe beiderseits normal. Achilles-, Plantarreflex nicht auslösbar.

Kein Romberg. Mäßige Störung des Muskelsinnes an der oberen Extremität.

Der Befund läßt demnach keinen Zweifel, daß es sich um Syringomyelie handelt. Dafür spricht die Hemianästhesie, die Muskelatrophien, die Halbseitigkeit der motorischen und sensiblen Ausfallserscheinungen vom V.—XII. Hirnnerven, endlich der langsame Verlauf.

Mit Sicherheit auszuschließen ist ein kausaler Zusammenhang der pathologischen Erscheinungen mit dem Ohrleiden, da die Erkrankung sich von der Medulla oblongata bis weit in die Med. spinalis erstreckt.

Ätiologisch ist wohl das Trauma in Betracht zu ziehen, da Patient vor demselben völlig gesund war, und „die eine Möglichkeit zuzugeben ist, daß ein die Wirbelsäule oder das Rückenmark indirekt oder direkt treffendes Trauma Veranlassung zu dem einige Zeit später erfolgenden Auftreten progredienter syringomyelischer Symptome geben könne". (Schlesinger, Syringomyelie, Wien 1902.)

Wenn Dr. Rautenberg in seinem Bericht sagt, daß mit Sicherheit ein kausaler Zusammenhang der pathologischen Erscheinungen mit dem Ohrleiden auszuschließen sei, so stimme ich ihm auch in diesem Punkte vollkommen bei, aber ich will nicht unterlassen zu bemerken, daß gerade die motorischen, sensiblen und trophischen Störungen am rechten Arm mich veranlaßten, meine Aufmerksamkeit auf die Ätiologie dieser pathologischen Erscheinungen zu lenken, da Beschränkungen in den Bewegungen des Armes der dem kranken Ohre entsprechenden Seite auch nach Eitersenkungen, die vom Ohr ausgingen, beobachtet worden sind. So hat Dr. Christophor Lewis (Birmingham) im Archiv für Ohrenheilkunde von Schwartze (28 Bd., 1. und 2. Heft, Seite 54) einen Fall beschrieben, in dem ein junger Mensch, der auch von einem Trauma befallen war, ähnliche Erscheinungen zeigte. Das Referat lautet: „Dr. Ch. Lewis recorded a case of deep cellulitis of the neck with partial paralysis of right arm following acute otitis media caused by a blow. A boy, 14 years of age, fourteen days after a blow on the ear, was seized with pain in ear and head, vomiting, delirium and high temperature. About the ninth or tenth day swelling and redness appeared over the apex of mastoid followed by deep scated inflammation of neck ...... An enormous swelling as hard as a board developed in the neck. There was no rigors, but there was intense pain. Some difficulty of movement was noticed in the right arm owing to the injury received by the cervical plexus."

Ein genaues Examen unseres wenig intelligenten Patienten ergab aber keine Anhaltspunkte für eine derartige Entzündung des Nackens, wie sie Lewis schildert, so daß tatsächlich an einen Zusammenhang des Armleidens mit dem Ohr nicht gedacht werden kann.

Zum Schluß will ich noch an einen interessanten Fall von Syringomyelie, der auch nach einem Trauma zur Beobachtung kam

und von Dr. Matte, Ohrenarzt in Köln a. R., im Archiv für Ohrenheilkunde von Schwartze (48. Bd., 1. u. 2. Heft, Seite 79) beschrieben ist, erinnern. Mattes Patient hatte im Anschluß an
eine Rißverletzung der Dorsalfläche der rechten Hand in der
Gegend des 4. und 5. Fingers an einem eisernen Nagel eine Pyämie
mit zahlreichen Metastasen akquiriert. Eine solche Metastase soll
auch das linke Ohr befallen haben. In diesem Falle scheint
ebenso wie in dem unsrigen das Trauma das Signal zum Ausbruch der Syringomyelie gegeben zu haben.

Zur Entscheidung der Frage, ob bei unsern beiden Kranken
schon eine kongenitale Anlage zur Entstehung dieser vielgestaltigen
Krankheit vorhanden war, und sie sich, vielleicht erst später, auch
ohne Eintritt eines Traumas entwickelt haben würde, sind die
bisher gewonnenen Kenntnisse über die Pathogenese der Syringomyelie noch nicht ausreichend.

W. KÜMMEL.

Ein Fall von seröser Meningitis neben Kleinhirnabszeß.

In den vielfachen Erörterungen, welche das Krankheitsbild
der serösen Meningitis in den letzten Jahren erfahren hat, ist
wiederholt der Mangel von Autopsiebefunden als bedauerlich und
einer Klärung der Ansichten sehr hinderlich bezeichnet worden.
Die seröse Meningitis führt ja in der Regel nur dann zum Tode,
wenn anderweitige schwere Erkrankungen daneben vorhanden
sind, und in diesen Fällen wird sie schon klinisch leicht übersehen
werden. Vielfach wird auch bei den Autopsien nichts mehr von
ihr erkennbar sein oder keine Beachtung finden, weil der zum
Tode führende Erkrankungsherd sich in den Vordergrund drängt,
oder weil bei der etwa stattgefundenen Operation die Flüssigkeits-
ergüsse entleert sind. Darum ist in den meisten Fällen, in denen
eine seröse Meningitis angenommen wurde, diese nach Körners[1])
Ausdruck aus dem Ablauf, nicht aus dem Verlauf der Erkrankung geschlossen worden: weil die beobachteten schweren cerebralen Erscheinungen ohne Entleerung von Eiter, durch Entleerung von seröser Flüssigkeit aus dem cerebralen oder spinalen
Arachnoideasack oder auch durch bloße Beseitigung des Eiterherdes im Schläfenbein, ohne Eröffnung des Durasackes, zurück-
gingen, ist die Diagnose auf seröse Meningitis oder Meningo-
encephalitis gestellt worden. Verwertbar ist von den Autopsien,
die Körner gesammelt hat, eigentlich nur die von Cassels; die
von Levi ist wegen der, wahrscheinlich allerdings erst nachträglich
hinzugekommenen, eitrigen Meningitis nicht ganz einwandsfrei,

---

[1]) O. Körner, die otitischen Erkrankungen des Hirns etc. III. Aufl. Wiesb.
1902, S. 76.

die anderen ungenügend genau; ich habe in der neueren Literatur keine weiteren Autopsiefälle ansfindig machen können.

Darum dürfte der im nachfolgenden geschilderte Fall, wenn er auch keine unkomplizierte seröse Meningitis betrifft und außerdem auch noch an einigen Unklarheiten und Unvollkommenheiten in den Befunden leidet, doch genug Lehrreiches darbieten, um als bescheidener Beitrag zur Ehrung Lucaes in diese Festschrift aufgenommen zu werden. Der Umstand, daß namentlich die letzten Jahre mehrfach Mitteilungen aus Lucaes Klinik gebracht haben, welche die Pathologie und die Diagnostik der verschiedenen Meningitisformen beleuchten, läßt mich hoffen, daß der Gefeierte auch diesem bescheidenen Beitrage zu seiner Ehrung einiges Interesse abgewinnen wird.

Ich gebe zunächst die etwas abgekürzte Krankengeschichte nebst dem Autopsiebefunde wieder.

K., Rudolf, 34 Jahre alt, Metzgermeister aus N. . . ch, wurde am 3. Dezember 1904 in die Heidelberger Ohrenklinik aufgenommen.

Er gibt an, daß er aus gesunder Familie stamme, als Kind Scharlach, im übrigen keine erwähnenswerte Krankheit gehabt habe. Seit dem 16. Lebensjahre bestehe zeitweilig Eiterung aus dem linken Ohre, nie sehr reichlich, aber immer, wenn sie bemerkt wurde, etwas übelriechend. Ab und zu habe die Eiterung mit Ohrenreißen neu eingesetzt. Vor 6—7 Wochen sei wieder einmal Eiterausfluß reichlich aufgetreten, nachdem er unmittelbar vorher sehr heftige Schmerzen in der ganzen linken Gesichtshälfte gehabt habe, die er allerdings mehr auf schlechte Zähne geschoben habe. Vor 14 Tagen habe er dann bemerkt, daß er nicht mehr pfeifen könne, und daß das linke Auge träne. Als das unverändert blieb, habe er vor 14 Tagen die Ambulanz der hiesigen medizinischen Klinik aufgesucht, die ihn dann an die Ohrenklinik gewiesen habe. Hier sei ihm dringend die Aufnahme anempfohlen worden, er habe aber erst jetzt, nach Erledigung geschäftlicher Angelegenheiten, sich aufnehmen lassen können. Auf spezielles Befragen gibt Pat. noch an, daß er schon als Knabe auf dem linken Ohre nichts gehört habe, Schwindelempfindungen seien dagegen niemals dagewesen, außer vor 8 Jahren einmal, als er an Influenza gelitten habe. Im übrigen sei er stets sicher auf den Beinen gewesen, habe auch im Dunkeln ganz sicher gehen können, ebenso auf Leitern u. dgl. nie eine Unsicherheit bemerkt.

Pat. ist ein äußerst kräftiger Mann, dessen Herz, Lungen und Urin keinerlei besonderen Befund darbieten.

Rechtes Ohr normal. Linker Gehörgang durch einen großen Granulationspolypen ausgefüllt, der von stinkendem Eiter umspült ist. Nach dessen Entfernung mit der Schlinge ist in der Tiefe noch eine Menge kleinerer warziger Granulationspolypen sichtbar, sonst zunächst nur erkennbar, daß an der hinteren oberen Gehörgangswand die Sonde, offenbar durch einen

breiten Defekt im Knochen, sich ziemlich tief nach hinten und oben einführen läßt, ohne auf freiliegenden Knochen zu stoßen.

Im Oberkiefer eine ganze Reihe kariöser Wurzeln und Zähne. Aus-
trittsstelle des N. supraorbitalis, intraorbitalis, mentalis nicht druckempfindlich.
Gegenwärtig bestehen nur noch diffuse, aber ziemlich starke Kopfschmerzen.

Stimmgabel c vom Scheitel aus nicht deutlich lateralisiert.

Perzeptionsdauer für Luftleitung L. 0, R. 220″ (normal).

Perzeptionsdauer für Knochenleitung vom Warzenfortsatz aus L. 100,
R. 130″ (normal).

Flüsterstimme R. 5—6 m., L. ad concham. Obere Tongr. L. ca. 20 000.
R. ca. 29 000 v. d. — Unt. Tongr. L. c⁵, R. C₂.

Die Untersuchung und die Entfernung des Polypen wurde abends vorgenommen; in der Nacht darauf heftige Kopfschmerzen, zweimal Erbrechen.

4. 12. Temp. morgens 38,2; abends 39,0, Puls 102, 112. Kopfschmerzen
bestehen fort.

5. 12. Temp. morgens 38,8; Puls 96. Genauere Prüfung des Balancier-
vermögens wegen des Befindens unmöglich: beim Hüpfen mit geschlossenen
Augen nach vorwärts wie nach rückwärts tritt starkes Schwanken nach den
Seiten zu auf. Kein Nystagmus!

Operation mittags. Bogenschnitt, der bis vor den Ohrmuschelansatz
nach vorn geführt wird. An der Fossa mastoidea nach Zurückschiebung des
Periosts Blutpunkte, sonst keine Veränderungen sichtbar. Knochen stark
sklerosiert, Zellen fehlen im Warzenfortsatz gänzlich, in der Nachbarschaft
des Antrum eine mit diesem kommunizierende, mit stinkendem Eiter und bröck-
ligen Cholesteatompartikeln gefüllte Höhle. Bei deren Eröffnung wird die
normal aussehende Dura der mittleren Schädelgrube ziemlich breit freigelegt.
In der Höhle, im Recessus und im Antrum reichliche Granulationsmassen,
die vorsichtig mit dem scharfen Löffel beseitigt werden. Danach sieht man
in der Gegend des horizontalen Bogenganges eine Öffnung von
ca. 1 mm Durchmesser, aus der deutlich ein Eitertröpfchen vorquillt.
Diese Öffnung wird nach hinten zu erweitert und dadurch der laterale und
der hintere vertikale Bogengang breit eröffnet: das Lumen beider ist stark
erweitert und mit Granulationsmassen ausgefüllt, die mit dem scharfen Löffel
entfernt werden. Die Dura der hinteren Schädelgrube medialwärts vom
Sinus, entsprechend dem hinteren Bogengange, wird gleichfalls freigelegt,
aber normal gefunden. Pulsationen an ihr nicht sichtbar. Vom eröffneten
lat. Bogengange aus dann das Vestibulum möglichst breit eröffnet, auch die
Fen. ovalis nach unten zu möglichst erweitert. — In der Morphium-Chloro-
formnarkose trat nach einiger Dauer — Genaueres über den Zeitpunkt ist
nicht notiert — eine tiefe Asphyxie auf, ohne daß daran ein Atmungs-
hindernis die Schuld trug, der Puls blieb dabei gleichfalls fast unverändert
angsam. Eine längere Zeit deshalb künstliche Atmung notwendig, nachher
ließ sich die Narkose mit Äther ohne Zwischenfälle fortsetzen. Die Operation
dauerte aber, wesentlich wegen dieser Unterbrechung, ca. 2³/₄ Stunden; in
der letzten Stunde wurde der Puls sehr unregelmäßig und stark verlangsamt.
Beim Erwachen trat der Kornealreflex, der in der tiefen Narkose und namentlich während der Asphyxie völlig fehlte, rechts wieder auf, blieb aber links
aus: Verdacht auf Trigeminusanästhesie, die vorher nicht bemerkt worden war.

Nach dem Erwachen ist Pat. auffallend indifferent und langsam, gibt aber schließlich doch richtige Antworten und zeigt sich orientiert. Dieser Zustand blieb bis zum Abend bestehen, die Temperatur stieg bis auf 39,6, während der Puls auf 64 sank. Der Augenhintergrund wurde von einem der Herren Assistenten der Augenklinik freundlichst untersucht (sein Name leider nicht notiert): rechts normal, links leichte Stauung in den Venen, aber keine eigentliche Stauungspapille.

Abends wegen der offenbaren Hirndruckerscheinungen zweite Operation: Äthernarkose ohne Zwischenfall. Dura der hinteren Schädelgrube sieht jetzt etwas graulich-gelblich aus, zeigt auch jetzt keine Pulsationen. Sie wird lateralwärts bis zum Sinus, medialwärts bis in die Gegend des Sacc. endolymphaticus, der aber nicht erkennbar wurde, freigelegt. Nach Desinfektion der Wundhöhle mit Wasserstoffsuperoxyd Spaltung der Dura möglichst weit medialwärts: dabei strömt unter hohem Drucke mit spritzenden pulsierenden Bewegungen eine große Menge klaren Liquor cerebrospinalis aus, der immer wieder die Operationshöhle überschwemmt. Die Kleinhirnoberfläche wölbt sich in der breiten Öffnung der Dura nicht vor. Kulturen, die aus dem Liquor angelegt wurden, blieben steril (dies Resultat aber wegen der Anwesenheit von Wasserstoffsuperoxyd vielleicht unzuverlässig!). — Schon während der Operation wurde der vorher ganz harte, gespannte Puls weicher und seine Frequenz stieg bis auf 84. Gleich nach dem Erwachen aus der Narkose macht Pat. einen viel lebhafteren Eindruck: er spricht etwas aufgeregt, erklärt spontan, daß ihm jetzt wieder klar sei im Kopfe, während er vorher kaum etwas von sich gewußt habe. Pat. spürt jetzt auch die zartesten Berührungen im linken Trigeminusgebiet sofort, während vorher die Empfindung hier deutlich herabgesetzt war. — Nachts einmal Erbrechen.

6. 12. Morgens Temp. 38,5, 92 Pulse. Der sehr dick angelegte Verband völlig durchnäßt. Befinden viel besser: keine Kopfschmerzen, Pat. ist völlig klar und munter. Dreimalige Erneuerung der oberen Verbandschichten nötig. Temp. schwankt abends zwischen 38,4 und 38,0; Puls zwischen 88 und 100.

7. 12. Temp. morgens 37,5: schwankt nachher zwischen 37,3 und 38,0; Puls zwischen 88 und 100. Dreimalige Erneuerung des Verbandes nötig.

8. 12. Temp. morgens 37,2 bei 80 Pulsen; abends 37,9 bei 66 Pulsen; Andeutung von Druckpuls. Verband bleibt heute ganz trocken.

9. 12. Liquorabfluß mäßig reichlich; morgens Temp. 37,5, bei 84, abends 38,4 bei 78 Pulsen.

10. 12. Verband trocken geblieben. Temp. 37,0, aber nur 50 Pulse. Deshalb heute auch die tiefen, auf der Durawunde liegenden Tampons entfernt, worauf große Mengen von Cerebrospinalflüssigkeit abfließen. Nachmittags Temp. 39,6, bei 90 Pulsen. Deshalb abends in Äthernarkose breite Freilegung der Dura der mittleren Schädelgrube bis zum Tegmen tymp., Inzision der Dura, wobei sich nichts entleert, dann der Hirnsubstanz, gleichfalls ohne Resultat: Einführung von Jodoformgazestreifen zwischen Dura und Arachnoidea. Dann noch Punktion der Kleinhirnsubstanz durch die vorhandene, jetzt keinen Liquor entleerende Duraöffnung gleichfalls ohne Resultat.

11. 12. Temp. steigt von morgens 36,9 mit unregelmäßigen Schwankungen auf 37,9 abends; Puls von 66 auf 96, er ist dabei nicht gespannt. Zahnschmerzen im linken Oberkiefer. Mäßiger Abfluß von Liquor.

13. 12. Temp. mit unregelmäßigen Schwankungen an den beiden letzten Tagen gestiegen, heute abend 38,4 bei 82 Pulsen. Wegen der Zahnschmerzen mit gutem Erfolg die kariösen Wurzeln des 2. Prämolaris extrahiert.

15. 12. Temp. bewegt sich mit unregelmäßigen Schwankungen gestern und heute zwischen morgens 37,5 und abends 38,1; Puls zwischen 70 und 96. Die freigelegte Kleinhirndura sieht aus, als ob sie nekrotisch würde.

17. 12. Temp. allmählich unter unregelmäßigen Schwankungen auf 36,7 heute früh bei 64 Pulsen gesunken. Heute früh einmal Erbrechen. Puls nicht gespannt. Beim Verbandwechsel quillt nach Entfernung des in der Wunde der Kleinhirndura liegenden Gazestreifens überraschenderweise Eiter nach: mit der Sonde läßt sich konstatieren, daß dieser aus einem ziemlich geräumigen, jetzt breit eröffneten Cavum in der Kleinhirnsubstanz in reichlicher Menge nachdringt. In den Abszeß wird ein Drainrohr eingelegt. Nach dem Verbande wird heute zum ersten Male während der Beobachtung Nystagmus horizontalis beim Blick nach links hin bemerkt.

18. 12. Wieder Erbrechen morgens früh. Beim Verbinden zeigt sich das Drainrohr verstopft, nach seiner Entfernung stürzt aus dem Abszeßcavum mindestens ein Eßlöffel voll seröser Flüssigkeit nach. Pat. bleibt heute den ganzen Tag über somnolent, gibt nur langsam Antworten. Nystagmus am deutlichsten, wenn Pat. den Kopf nach links dreht, auch beim Blick nach links, weniger deutlich beim Blick nach oben. Beim Blick nach rechts nur vereinzelte zuckende Bewegungen, denen alsbald volle Ruhe folgt. Temp. den Tag über dauernd unter 37,0, bei 66—80 Pulsen.

19. 12. Temp. in der Nacht auf 36,0 bei 70 Pulsen gesunken. Morgens 36,7 bei 66 Pulsen, der Puls ausgesprochen hart. Andeutung von Nackensteifigkeit. Nystagmus beim Blick nach rechts; beim Blick nach links kann Pat. heute mit beiden Augen nicht über die Mittellinie hinaus sehen. Beim Verbandwechsel entleert sich nach Entfernung des Drainrohres etwa ein Teelöffel voll dicken rahmigen Eiters. Pat. wird danach viel lebhafter, gibt auf alle Fragen rasch Antwort, unterhält sich mit seiner Frau, deren stundenlange Anwesenheit gestern ihm kaum zum Bewußtsein gekommen ist, lange über geschäftliche Angelegenheiten. — Abends nochmaliger Verbandwechsel: ziemlich viel dicker rahmiger Eiter in den Verbandstoffen, trotzdem leichte Eiterstauung in der Abszeßhöhle. Die Sonde dringt ca. 3—4 cm tief in die Höhle ein, stößt dann auf weichen Widerstand. Es werden zwei dünnere Drainrohre eingelegt.

20. 12. Temp. hatte gestern noch mittags 37,4 bei 72 Pulsen erreicht, ist nachts auf 35,5 bei 60 Pulsen gesunken, mittags bis 37,9 bei 76 Pulsen gestiegen. Nackensteifigkeit heute weniger erkennbar.

21. 12. Temp. gestern abend und in der Nacht unter starken Schwankungen allmählich auf 35,2 bei 68 Pulsen gesunken. Heute früh deutlich Cheyne-Stokessches Atmen. Nachdem beim Verbandwechsel wieder reichlich retinierter Eiter nachgequollen ist, wird die Atmung wieder gleichmäßig; Pat. ist aber stark apathisch, antwortet sehr langsam auf Fragen. Nachmittags wieder Eiterretention konstatiert, deshalb ein dickeres, am Ende reichlich durchlöchertes Drainrohr eingeführt, wobei noch eine beträchtliche Eitermenge nachquillt.

22. 12. Unter meningitischen Erscheinungen morgens 4 Uhr Exitus.

Autopsie mittags (Dr. Kuliga, Ass. des Pathol. Institutes). Dura mit dem Schädeldach ziemlich fest verwachsen, ist auch von der Pia an der Konvexität stellenweise, namentlich in der Gegend der reich entwickelten Pachionischen Granulationen, schwer zu lösen. Das 4 mm starke von der äußeren Wunde aus sichtbare Gummidrainrohr führt in die linke Kleinhirnhemisphäre.

Hirnwindungen etwas flacher als normal. Pia glatt, glänzend, nirgends eitrig belegt, nur an einer markstückgroßen Partie über dem oberen Teil der Inc. cerebelli post. hämorrhagisch infiltriert. Arterien der Hirnbasis ohne makroskopisch sichtbare Veränderungen. Hirnsinus nirgends thrombosiert.

Das Gehirn wird in toto in Formol gehärtet, nach 14 Tagen wird dann ein Frontalschnitt durch beide Großhirnhemisphären, ein Horizontalschnitt durch beide Kleinhirnhemisphären gelegt. Das Großhirn zeigt auf der Schnittfläche normale Verhältnisse, am Kleinhirn erweist sich die linke Hemisphäre gequollen und vergrößert, hat die rechte etwas über die Mittellinie hinaus verdrängt. Das Drainrohr ist mit Eiter gefüllt, führt aber nicht in eine eigentliche Abszeßhöhle, vielmehr ist in seiner Umgebung die Kleinhirnsubstanz erweicht, fleckig gerötet, etwas ödematös; die Pia lebhaft injiziert. In der weiteren Umgebung ausgedehntes zitronengelbes Ödem, bis tief in die Substanz des Crus cereb. ad pontem hinein.

Aus dem übrigen Sektionsprotokoll wäre zu erwähnen: Pleura des linken Oberlappens schwer von der Brustwand zu lösen, aber nirgends frische entzündliche Veränderungen. Beide Lungen rotbraun gefärbt, von einzelnen heller gefärbten, auf dem Durchschnitt etwas erhabenen Infiltrationsherden durchsetzt. Milz stark vergrößert, auf dem Durchschnitt fleckig dunkelrot und gelbbraun gefärbt. Nieren vergrößert, Kapsel schwer abziehbar, Oberfläche glatt, dunkelrot. Auf dem Durchschnitt treten die fast schwarzroten Glomeruli erhaben aus dem dunkelroten übrigen Gewebe hervor. Leber braun, Zeichnung undeutlich. Sonst normale Verhältnisse an den Brust- und Baucheingeweiden.

Bei der Autopsie wurde also eine Encephalitis cerebelli, kleine bronchopneumonische Infiltrationen in beiden Lungen, hochgradige Stauung in Nieren und Milz gefunden. Der in der linken Kleinhirnhemisphäre enthaltene Eiter war vollständig entleert, aber der encephalitische Prozeß in der Umgebung des Eiterherdes offenbar noch im Fortschreiten begriffen. Die Stauungserscheinungen an Milz und Niere sowie die bronchopneumonischen Herdchen dürften als agonale Veränderungen durch die zuletzt beobachteten Atmungsstörungen zu erklären sein. Von entzündlichen Veränderungen an den Meningen war keine Spur zu bemerken!

Eine eingehendere Schilderung des Felsenbeinbefundes und des Kleinhirnherdes sei nach den von Herrn Geheimrat Arnold mir gütigst überlassenen Präparaten noch nachgetragen.

Die äußere Operationsöffnung erweist sich nach Wegnahme der Ohrmuschel mit einem ziemlich dicken und festen Granulationspolster ausgefüllt, dieses füllt auch den Knochendefekt in der mittleren, den in der hinteren Schädelgrube aber nur zum Teil aus: es bleibt im letzteren eine rundliche Öffnung vom Durchmesser des eingeführten Drainrohres übrig. In der Tiefe der Höhle ist noch die in der Gegend des ovalen Fensters gelegene, von da um den Knochenwulst des Facialis herum in die Warzenfortsatzhöhle führende operative Fistel zu sehen; weitere Details sind nicht zu erkennen.

Über dem Tegmen tympani zeigt die Dura eine etwa 6 mm lange, von Granulationsgewebe ausgefüllte schmale, schlitzförmige Öffnung, die annähernd in sagittaler Richtung gestellt ist. In ihrem Bereich ist die Dura mit den in der Wundhöhle liegenden Granulationen fest verklebt; nach dem Abziehen zeigt sich der Knochendefekt wesentlich größer, etwa 10:5 mm, die in ihm liegenden Granulationen sind z. T. schon recht derb, fibrös. An der cerebralen Seite zeigt die Dura in der Gegend des Schlitzes ganz zarte fibrinöse, bereits ziemlich derbe Auflagerungen, etwa in der Ausdehnung eines Fünfpfennigstückes.

Die ovale Öffnung der Dura an der hinteren Pyramidenfläche ist mit ihrem größeren Durchmesser parallel der Pyramidenkante etwa 10, senkrecht dazu etwa 5 mm breit, ihre Ränder sind überall abgerundet, glatt, in der Umgebung, bis zum Rande des Sinus und medialwärts bis nahe an den Porus acust. int. heran, ganz zarte, nur unmittelbar an dem Defekt etwas dickere fibrinöse Auflagerungen. Im Porus acusticus int., am Acustico-Facialis-Stamm, im Meckelschen Cavum und am Trigeminusstamm nichts Abnormes. Der Defekt selbst bleibt von der lateralen Umrandung des Porus ac. int. noch etwas über 5 mm entfernt. Nach Abziehen der Dura ist die Öffnung im Knochen wesentlich größer: sie geht über die hintere obere Pyramidenkante noch etwa 7 mm hinaus, hat in der Richtung der Kante etwa einen Durchmesser von 11 mm. Der vor der Pyramidenkante gelegene Teil ist von derbem, fibrösem Gewebe ausgefüllt, erreicht die laterale Kante des Bogengangswulstes. Der ganze hintere vertikale Bogengang, die hintere Ampulle des oberen und wohl ein großer Teil des lateralen Bogenganges wie auch der Aquaed. vestibuli sind durch den operativen Defekt zerstört, doch läßt das reichliche Granulationsgewebe in der Wunde nichts Näheres erkennen. Die Stelle, wo der Sacc. endolymphaticus in der Dura eingebettet ist, dürfte genau dem in ihr vorhandenen Defekte entsprechen. Nach Abziehen der Dura weiter nach der Fossa jugularis hin, wo an ihrer cerebralen Seite auch noch ganz zarte fibrinöse Auflagerungen zu erkennen sind, findet sich dicht am oberen vorderen Rande der Fossa jugularis eine feine Öffnung, in die sich ein Pferdehaar ein Stückchen weit einführen läßt, vielleicht die Mündung des Aquaed. cochleae oder der ihn begleitenden Vene: Inhaltsmassen sind darin nicht erkennbar, Weiteres wird erst bei der histologischen Untersuchung zu ermitteln sein.

Die Abszeßöffnung an der vorderen unteren Kleinhirnfläche liegt gerade in dem Sulcus horizont. magnus, etwa 5—6 mm lateralwärts vom lateralen Rande des Flocculus. Das Drainrohr reicht fast einen cm weit in die Kleinhirnsubstanz hinein, ist fest eingeschlossen von eitrig-gelb gefärbtem Granulationsgewebe, flüssiger Eiter ist aber nicht vorhanden, außer im Lumen des Drainrohres.

Ein übersichtliches Resumé der Beobachtung zeigt also folgendes: Der sonst gesunde Mann hatte links an einer rezidivierenden Ohreiterung gelitten, die ihm gelegentlich Schmerzen, nur ganz vereinzelt einmal Schwindelempfindungen verursachte, aber zur Taubheit dieses Ohres führte. Nach etwa 18 jährigem Bestande traten Schmerzen im gleichseitigen Trigeminusgebiet auf, etwa vier Wochen später gleichseitige Facialislähmung. Wieder vierzehn Tage später Aufnahme in die Ohrenklinik: Entfernen des Granulationspolypen, unmittelbar darauf rascher Temperaturanstieg, unter Erbrechen und heftigen Kopfschmerzen. Außer der vollständigen Taubheit keine deutlichen Symptome einer Labyrinthitis vorhanden. Die Operation deckte eine weitausgedehnte Labyrinthitis auf, bis zur Dura reichende Veränderungen nicht gefunden, die Dura selbst ohne auffallende Abnormität. Während der Narkose vorübergehender Atmungsstillstand; nach ihr „slow cerebration", weiterer Temperaturanstieg, schließlich deutliche Hirndruckerscheinungen. Es mußte also ein intrakranialer Entzündungsherd vermutet werden, der sich seit zwei Tagen in raschem Fortschreiten befand. Dessen Lokalisation war im Kleinhirn zu vermuten, weil keine bis zur Dura reichende Knochenerkrankung vorhanden war, dagegen eine Labyrinthitis, von der aus die Ausbreitung auf präformierten Bahnen durch intakten Knochen zur hinteren Schädelgrube — durch den Aquaed. cochleae ins Arachnoidealcavum oder entlang dem N. acusticus oder dem Aquaed. vestibuli zur vorderen Kleinhirnfläche — gelangen konnte. Vermutet wurde ferner eine Meningitis, weil eine so auffällig rasche Verschlimmerung der Erkrankung stattgefunden hatte, und dabei deutliche Veränderungen an der Pap. N. optici fehlten, die bei einem größeren Abszeß im Cerebellum sonst mit einiger Wahrscheinlichkeit hätten erwartet werden müssen. Einen gewissen Anhaltspunkt für die Lokalisation in der hinteren Schädelgrube bot auch der in der ersten Narkose eingetretene plötzliche und andauernde Atmungsstillstand ohne Herzstillstand: eine Erscheinung, die wir gerade bei Kleinhirnabszessen mehrfach gesehen haben. Der Atmungsstillstand kommt ja freilich auch bei schweren Hirndruckerscheinungen aus anderer Ursache vor: solche schweren Druckerscheinungen waren aber im vorliegenden Falle nicht da. Wir hätten uns über die Frage, ob Meningitis anzunehmen wäre, wohl durch eine Lumbalpunktion informieren können, wir unterließen diese aber absichtlich; einmal wegen der Befürchtung, daß ein vielleicht doch vorhandener intracerebraler Abszeß infolge der Druckveränderungen unliebsame Ausbreitung gewinnen könnte[1]), und ferner, weil wir die Absicht hatten, auch wenn eine Meningitis vorläge, doch die Dura zu eröffnen. Bot sich doch die Wahrscheinlichkeit, vom erkrankten Labyrinth aus an die Einbruchspforte der Entzündungserreger in den Arachnoidealsack gelangen zu können; und damit bei der relativ geringen Dauer, die bisher die cerebralen Symptome aufwiesen, eine relativ gute Chance, das weitere Eindringen von Entzündungserregern nunmehr inhibieren und so die Ausheilung der etwa vorhandenen Meningitis erleichtern zu können. Vor dem probatorischen Eindringen in die Kleinhirnsubstanz sollte aber durch breite Inzision der Dura das Vorhandensein oder Fehlen meningitischer Veränderungen sichergestellt werden. Durch die kolossale stromweise Entleerung seröser Flüssigkeit wurden wir nun doch überrascht. Da die Inzision des Kleinhirns keinen Eiter entleerte, so glaubten wir zur Annahme einer bloßen serösen Meningitis berechtigt zu sein, um so mehr, als nach dieser Entleerung die Druckerscheinungen überraschend schnell schwanden. Die Besserung hielt aber nicht lange an, und 5 Tage später sahen wir uns veranlaßt, zur Sicherheit auch im Schläfenlappen einem Eiterherde nachzuspüren. Gefunden wurde dort nichts, ebensowenig in dem entsprechend der Durawunde nochmals inzidierten Kleinhirn. Vier Tage später entleerte sich aber überraschenderweise durch die gemachte Öffnung ein ansehnlicher Kleinhirnabszeß spontan. Leider führte diese Entleerung doch nicht zur Heilung: es trat immer wieder Eiterretention ein, und schießlich erlag der Patient, fünf Tage nach Entleerung des Kleinhirnabszesses, der fortschreitenden Encephalitis, obwohl sich bei der Autopsie keine Eiterstauung mehr erkennen ließ.

---

[1]) Ich muß mich durchaus den Grundsätzen anschließen, die aus der Lucaeschen Klinik wiederholt publiziert sind: vgl. Heine, Arch. f. Ohrenheilk., Bd. 50, S. 276; Großmann, ebenda, Bd. 64, S. 31. Die gleichen Grundsätze hat auch Hinsberg aus meiner Klinik (Zeitschr. f. Ohrenheilk., Bd. 38, S. 139 ff.) mitgeteilt.

In welcher Weise kann man nun die hier aufgetretenen intrakranialen Entzündungsprozesse mit denen im Ohre in Zusammenhang bringen? Daß die Labyrinthitis das Bindeglied darstellt, ist zweifellos, sonst hätte man keine Andeutung einer Überleitungsmöglichkeit. Der Porus acust. int. war frei von Eiter, auch in seiner Umgebung waren keinerlei entzündliche Veränderungen, eine Ausbreitung vom Labyrinth aus durch seine Vermittlung könnte also ausgeschlossen werden, um so mehr, als nicht die gewöhnlich nach Fortleitung entlang dem Acusticus auftretende Meningitis purulenta vorlag. Auch die Überleitung der Entzündungserreger durch den Aquaeductus cochleae war wenig wahrscheinlich: in der Gegend, wo wir seine Mündung zu suchen haben, fanden sich keine älteren oder schwereren Entzündungserscheinungen. Ob er frei von Entzündungsprodukten geblieben ist, wird freilich erst die histologische Untersuchung lehren können. Ein stärker entwickelter Gefässtrang im Hiatus subarcuatus fand sich nicht, ebensowenig entzündliche Veränderungen am Knochen in der Gegend dieses Hiatus. Danach blieb eigentlich nur eine Möglichkeit: Fortleitung der Labyrinthitis auf den Sacc. endolymphaticus und Infektion des Schädelinnern von da aus. Allerdings läßt sich gegen diese Erklärung einwenden, daß bei der Freilegung der Dura hier kein Abszeß gefunden wurde; ein solcher dürfte aber leicht übersehen werden, wenn dieses Säckchen sehr klein ist und wenig Eiter enthält. Die nach dem Operationsbefunde zweifellos sehr alte und mit starker Zerstörung (Erweiterung) der Labyrinthhohlräume, besonders auch des hinteren Bogenganges, einhergehende Labyrinthitis würde ein solches Sacculusempyem sehr leicht erklären. Dafür, daß ein solches da war, läßt sich nachträglich wohl auch die Notiz in der Krankengeschichte bei der zweiten Operation am 5. XII. ins Feld führen, wonach die Dura hier durch graulich-gelbliche Färbung auffiel.

Lag aber ein Empyema sacc. endolymph. vor, dann ist das Zusammentreffen der übrigen intrakranialen Erkrankungen sehr gut verständlich, falls wir annehmen dürfen, daß die von Merkens[1])

---

[1]) Merkens, Dtsche. Ztschr. f. Chir., Bd. 59, 1901, S. 70 ff.

gegebene hypothetische Deutung der serösen otitischen Meningitis das Richtige trifft.

Es ist an dieser Stelle wohl nicht notwendig, ausführlich auf diese, vorerst noch hypothetische Deutung einzugehen, die u. a. auch Körner in die letzte Auflage seines Lehrbuches [1]) übernommen hat. M. faßt das gewöhnlich als seröse Meningitis bezeichnete Krankheitsbild auf als eine entzündliche Veränderung, welche durch Überleitung von Toxinen aus dem toxinhaltigen Herd im Schläfenbein auf die Arachnoidea, Pia und Hirnsubstanz herbeigeführt wird; die Infektionserreger selbst brauchten danach nicht ins Cavum arachnoideale zu gelangen, um eine solche seröse Meningo-Encephalitis entstehen zu lassen. Kommen die Organismen selbst mit ins Spiel, so ist der Übergang der serösen in eine eitrige Entzündung sehr viel leichter möglich, eine Rückbildung des Entzündungsprozesses weit weniger wahrscheinlich. Wenn nun ein Übergang von Toxinen aus dem Schläfenbein auf die angrenzenden Hirnhautpartien irgendwie wahrscheinlich ist, so muß das erst recht der Fall sein bei einem in der Substanz der Dura gelegenen Eiterherd, wie das ein Empyem des Sacc. endolymph. ist. Danach würde hier die Entstehung der serösen Meningitis bezw. Meningo-Encephalitis nichts Verwunderliches sein, und ich glaube nicht fehlzugehen, wenn ich annehme, daß diese schon geraume Zeit bestanden hat, jedenfalls an den Schmerzen im Trigeminusgebiet, die dem schwersten Stadium der Erkrankung vorausgingen, die Schuld trug: der Trigeminus ist ja nächst dem Acusticus-Facialis der dem Erkrankungsherde am nächsten liegende Hirnnerv. Die rasche Steigerung der durch diese Meningo-Encephalitis herbeigeführten Symptome dürfte kaum auf die am 3. XII. vorgenommene Entfernung des großen Granulationspolypen zu schieben sein, vielmehr schon vorher begonnen haben und das Moment gewesen sein, das den Patienten nach langem Zögern schließlich zur Aufnahme in die Klinik veranlaßte. Die rasche weitere Steigerung der intrakranialen Symptome nach der ersten Operation ist wegen der dabei eingetretenen Meißelerschütterung etc. nicht erstaunlich, ebensowenig die schnelle Besserung nach Entleerung des serösen Exsudates.

---

[1]) Die otit. Erkrankungen des Hirns etc. III. Aufl., S. 68 ff.

Schwieriger ist schon die Entwicklungsweise der Kleinhirn-Encephalitis zu verfolgen. Da der ganz oberflächliche Herd sich an derselben Stelle, wo er sich vier Tage später spontan entleerte, am 10. XII. noch nicht finden ließ, so darf man wohl annehmen, daß sich bis zu diesem Tage hier noch kein Eiter gebildet hatte, daß vielmehr bloß die toxische Encephalitis vorhanden war, vielleicht begünstigt durch die nach der Durainzision freie Berührung der Kleinhirnoberfläche mit dem Eiterherde im Schläfenbein. Eben dadurch mag auch das Vordringen von Entzündungserregern, die zur Eiterbildung Anlaß gaben, in die Kleinhirnsubstanz, die bereits durch die toxische Entzündung geschädigt und empfänglich gemacht worden war, begünstigt, vielleicht sogar erst ermöglicht worden sein. Daß es trotz der Entleerung des nunmehr gebildeten Eiters nicht gelang, den Entzündungsprozeß zur Heilung zu bringen, ist vielleicht durch die ungewöhnliche Dickflüssigkeit des Eiters, die immer wieder Stauungen desselben hervorrief, erklärlich: bei der Autopsie fand sich ja keine Eiteransammlung mehr vor, aber auch nicht die leiseste Andeutung einer beginnenden Abgrenzung des Entzündungsprozesses; vielleicht begünstigte die vorausgegangene toxische Encephalitis das Fortschreiten der Infektion.

Wir sehen so, wie sich durch die von Merkens vertretene Auffassung das Zusammentreffen der verschiedenen entzündlichen Prozesse recht ungezwungen erklären läßt. Viel fester würde diese Erklärungsweise begründet sein, wenn ich sicher darüber wäre, daß die bei der zweiten Operation aus dem Arachnoidealsacke entleerte Flüssigkeit tatsächlich steril gewesen ist. Leider bin ich aber darüber nicht ganz ohne Zweifel, weil unmittelbar vor der Punktion der Dura die Wunde mit Wasserstoffsuperoxyd in starker Lösung desinfiziert und dadurch vielleicht in der Flüssigkeit enthaltene Keime getötet worden sind. Die später aus dem Hirneiter angelegten Kulturen sind gleichfalls vielleicht durch einen unglücklichen Zufall mißglückt: jedenfalls ist in ihnen nichts gewachsen [1]). Ganz unmöglich ist immerhin

---

[1]) Eine Notiz über diese Untersuchung ist in der Krankengeschichte vergessen worden; ich kann nach der Erinnerung nicht mehr genau feststellen, an welchem Tage diese Untersuchung vorgenommen wurde.

auch nicht, daß der Hirneiter ebenso wie die seröse Exsudationsflüssigkeit steril war; in der nächsten Nachbarschaft eines Bakterienherdes ist an einem so leicht entzündungsfähigen Gewebe, wie es die Hirnsubstanz zu sein scheint, vielleicht auch ohne Mitwirkung lebender und sich vermehrender Entzündungserreger an Ort und Stelle, bloß durch die im ursprünglichen Herde erzeugten toxischen Substanzen, eine Entstehung von Eiter denkbar.

Für die Therapie bietet unser Fall vielleicht eine Lehre: hätten wir uns bei der zweiten Operation am 5. XII. mit einem kleinen Einstich in die Dura begnügt, so würden wir vielleicht das Eindringen von Entzündungserregern in die Kleinhirnsubstanz, das bis dahin wohl noch nicht erfolgt war, verhütet haben. Der lebhafte Exsudatabfluß hätte ein übriges zur Abhaltung der Infektionserreger getan. Das Wiederansteigen der zunächst allmählich abgesunkenen Temperatur und das neue Auftreten von Druckerscheinungen drei Tage nach der Durainzision läßt die Vermutung begründet erscheinen, daß um diese Zeit eine neue Propagation des Entzündungsprozesses eingesetzt hat, die dann trotz aller Bemühungen nicht mehr zum Halten zu bringen war. Auffallend ist die Beobachtung, daß, im Gegensatz zu dem unaufhaltsamen Fortschreiten der Entzündung von der Durawunde in der hinteren Schädelgrube aus, die am 10. XII. in der mittleren Schädelgrube angelegte Durainzision in glattester Weise heilte. Mit der Operationshöhle stand sie in gleicher Verbindung wie die in der hinteren Schädelgrube; aber hier war offenbar nicht so wie an der vorderen Kleinhirnfläche Gelegenheit zur Einschleppung von toxischen Substanzen ins Cavum arachnoideale gegeben, dementsprechend auch vielleicht die Vulnerabilität der Hirnsubstanz geringer.

Zum Schluß möchte ich noch betonen, daß ich selbst weit davon entfernt bin, den geschilderten Fall als einen klaren Beweis für die Richtigkeit der Merkensschen Auffassung von der serösen Meningitis und Meningo-Encephalitis anzusehen; dazu sind noch zu viele Lücken in der Beobachtung. Mehr Aufklärung werden wir von solchen Fällen erwarten dürfen, in denen sich eine einwandsfreie bakteriologische Durchforschung der Entzündungs-

produkte auch auf ihren Gehalt an toxischen Substanzen durch-
führen läßt. Offenbar haben die Merkensschen Auseinander-
setzungen erfreulicherweise die Aufmerksamkeit der operierenden
Otiater gebührend gefunden: so gibt z. B. Uchermann (Ztschr. f.
Ohrenhlk., Bd. 46, S. 347) die Krankengeschichte eines Falles wieder,
der dem unseren sehr ähnelt, nur daß es nicht zum Kleinhirnabszeß und zum tödlichen Ausgange kam; auch hier erwies sich
die entleerte Cerebrospinalflüssigkeit steril. Auch auf die Beeinflussung der Zusammensetzung der Cerebrospinalflüssigkeit durch
Resorption toxischer Substanzen von irgendwoher hat Großmann (l. c. S. 29 ff) aus der Lucaeschen Klinik eindringlich hingewiesen.

FR. KRETSCHMANN.

———

Über Mittönen fester und flüssiger Körper.

Vortrag gehalten in der 14. Versammlung der Deutschen otologischen Gesellschaft.

Der schallempfindende Endapparat, in welchen die Fasern des Hörnerven ausstrahlen, findet sich ausgebreitet in einem von Flüssigkeit erfüllten Hohlraum. Dieser Hohlraum liegt einige Zentimeter von der Schädeloberfläche entfernt. Um die mit den Endorganen armierten Nervenfasern in Erregung versetzen zu können, müssen die Schallstrahlen in das Innere des Flüssigkeitsraumes, der Flüssigkeitskammer, dringen. Sie können dahin gelangen, einmal durch einen luftführenden Stollen (Gehörgang), der sich proximal ampullenförmig erweitert (Paukenhöhle und pneumatische Hohlräume), und dann durch die Knochenmasse, welche sich von der Schädeloberfläche bis an die Flüssigkeitskammer erstreckt. Wir hätten danach zu unterscheiden, eine aёrale und eine osteale Schallzuleitung. Daß beide für den Hörakt in Anspruch genommen werden können, erscheint nach dem gegenwärtigen Stand der Forschung als sicher. Bei dem auf aёralem Wege zugeleiteten Schall kommen für den Übergang auf die Labyrinthflüssigkeit 3 Wege in Betracht, erstens der durch eine einfache Membran (rundes Fenster), zweitens der durch ein Gestängewerk, das in einer Knochenplatte endet (Gehörknöchelchenkette und Steigbügelfußplatte), drittens der durch die Knochenwand, welche Paukenhöhle und Labyrinthhöhle scheidet. Das Verhalten einer in Hohlräumen abgeschlossenen Luftsäule, das des Knochens, d. i. eines festen Körpers, und das des Labyrinthinhaltes, d. i. einer Flüssigkeit, gegen Schallwirkungen ist daher für das Verständnis des Höhraktes von Bedeutung. Das Mittönen von abgeschlossenen Lufträumen habe ich in einer Arbeit bereits behandelt[1]). Es soll

___

[1]) Pflügers Archiv 1905 im Druck: Die akustische Funktion der lufthaltenden Hohlräume des Ohres.

deshalb nur das Mittönen fester und flüssiger Körper hier zum Gegenstand der Erörterung gemacht werden.

Nehme ich als Schallquelle eine tönende Stimmgabel und bringe sie in die Nähe eines festen Körpers, z. B. eines 20 cm langen, 2 cm dicken Fichtenstabes, so tritt eine deutliche Tonverstärkung auf, um so größer, je mehr die beiden Gegenstände genähert werden. Die Längsachse des Stabes muß parallel den Zinken laufen, um geeignete Wirkung zu erzielen. Umkreise ich mit dem Stab die Stimmgabel, so erfolgt viermaliges An- und Abschwellen des Tones. Die Abschwächung entspricht den Außenkanten der Stimmgabel, wo ja bekanntermaßer Tonruhe herrscht. An Stelle des Holzstabes kann ich einen Glas- oder Metallstab nehmen, die Wirkung ist die gleiche. Zur Demonstration eignen sich am besten Töne der ein- und zweigestrichenen Oktave, doch ist das Phänomen auch noch nachweisbar bis zur Kontra- und viergestrichenen Oktave.

Handelt es sich hierbei einfach um zurückprallende Wellen, welche sich mit den primär entstehenden summieren?

Nähere ich die Stimmgabel der Wand des Zimmers, so bleibt eine nennenswerte Tonverstärkung aus. Die Bedingungen für das Zurückprallen sind aber in diesem Falle zum mindesten so günstig als bei dem Stabe. Daß mit dem einfachen Zurückprallen die Tonverstärkung nicht erklärt wird, erweist folgendes Experiment: Eine Anzahl vierkantiger 12 cm langer, 2 cm dicker Hölzer wird so miteinander verbunden, daß das Ganze eine Platte bildet. Nähere ich die tönende Stimmgabel der Platte in der Weise, daß die Zinken und die Längsachsen der Hölzer parallel verlaufen, so erfolgt Tonverstärkung.

Halte ich dagegen die Platte so, daß die Richtung der Hölzer senkrecht zur Achse der Zinken steht, so erfolgt keine oder jedenfalls nur eine minimale Tonverstärkung, wenn die Stimmgabelzinken der Mittellinie der querverlaufenden Hölzer gegenüberstehen. Nähere ich mich dagegen mit der Gabel der Gegend der Hölzerenden, so nimmt der Ton allmählich zu; er wird am stärksten, wenn die Zinken den Stirnseiten der Hölzer gegenübergestellt werden. Durch einfaches Zurückprallen der Schallstrahlen von der Holzfläche ist diese Erscheinung nicht zu erklären. Dann müßte der Ton immer gleich stark sein, gleichgültig wie und wo die Hölzerwand der Stimmgabel gegenübergehalten wurde.

Wenn die große Wand eines Zimmers keine Tonverstärkung hervorruft, dagegen die kleine Fläche der zusammengelegten Hölzer, so liegt vielleicht in der Kleinheit oder besser in der Begrenztheit des Körpers der Grund dafür. Wird einem lufthaltenden Hohlraum, z. B. einer Flasche, von der Mündung her ein Ton zugeführt mittels einer Stimmgabel, so resoniert die Luftsäule in der Flasche, sie tönt mit. Dieses Mittönen führt die Physik darauf zurück, daß die Schallwellen, wenn sie die Grenzen des Raumes erreicht haben, dort zurückgeworfen werden, daß sie sich mit den neu einfallenden Wellen vereinigen und so die Tonverstärkung hervorrufen. In den festen Körpern, die bei unserm Versuch eine Tonverstärkung hervorriefen, werden sich vermutlich analoge Vorgänge abspielen.

Was wir mit den verschiedenen Stäben und Stabverbindungen hervorrufen konnten, das gelingt auch vermittelst des Knochens und zwar vermittelst des lebenden Knochens. Nähere ich einer schwingenden Stimmgabel die Volarfläche der gestreckten Finger, so tritt eine Tonverstärkung ein. Nähere ich dagegen die geschlossenen Finger in der Art, daß die Längsachsen der Phalangen senkrecht zur Längsachse der Zinken verlaufen, so ist die Tonverstärkung unbedeutend, fast nicht vorhanden, wenn ich die Stimmgabel der Mitte des Handtellers gegenüberhalte. Nähere ich sie den Fingerspitzen oder dem Handgelenk, so nimmt der Ton zu. Halte ich die Hand derartig gekrümmt, daß die Fingerbeeren der 4 ulnaren Finger in einer Linie untereinanderliegen und nähere nun die Stimmgabel den Fingerbeeren, so ist eine prompte Tonverstärkung zu verzeichnen. Das analoge Verhalten der Finger resp. der Hand mit den aneinandergelegten Hölzern läßt es wohl als zweifellos erscheinen, daß das akustische Verhalten der Hand durch ihre knöchernen Teile bedingt wird. Daß der Knochen durch Schallwellen mitschwingt, hat Mader[1] mittels seines Mikrophones nachgewiesen. Daß dabei die Struktur (Corticalis

---

[1] Mikrophonische Studien am schalleitenden Apparat etc., Sitzungsbericht der Kaiserl. Akademie d. W. in Wien, Math.-Naturw. Klasse Bd. 109, Febr. 1900.

oder Spongiosa) und die Richtung (Längsachse oder Querachse)
ein unterschiedliches Verhalten zeigen, führen seine Versuche ebenfalls aus und seine Resultate decken sich mit unsern Versuchs-
ergebnissen an den Handknochen und Holzstäben (größte akustische
Leistung bei Erregung in der Längsachse). Wenn wir den Stiel
einer Stimmgabel auf irgend einen festen Körper setzen, so tönt
derselbe mit bei jedem Ton, den wir wählen, in der Tonlage des
erregenden Tones. Es wohnt demnach dem betreffenden Körper
die Fähigkeit inne, Schwingungen von der verschiedensten Anzahl
auszuführen, je nach der Anzahl des induzierenden Tones. Wenn
das durch den Stimmgabelstiel, also Vibrationen fester Körper,
erzielt wird, so erscheint es auch nicht verwunderlich, daß Luft-
vibrationen ein gleiches Resultat zeitigen.

Die tonverstärkende Wirkung des Knochens hat Bezold[1]) bei
seinen Experimenten beobachtet, und er folgert mit Recht daraus,
daß der Knochen auf Tonreize mitschwingt und, so möchte ich
hinzufügen, mittönt. Bei den Experimenten mit den Hölzern
und mit der Hand handelt es sich um ein Mittönen. Ein Gegenstand, welcher tönt, wird von periodischen Verdichtungen und
Verdünnungen durchflossen. Deswegen tönt aber nicht jeder
Gegenstand, welcher von periodischen Verdichtungen und Verdünnungen durchflossen wird. Stelle ich eine Stimmgabel (a′) auf
das Ende eines einen Meter langen Stabes, so erfolgt keine Ton-
zunahme, setze ich das freie Ende des Stabes, der mit der Gabel
armiert ist, auf die Tischplatte, so resultiert ein starker Ton, den
wir in die Tischplatte verlegen. Der Stab leitet die periodischen
Schwingungen, ohne selbst zu tönnen, auf die Tischplatte. „Der
Schall[2]) wird durch Wellenbewegung elastischer Medien fort-
gepflanzt, durch stehende Schwingungen elastischer Körper
erzeugt. In einem Körper von geringen Dimensionen haben die
Wellen bald die Grenzen desselben erreicht, sie werden reflektiert
und kombinieren sich dann mit den neu erregten zu stehenden
Wellen, wie es bei gespannten Saiten, gespannten Membranen,
Glocken etc. der Fall ist.“ Auch bei unseren Stäben, welche
mittönen, und deren Dimensionen verhältnismäßig gering sind im

---

[1]) Untersuchungen über Knochenleitung etc. Z. f. O. Bd. 48, S. 107.
[2]) Lehrbuch der Physik von Müller-Pouillet, 1877, S. 410.

Vergleich zur Wellenlänge, werden wir einen derartigen Vorgang annehmen dürfen, wie bei gespannten Membranen, Saiten und Platten. Von letzteren wissen wir beim Telephon, daß sie imstande sind, alle Arten von Schallimpulsen, die auf sie treffen, mit gleichen Schwingungsphasen zu beantworten, d. i. in gleichem Sinne mitzutönen, und deshalb erscheint es erklärlich, wenn auch anders dimensionierte Körper ein ähnliches Verhalten an den Tag legen. Die Knochen des Kopfes sind Körper, welche im Vergleich zur Wellenlänge der tiefen und mittleren Töne geringe Dimensionen aufweisen. Es ließe sich daher ein Mittönen von ihnen erwarten. Halte ich eine Stimmgabel von einem Beobachter so weit ab, daß der Ton derselben gerade für ihn verklungen ist, so wird sie ihm wieder wahrnehmbar, wenn ich meine Stirn nahe an die Gabel bringe.

In gleicher Weise wie der Knochen tönt auch der Knorpel mit bei Schallreizen, welche ihm durch die Luft zugehen. Nimmt man z. B. die Ohrmuschel eines Schweines und nähert der konvexen Seite die tönende Stimmgabel, so tritt eine Tonverstärkung auf. Auch an der menschlichen Ohrmuschel läßt sich die Klangverstärkung nachweisen. Wird eine Stimmgabel an der Hinterhauptsgegend einer Versuchsperson gehalten, bis für den Untersucher der Ton verklungen ist, so tritt er wieder auf, sobald die Stimmgabel in die Nähe der Rückseite der Ohrmuschel geführt wird. Danach tönt der Knorpel leichter und länger mit als der Knochen. Diese Tatsache ergibt sich auch aus einem Versuche, welcher von Vohsen[1]) angegeben ist. Ließ er den Stiel einer auf seinen Warzenfortsatz gestellten Stimmgabel dort verklingen, so wurde ihm der Ton wieder wahrnehmbar, sobald er den Stiel so rückte, daß er Kontakt mit dem Ohrknorpel erhielt.

Die in einem der früheren Versuche verwendeten, aneinander gelagerten Hölzer stellen eine Platte dar. Es fragt sich nun, ob die an dieser Vorrichtung gewonnenen Resultate auch durch eine homogene Platte erzielt werden. Ich nehme eine Glasplatte von 10 : 13 cm Ausdehnung und 2 mm Stärke. Halte ich die Stimmgabel der Mittellinie dieser Platte gegenüber, so erfolgt nur eine

---

[1]) Verh. d. Deutsch. otol. Gesellschaft 1904. S. 80.

minimale Tonverstärkung. Dieselbe wird immer merklicher, je mehr ich mit der Stimmgabel an das Ende der Platte rücke. Wir haben also an den kurzen Endseiten der Platte je ein akustisches Maximum zu verzeichnen, das sind Stellen, von denen aus die stärkste Klangwirkung bei Erregung durch eine Schallquelle erzielt werden kann. Das Verhalten von Platten beansprucht ein Interesse, weil die Übertragung der Schallvibrationen auf die Labyrinthflüssigkeit durch eine Platte, die Steigbügelplatte, erfolgt. Die Vibrationen werden der Stapesplatte allerdings durch Schwingungen fester Körper (Gehörknöchelchen) zugeführt. Wenn man eine Platte, welche in Länge und Breite das Verhältnis der Steigbügelplatte aufweist, schwebend aufhängt (ich benutzte dazu eine Anzahl Darmsaiten) und nun mit dem Stiel einer Stimmgabel abtastet, so findet man, daß die Tonverstärkung nicht von allen Stellen die gleiche ist. Gewisse Punkte zeichnen sich durch stärkere Tongebung aus. Besonders deutlich treten die Unterschiede auf, wenn die Stimmgabel schwächer schwingt. Es findet sich nun für die meisten Stimmgabeln in der Nähe des Randes der kurzen Seiten der Mittellinie entsprechend je ein solcher Punkt $\boxed{\cdot\ \cdot\ \cdot}$ und in der Gegend des Mittelpunktes der Platte ebenfalls. Es scheint demnach verständlich, daß die Fußplatte durch zwei auf akustisch günstige Punkte inserierende Schenkel in Vibration versetzt wird.

Das Verhalten flüssiger Medien ist im großen ganzen das gleiche wie das fester. Wir wählen als Versuchskörper Wasser. Wasser ist ein Körper, welcher sehr gut tönt. Das Plätschern der Wellen, das Rieseln der Quellen, der fallende Tropfen und anderes mehr zeigen die Fähigkeit des Wassers, Töne zu bilden, zur Genüge. Töne im Wasser wurden erzeugt von Craignard de Latour mittels der Sirene, von Wertheim mittels Orgelpfeifen und neuerdings von Hensen[1]), der mit einem von ihm konstruierten und Membranpfeife genannten Apparate durch bestimmte Bewegungen des Wassers laute Töne hervorrufen konnte.

Bringe ich ein mit Wasser gefülltes Gummisäckchen (Fingerling) in gleicher Weise wie vorher den festen Stab in die Nähe

---

[1]) Über die akustische Bewegung in dem Labyrinthwasser. Münch. med. Wochenschr. 1899, No. 4.

der schwingenden Stimmgabelzinken, so erfolgt eine Tonverstärkung. Wir nehmen auch hier aus den gleichen Gründen ein Mittönen in der gleichen Weise wie vorher an. Auch durch Vibration fester Körper ist Wasser leicht zum Mittönen zu veranlassen. Setzen wir den Stiel einer tönenden Stimmgabel auf eine runde Glasplatte, so wird der Ton stärker. Berühren wir nun mit der durch Stimmgabel armierten Platte die Oberfläche eines Wasserspiegels in einem Behälter, so erfolgt eine äußerst starke Tonentwicklung. Das Gleiche erreiche ich, wenn ich die hölzerne Nachbildung eines Steigbügels (Platte und Schenkel) anwende. Wenn ich die Wassermasse mit einem Auskultationsschlauch behorche, dessen freies Auskultationsende ein durch eine gespannte Membran verschlossenes Glasröhrchen trägt, das nicht armierte Ohr verschließe, so wird deutlich der Ton vernehmbar. Es ist also die Wassermasse, welche tönt. Hänge ich eine Platte schwebend auf, so daß ihre Unterseite die Wasserfläche berührt und taste mit dem Stimmgabestiel, so kommen die gleichen Resultate zutage wie bei der in Luft aufgehängten, noch deutlicher, wenn ich das Wasser bei diesem Versuch in der oben angegebenen Weise auskultiere.

Wenn ich das Steigbügelmodell oder die Glasplatte auf eine große Wasserfläche (Badewanne) setze und mit dem Stimmgabelstiel errege, so fällt die Tonverstärkung nur gering aus im Vergleich zu derjenigen, welche sich auf einer kleinen Wasserfläche erzielen läßt. Wir haben hier das gleiche Ergebnis zu verzeichnen wie bei den Versuchen mit festen Körpern, daß Körper von kleinen Dimensionen eine erhebliche Tonverstärkung erzeugen, solche von großen eine unerhebliche. Auf wie geringe Schallimpulse hin eine Wassermasse noch mittönt, konnte mit der auf der Wasserfläche ruhenden Holzplatte sehr schön bewiesen werden. Wurde der Stiel einer Stimmgabel, deren Ton vom Stiel und von den Zinken dicht vor dem Ohr des Beobachters bereits abgeklungen war, auf die Platte gesetzt und das Wasser mit dem Auskultationsschlauch belauscht, so trat der Ton wieder auf eine Reihe von Sekunden in Erscheinung.

Eingangs hatten wir darauf hingewiesen, daß der Schall, der aëral durch Gehörgang und Paukenhöhle eintritt, in die

Flüssigkeitskammer des Labyrinthes auf drei Wegen gelangen kann, durch das runde Fenster, durch das ovale Fenster und durch die Knochenwand zwischen Mittelohr und Labyrinth. Daß und wie auf dem Wege des ovalen Fensters der Übergang der Schallwellen erfolgen kann, lehrt das Experiment mit dem Steigbügelmodell. Wenn wir uns nun den Stiel der auf den Schenkeln des Modells stehenden Stimmgabel nicht gerade, sondern gebogen dächten, diesen Bogen aus zwei Hälften bestehend, wenn wir uns ferner statt der Stimmgabelzinken ein System von radiär verlaufenden gespannten Saiten dächten, welche von einem zentralen Punkte oder vielmehr von einer zentral gelegenen Linie in einen peripheren Ring verliefen, so hätten wir eine Vorrichtung, die einige Ähnlichkeit mit der Anordnung der Gehörknöchelchenkette im Mittelohr besäßen. Von der zentral gelegenen Linie (Hammergriff und kurzem Fortsatz) streben radiäre Fasern nach der Peripherie (Annulus tympanicus). Daß diese Fasern zu einer Membran durch entsprechende Ringfasern und andere histologische Elemente verwebt sind, tut ihrer dynamischen Wirkung, Tonbildner zu sein, auf Schalleinwirkungen entsprechend mitzutönen, keinen Abbruch. Und tönen sie, so muß auch ebenso wie der Stiel der Stimmgabel beim Zinkenanschlag die Gehörknöchelchenkette mittönen. Die Bewegung pflanzt sich auf die Stapesplatte fort und diejenige der Platte auf das Labyrinthwasser.

Aber auch durch das runde Fenster ist ein Mittönen des Labyrinthwassers erreichbar, wie der mit Wasser gefüllte Gummisack des Experimentes dartut. Es läßt sich jedoch dies noch anders beweisen. Ein kugeliges Gefäß (50 ccm) trägt am unteren und oberen Pole eine Öffnung, von denen die untere mit einer gespannten Membran verschlossen wird. Fülle ich das Gefäß mit Wasser, auskultiere mit meinem dazu angegebenen Schlauch das Wasser, während vor der Membran eine Stimmgabel schwingt, so ist bei Abschluß des nicht auskultierenden Ohres ein lauter Ton im auskultierenden Ohr zu hören. Nehme ich ein Gefäß, das nur eine obere Öffnung besitzt, lasse vor dem Boden eine Stimmgabel schwingen, während die übrigen Versuchsanordnungen (Auskultation des Wassers mit dem Hörschlauch, Verschluß des freien Ohres) die gleichen bleiben, so tritt auch hier der Ton gut wahrnehmbar auf.

Hiernach muß die Möglichkeit zugegeben werden, daß auf allen drei Wegen von dem Luftstollen (Gehörgang Paukenhöhle) aus die Flüssigkeit der Labyrinthhöhle erregt werden kann und wahrscheinlich auch erregt wird. Welcher Weg die stärkste Wirkung erzielt, der hauptsächlichste und vorwiegend begangenste ist, soll hier nicht erörtert werden. Jeder hat namhafte Vertreter gefunden, welche ihn für den hauptsächlichsten resp. ausschließlichen erklären, den die Schallstrahlen wählen.

Auf Grund der im Vorstehenden ausgeführten Experimente müssen wir annehmen, daß feste und flüssige Körper von verhältnismäßig geringen Dimensionen bei Schalleinwirkungen mittönen, daß sie Resonatoren werden. Die für den Aufbau des Gehörorgans in Frage kommenden Körper, Knochen, Knorpel, Labyrinthwasser, unterliegen diesem Gesetz des Mittönens. Es muß daher bei einer Analyse des physiologischen Höraktes dieser Tatsache mehr Rechnung getragen werden, als es bis heutigen Tages geschieht.

B. HEINE.

Zur Kenntnis der subduralen Eiterungen.

Aus der kgl. Universitäts-Ohrenklinik Berlin (Direktor: Geh. Med.-Rat Prof. A. Lucae).

Zu den selteneren otitischen intrakraniellen Komplikationen
gehören die Eiterungen, die ihren Sitz zwischen Dura und weichen
Hirnhäuten haben, ohne die letzteren zu durchbrechen: die intra-
meningealen oder subduralen Eiterungen. Die von Körner[1] zitierten
und zum Teil ausführlich beschriebenen Fälle von Macewen, Jansen, Lucae, Ceci, Leiszynski, Milburg, Lehr, Delstanche,
Meier haben sich nur um wenige vermehrt.

Suckstorff-Henrici[2] berichten aus der Körnerschen Klinik
über einen Fall von chronischer Mittelohreiterung mit großem Extraduralabszeß in der mittleren Schädelgrube und nekrotischer Zerstörung der Dura, in dem es zu einer arachnoidealen und stellenweise auch subduralen Eiterung von eigentümlich versprengter
Lokalisation gekommen war.

Manasse[3] erwähnt kurz in einer Arbeit über die operative
Behandlung der otitischen Meningitis eine Beobachtung von subduralem Abszeß in der hinteren Schädelgrube. Es wurde durch
Punktion und Einschnitt in die Dura aus dem Meningealsack
reichlich dicker Eiter entleert; bei der Autopsie fand sich weder
Hirnabszeß noch Meningitis. Ferner ist von mir[4] aus der Lucaeschen Klinik ein geheilter Fall von zirkumskripter Gangrän der
Dura und subduralem Abszeß in der hinteren Schädelgrube infolge
chronischer Mittelohreiterung beschrieben worden.

<hr>

[1] Körner, Die otitischen Erkrankungen des Hirns etc. 3. Aufl. 1902.
[2] Z. f. O., Bd. 44, S. 161.
[3] Zeitschrift für klin. Medizin, 55. Bd.
[4] Deutsch. med. Wochenschrift 1903, No. 40.

Das seltene Vorkommen der subduralen Eiterung hat hauptsächlich, wie Körner wohl mit Recht annimmt, seinen Grund darin, daß eine Eiterung nicht lange auf den Subduralraum beschränkt bleibt, sondern bald in den Arachnoidealraum einbricht und zu einer Leptomeningitis führt. Vielleicht ist auch dieser oder jener Fall als zirkumskripte Meningitis angesehen und beschrieben worden, wenn sich auch nach Manasse[1]) schon aus der Beschaffenheit des Eiters die Differentialdiagnose stellen läßt: ist die entleerte Flüssigkeit dickflüssig gelb und undurchsichtig, so spricht das mehr für einen subduralen Abszeß, ist sie dagegen nur stark getrübt, serös, so handelt es sich jedenfalls um eine richtige eitrige Meningitis.

Daß auch wohl ein subduraler Abszeß für einen Hirnabszeß gehalten werden kann und vielleicht auch manchmal dafür gehalten worden ist, darauf werde ich später zurückkommen.

Im folgenden möchte ich über zwei Fälle von subduraler Eiterung berichten, die wir an der Lucaeschen Klinik zu beobachten Gelegenheit hatten.

Fall I. Heinrich Brocke[2]), 35 Jahre alt, Arbeiter, litt seit seinem 16. Lebensjahr an einer linksseitigen Mittelohreiterung infolge Verletzung durch einen Strohhalm. Nachdem ihm im Jahre 1902 Polypen aus dem linken Ohre entfernt waren, erkrankte er Mitte Oktober 1903 mit Schmerzen, Fieber und Erbrechen. Er blieb acht Tage zu Hause, dann arbeitete er wieder bis 10. November, wo eine Verschlimmerung auftrat: Fieber bis 40 Grad mit Schüttelfrösten am 13., 14. und 15. November, Kopfschmerzen und Benommenheit.

Bei der Aufnahme am 16. November v. Js. machte der Patient einen schwerkranken Eindruck. Temperatur 37,4, Puls 80, keine Nackensteifigkeit, kein Schwindel. Ausgeprägte amnestische Aphasie: Patient kann die meisten vorgehaltenen Gegenstände nicht richtig benennen, die Namen einzelner aber auch nicht nachsprechen, wenn sie ihm vorgesagt wurden.

---

[1]) l. c.

[2]) Der Patient wurde in der Sitzung der Berliner otolog. Gesellschaft am 8. XI. 1904 vorgestellt.

Der linke Warzenfortsatz ist nicht druckempfindlich, der Gehörgang vollkommen verengt und in der Tiefe durch Granulationen verlegt. Rechte Pupille hyperämisch, aber keine Stauungserscheinungen.

Bald nach der Aufnahme Operation: Schon während der Patient auf dem Operationstisch vorbereitet wird, entleert sich aus dem Gehörgang eine Menge stinkenden Eiters. Im Warzenfortsatz und im Antrum nur spärlich Granulationen, ebenso in der Pauke. Der Amboß fehlt. Im Tegmen tympani eine Fistel. Nach dem Abtragen des Tegmen tympani et antri wird ein ausgedehnter extraduraler Abszeß freigelegt. Dura infiltriert, gelblich verfärbt und $^{1}/_{2}$ cm von dem Knochen abgedrängt. Sie rückt auch nach Entleerung des Eiters nicht nach. Weitere Freilegung der Dura nach vorn durch Abtragung der Wurzel des Jochbogens und des angrenzenden Teils der Schuppe. Eine Verklebung der Dura mit dieser vorn reißt beim Tupfen ein, und es wird ein etwa bohnengroßer subduraler Abszeß eröffnet, aus dem sich dickflüssiger Eiter entleert. — Beim Auskratzen des Antrums wird der Wulst des horizontalen Bogenganges als Sequester entfernt; die beiden Lumina sind mit Granulationen gefüllt. Nach der Operation ging die Aphasie nur wenig zurück; daher wurde am nächsten Tage der Schläfenlappen nach verschiedenen Richtungen punktiert, ohne daß ein Eiterherd gefunden wurde.

Eine reichliche stinkende Eiterung bestand noch längere Zeit fort. Mehrmals wurden nekrotische Durafetzen entfernt, einmal einer von der Größe eines Talerstücks. Die amnestische Aphasie ging nur langsam zurück und war bald mehr, bald weniger ausgeprägt, ohne daß Retention des Sekrets bestand. Erst am 8. XII. war sie gänzlich verschwunden. In der ersten Zeit der Nachbehandlung bestand auch Herabsetzung der Sensibilität auf der linken Seite; der Druck der rechten Hand war schwächer wie der der linken; einmal traten Zuckungen im ganzen Körper auf. Die Wundhöhle verengerte sich allmählich zu einem Kanal, der von dem oberen Ansatz der Ohrmuschel 5—6 cm nach vorn reichte, und aus dem bald mehr, bald weniger Eiter unter Pulsation abgesondert wurde.

Am 15. II. nochmals breite Spaltung nach vorn und Auskratzen der matschigen Granulationen. Danach wurde die Eiterung zwar geringer, es trat auch mehrere Male ein Verschluß der Fistel ein, aber immer wieder brach der Eiter, der jetzt ganz geruchlos war, durch.

Deswegen am 27. V. 1904 dritte Operation: Da mir in der letzten Zeit aufgefallen war, daß der Eiter nicht mehr von vorn, sondern von hinten oben nachsickerte, bogenförmiger Hautschnitt nach hinten oben und Zurückklappen des Lappens. Nach Abtragen des Knochens wird über dem hinteren Teile des Schläfenlappens ein über fünfmarkstückgroßer extraduraler Herd freigelegt. Es fand sich wenig Eiter, aber massenhaft matschige Granulationen. Die Dura war schwartenartig verdickt. Anfang August konnte der Patient endlich geheilt entlassen werden.

Epikrise: Im Verlauf einer seit 20 Jahren bestehenden linksseitigen chronischen Mittelohreiterung sehen wir Symptome einer schweren intrakraniellen Komplikation sich einstellen.. Welcher Art dieselbe war, schien nach dem Befunde nicht schwer zu bestimmen zu sein: der Patient hatte eine deutlich ausgesprochene amnestische Aphasie, wir glaubten also das Recht zu haben, einen linksseitigen Schläfenlappenabszeß annehmen zu dürfen. Vielleicht war derselbe mit einer Sinusthrombose oder auch mit einer Meningitis kompliziert, dafür konnte das Fieber mit den Schüttelfrösten sprechen, das übrigens nicht bei uns, sondern während der Kranke sich noch zu Hause befand, beobachtet wurde. Wir stehen, gerade was die Schüttelfröste anbetrifft, den Angaben der Patienten oder ihrer Angehörigen immer etwas skeptisch gegenüber. Bei der Neigung Kranker, zu übertreiben, wird häufig Frösteln und Frieren, wie es manche Menschen auch bei leichterem Fieber schon haben, mit Schüttelfrost verwechselt. Bei der Aufnahme hatte der Patient jedenfalls nur leicht erhöhte Temperatur (37,4).

Von der Lumbalpunktion nahmen wir zunächst Abstand. Wir machen jetzt dieselbe sofort nur dann, wenn alle Symptome für eine eitrige Meningitis sprechen, also zur Bestätigung der Diagnose, — nach der Operation dagegen in denjenigen Fällen, in denen der Befund bei derselben uns für die bestehenden Symptome keine genügende Erklärung geben konnte.

Der massenhafte Abfluß von stinkendem Eiter aus dem Gehörgang im Beginn der Operation und das Nachsickern desselben aus

einer Fistel im Tegmen schienen anfangs unsere Annahme, daß es
sich um einen Schläfenlappenabszeß handele, zu bestätigen. Wir
hatten dasselbe schon einmal bei einem ausgedehnten Hirnabszeß
beobachtet, der später nach außen perforiert war. Wir fanden aber
nur einen großen Extraduralabszeß, der sicher schon lange bestand.
Dafür sprach das starre Verhalten der Dura, die vom Knochen
$^1/_2$ cm weit abstand und sich ihm auch nach Entleerung des Eiters
nicht wieder anlegte. Da die Möglichkeit sehr nahe lag, daß dieser
Abszeß, sei es durch Druck, sei es auf anderem Wege, wie wir
gleich sehen werden, das für den linken Schläfenlappen charakteristische Ausfallssymptom ausgelöst hatte, so standen wir zunächst
von einer weiteren Exploration des Hirns ab, um dieses nicht durch
vielleicht unnötige und überflüssige Manipulationen von der erkrankten Dura aus zu infizieren. Da die amnestische Aphasie am
nächsten Tage sich kaum geändert hatte, so hielten wir uns jetzt
für berechtigt, den Schläfenlappen zu punktieren; wie wir sahen,
mit negativem Erfolg.

Die Aphasie ging nur ganz allmählich zurück, erst nach
4 Wochen war auch die letzte Spur von ihr verschwunden.

Die Nachbehandlung zog sich sehr lange hin. Schuld daran
war der weiter nach hinten gelegene extradurale Herd, der bei der
ersten Operation nicht aufgedeckt und freigelegt war. Daß er zu
dieser Zeit schon bestand, muß man nach der schwartenartigen
Verdickung der Dura annehmen. Ferner wurde die starke Eiterung aus der Wunde noch lange dadurch unterhalten, daß sich
die nekrotische Dura nur langsam abstieß. Dagegen ist man
meiner Ansicht nach machtlos. Denn abgesehen davon, daß es
nicht immer, wenigstens beim Kleinhirn nicht, gelingen wird, die
Dura bis an die Grenze der erkrankten Partie freizulegen, halte
ich es auch für ein gefährliches Beginnen, sie zu exzidieren. Ohne
Eröffnung des Subarachnoidealraums und Verletzung des Hirns
wird dies nicht ausgeführt werden können, es kann also leicht
zu einer diffusen eitrigen Meningitis kommen.

Wie haben wir uns nun das Zustandekommen der amnesti-
schen Aphasie zu erklären? Der Druck, den der allerdings schon
lange bestehende große extradurale oder gar der kleine subdurale
Abszeß auf den Schläfenlappen ausübte, reicht dazu nicht aus.

Sonst würden wir dies Symptom bei extraduralen Abszessen in der linken mittleren Schädelgrube öfter beobachten können, es ist aber doch recht selten. Es müssen also noch andere Momente mitsprechen. Mir scheint eine Erklärung, die Merkens bei einem ähnlichen Fall gibt: amnestische Aphasie bei linksseitiger akuter Mittelohreiterung mit zirkumskripter Erkrankung der Dura des Schläfenlappens, — und die Körner[1]) in seinem Buche wörtlich zitiert, sehr plausibel zu sein: Merkens meint, daß sich ähnlich wie bei einem Furunkel infolge der dem Eiterherd entstammenden Toxine ein kollaterales Ödem, — von einer eitrigen Mittelohrentzündung aus, besonders wenn der Prozeß bis an die Dura heranreicht, eine umschriebene toxische seröse Meningitis und Encephalitis entwickeln könne. Auf die erste Erkrankung lassen sich dann leicht die Allgemeinsymptome: das Fieber, ferner die Kopfschmerzen, das Erbrechen zurückführen, während die Encephalitis für die lokalen Ausfallserscheinungen — im Merkensschen und in unserem Fall die Schädigung des sensorischen Sprachzentrums — verantwortlich zu machen wären. Die Encephalitis bleibt mehr oder weniger umschrieben; je nach ihrer Ausdehnung kann sie auch andere Bezirke des Hirns in Mitleidenschaft ziehen, in unserm Fall hat sie auch noch eine leichte motorische Aphasie verursacht. Wer in erster Linie die Basis für Entwicklung dieser toxischen Meningoencephalitis bei unserm Patienten abgegeben hat, ob der extradurale, ob der subdurale Abszeß, läßt sich natürlich nicht entscheiden. Dagegen ist wohl kein Zweifel, daß die Erkrankung der Dura selbst an dem langsamen Zurückgehen der Encephalitis Schuld trägt. Die gangränösen Partien stießen sich nur allmählich ab, und demgemäß bildete sich auch die amnestische Aphasie langsamer zurück, als wir es sonst bei Hirnabszessen gewöhnt sind.

Daß wir es übrigens in unserm Falle wirklich mit einem subduralen Abszeß, nicht mit einer zirkumskripten Meningitis zu tun hatten, dafür spricht wieder die dickflüssige Beschaffenheit des Eiters.

Fall II. Rudolf Groß, 33 J. alt, Schneider, hat angeblich seit Jahren Ausfluß aus dem rechten Ohr. Vor 14 Tagen hat er

---

[1]) l. c. S. 66 u. ff.

sich erkältet; seitdem ist die Sekretion stärker und zugleich übel-riechend geworden, was sie bis dahin nicht gewesen sein soll. Zu gleicher Zeit traten Schmerzen in der Stirn und im rechten Warzen-fortsatz auf. Vor 4 Tagen zeigte sich angeblich Doppelsehen; das Gehör wurde schlechter. Von Anfang an bestanden Fieber, Frösteln und Schweiße. Kein Schüttelfrost, kein Erbrechen. Seit 9. III. 1905 Unruhe und Benommenheit, Schmerzen und Steifigkeit im Nacken.

Befund bei der Aufnahme am 10. III. 05: Patient, ein sehr kräftig gebauter, großer Mann, ist leicht verwirrt, doch gibt er nach längerem Besinnen richtige Antworten und benennt vorge-haltene Gegenstände richtig. Absolute Nackensteifigkeit.

Rechter Warzenfortsatz druckempfindlich, Weichteile nicht geschwollen. Gehörgang weit, am oberen Pol des Trommelfells eine Granulation, neben der etwas fötider Eiter hervorsickert; in der unteren Trommelfellhälfte eine Narbe. — Am linken Trommelfell eine große zentrale Narbe und vorn eine Verkalkung.

Gehörprüfung: L. Fl. (1, 10, 20, Anna.) R. scharfe Fl. am Ohr (17,8).

Stimmgabelprüfung wegen der leichten Benommenheit nicht ausführbar.

Pupillen gleichweit und regelrecht reagierend. Sehachsen gleichstehend. Ob Doppelsehen besteht, läßt sich nicht mit Sicher-heit feststellen. Augenhintergrund normal. Temperatur 40,5, Puls 90, klein, weich.

Bald nach der Aufnahme Operation: Nach dem ersten Meißel-schlage dicht an der hinteren Gehörgangswand kommt Cholestea-tom zum Vorschein, bald darauf wird der gesund aussehende Sinus freigelegt. Die hintere knöcherne Gehörgangswand ist fast voll-kommen zerstört, die Radikaloperation also schon von der Natur ausgeführt. Der Facialis liegt unterhalb seines Knies an der hinteren Paukenwand auf eine kleine Strecke frei.

In der Gegend des hinteren vertikalen Bogengangs gräbt sich eine Granulation tief in den Knochen ein. Es wird ihr nach-gegangen und die hintere Schädelgrube eröffnet. Die Dura scheint hier adhärent gewesen zu sein; sie zeigt einen kleinen, 2 mm langen Schlitz, aus dem anscheinend klarer Liquor kommt.

Der Sinus, der vom obern Knie nach unten noch 2 Finger breit freigelegt wird, sieht normal aus. Der Knochen am Tegmen antri et tympani nicht verfärbt, eine Fistel nicht sichtbar. Die Plastik wird aufgeschoben.

Nach der Operation Lumbalpunktion, die fast klare Flüssigkeit ergibt, in der nur wenig vermehrte Eiterkörperchen sich finden, und weder tinktoriell noch kulturell Bakterien nachweisbar sind.

11. III. Leichte Facialisparese rechts. Die Verwirrtheit hält an. Temp. 37,7—38,3, Puls 88.

12. III. Unruhe und Jaktation. Antworten verworren. Ausgesprochene Nackensteifigkeit. Facialisparese unverändert. Temp. 38,4—37,6, Puls 84.

13. III. Stat. id. Augenhintergrund normal. Temp. 38,3 bis 37,7, Puls 84. Verbandwechsel: die Wunde sieht gut aus, nirgends Eiter.

14. III. Befund unverändert. Temp. 38,0—39,2, Puls 80.

Operation: Weitere Freilegung der Kleinhirndura. Punktion des Kleinhirns negativ, ebenso die des Sinus.

Lumbalpunktion: Liquor cerebrospinalis klar, enthält keine Bakterien.

Am Abend treten mehrfach klonische Krämpfe der Extremitäten auf, die Somnolenz nimmt zu.

15. III. Absolute Somnolenz. Temp. 38,7—37,7, Puls 80.

16. III. Morgentemperatur 40,5. Vormittags 9¼ Uhr Exitus.

17. III. Obduktion: Im Sinus longitudinalis flüssiges Blut. Bei Inzision der Dura der rechten Hemisphäre fließen mehrere Eßlöffel rahmigen fötiden Eiters ab. Die Dura ist hier an ihrer Innenfläche mit fibrinös-eitrigen Schwarten bedeckt, ebenso zum Teil die Konvexität der rechten Hemisphäre. Die Oberfläche derselben weist an 3 Stellen: an der Basis des Schläfenlappens, in der hinteren Gegend des Hinterhaupts und am Stirnlappen tiefe walnuß- bis kleinapfelgroße Impressionen auf, die untereinander durch flach eingedrückte, mehr oder weniger breite Eiterstreifen verbunden sind. Es sieht aus, als ob sich in der Hirnrinde tiefe Ulzerationen gebildet hätten. Wenn man aber mit dem Messer den eitrigen Belag abkratzt, der stellenweise, besonders am Schläfen-

lappen, wie eine pyogene Membran aussieht, kommt die normale durchsichtige Pia zum Vorschein. Auch an der Basis der rechten mittleren Schädelgrube finden sich zwischen Dura und Pia freier Eiter und fibrinöse Beschläge auf beiden Hirnhäuten. Die linke Hemisphäre ist ganz frei. Die Hirnsubstanz selbst ist hyperämisch, die Seitenventrikel enthalten ca. $^{1}/_{2}$ Teelöffel klare Flüssigkeit. Die Sinus sind frei.

Felsenbein: Etwas medianwärts vom Tegmen antri findet sich eine halblinsengroße Dehiszenz im Knochen, der nicht verfärbt ist. Dieser entspricht eine viereckige mit Granulationen ausgefüllte Perforation in der Dura.

Auf die Eröffnung der übrigen Körperhöhlen muß aus äußeren Gründen verzichtet werden.

Epikrise: In diesem Falle handelte es sich um ein ausgedehntes Cholesteatom, das den ganzen Warzenfortsatz ausgehöhlt und sogar die hintere Gehörgangswand zum größten Teil zerstört hatte. Die Schädelgruben hatte es, soweit dies sich bei der Operation feststellen ließ, nicht eröffnet; nur in die hintere führt ein Granulationsherd, der mich veranlaßte, das Kleinhirn an einer umschriebenen Stelle freizulegen. Hier schien mir auch die Dura adhärent zu sein. Das Tegmen tympani et antri war vollkommen intakt, der Knochen nicht verfärbt, also hatte ich auch keine Veranlassung, die mittlere Schädelgrube zu eröffnen.

Das Fieber fiel nach der ersten Operation ab und hielt sich in den nächsten Tagen auf mäßiger Höhe. Dagegen besserte sich das Allgemeinbefinden des Kranken nicht; die Unruhe und Verwirrtheit nahmen zu, es entwickelte sich absolute Nackenstarre. Ich entschloß mich zur Punktion des Kleinhirns, da ich bei der ersten Operation nur an dieser Stelle ein Fortschreiten der Erkrankung in das Schädelinnere gefunden hatte. Auch den Sinus punktierte ich, um, wie ich glaubte, damit alle Eventualitäten auszuschließen. An eine Erkrankung des Schläfenlappens dachte ich gar nicht, denn kein Symptom wies darauf hin, der Knochen des Bodens der mittleren Schädelgrube war gesund. Nach dem negativen Ausfall der Kleinhirnpunktion glaubte ich es trotz des Befundes bei der Lumbalpunktion doch mit einer Meningitis zu tun zu haben. In dieser Annahme bestärkte mich die Temperatur, die

am 5. Tage wieder über 39° anstieg, und die charakteristische Unruhe und Benommenheit des Patienten in Verbindung mit der
zunehmenden Nackensteifigkeit. Um so mehr wurden wir durch
den Befund bei der Autopsie überrascht. Als nach der Inzision
der Dura der rechten Hemisphäre massenhaft rahmiger Eiter ab-
floß, glaubten wir anfangs, daß im Schläfenlappen sich ein Abszeß befände, der an die Oberfläche durchgebrochen sei. Dann
hatten wir das Bild einer Oberflächeneiterung, die tief in die
Rinde des Hirns eingedrungen war. Erst die genauere Untersuchung zeigte, daß der Eiter überall außerhalb der Pia lag, und
daß tiefe Impressionen mit teilweise scharfen Rändern Ulzerationen
vortäuschten. Nach Abschaben des eitrigen Belages kam überall
normale Pia zum Vorschein, wie es in der Abbildung die
Partie b zeigt.

Ihren Ausgang hat die Eiterung von der Basis des
Schläfenlappens genommen (a). Der Herd hier ist tief in die
Hirnsubstanz eingegraben und mit einer deutlichen pyogenen
Membran ausgekleidet. Wenn man dies Bild sieht, hält man eine
Verwechslung eines subduralen Abszesses mit einem oberflächlichen
Hirnabszeß in vivo wohl für möglich: nach Inzision der Dura
fließt reichlich Eiter ab und bei der Inspektion ist eine pyogene
Membran zu erkennen. Vielleicht ist das auch ein Grund für das
anscheinend so seltene Vorkommen der subduralen Abszesse.

Den Weg der Eiterung können wir genau verfolgen; die
einzelnen umschriebenen Herde sind durch mehr oder weniger
breite Eiterstraßen miteinander verbunden. Vom Schläfenlappen
schritt die Eiterung nach dem Hinterhauptslappen vor und von
da über die ganze Hemisphäre nach vorn bis zur Spitze des
Stirnlappens.

Den Übergang der Infektion vom Knochen auf die Dura hat
eine Dehiszenz im Boden der mittleren Schädelgrube vermittelt.
Daß es sich wirklich um eine solche handelte und nicht um eine
Perforation des Knochens durch den Krankheitsprozeß, daran
konnte bei genauer Besichtigung des Lochs kein Zweifel sein.
Der Knochen in der Umgebung war gesund und zeigte keine
Spur von Verfärbung; deswegen ist es auch entschuldbar, daß
die kleine Lücke bei der Operation übersehen worden ist.

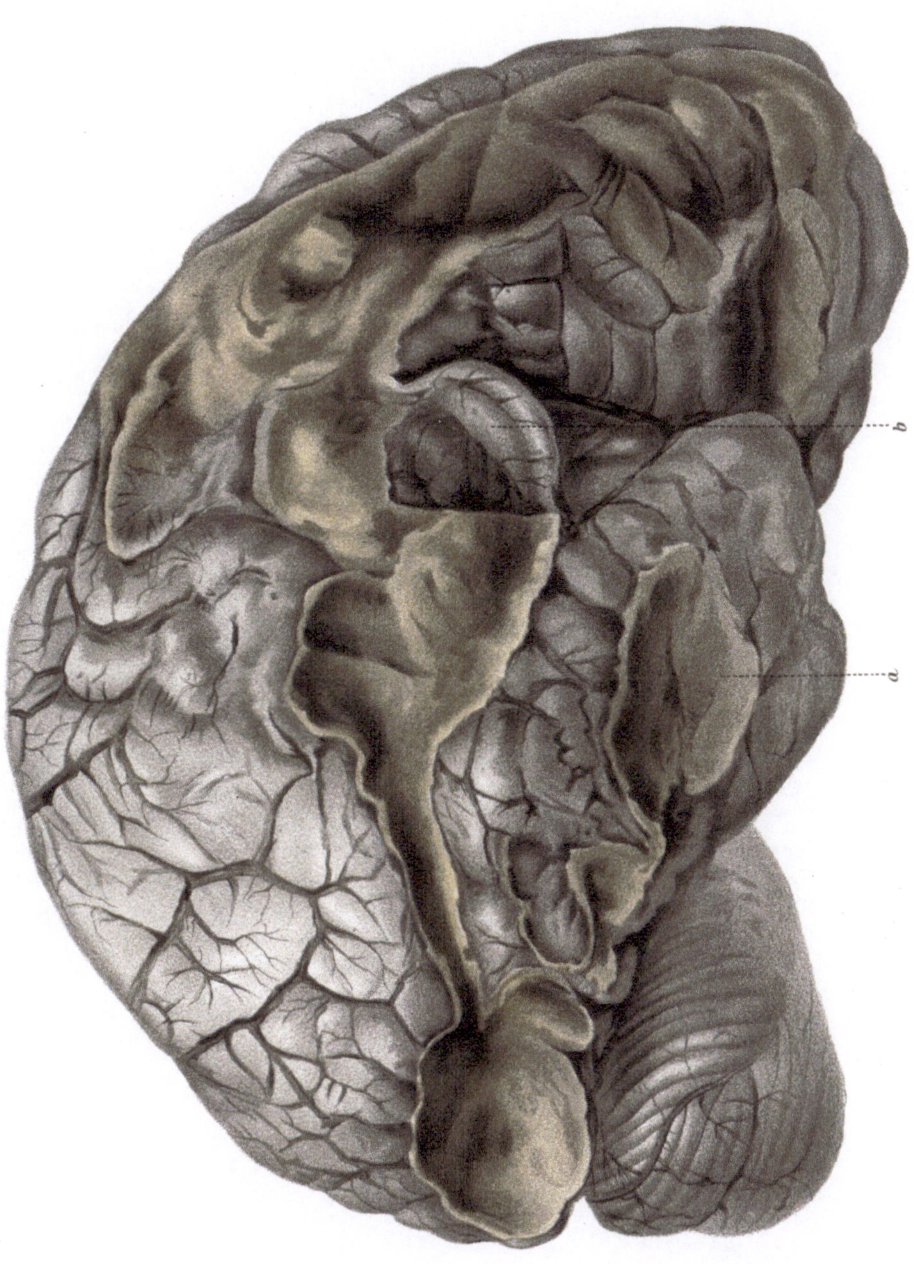
b
a

Ob der Patient durch eine Inzision der Dura bei der ersten Operation hätte gerettet werden können, erscheint mir sehr zweifelhaft. Hätte es sich nur um den Herd am Schläfenlappen gehandelt, dann wäre natürlich die Wahrscheinlichkeit dafür sehr groß. Ich glaube aber nicht, daß man dieser ausgedehnten Eiterung durch einen Schnitt in die Dura, wenn er sich auch über die Basis des ganzen Schläfenlappens erstreckte, hätte genügenden Abfluß schaffen können. Denn ganz frei zwischen Dura und den weichen Hirnhäuten hat der Eiter nicht gelegen, dagegen spricht die scharfe Abgrenzung der einzelnen Herde. Es ist vielmehr anzunehmen, daß dieselben durch Verlötung der Dura mit der Pia abgeschlossen waren. Diese kann natürlich nur sehr locker gewesen sein, so daß sie beim Abziehen der Dura ohne weiteres, und ohne sich bemerkbar zu machen, einriß. Andrerseits kann die Eiterung auch nicht erst in den letzten Tagen diese enorme Ausdehnung genommen haben; zur Bildung solcher tiefen Impressionen und zum Entstehen pyogener Membranen gehört längere Zeit.

F. GROSSMANN.

Über Mittelohreiterung bei Diabetikern.

Aus der kgl. Universitäts-Ohrenklinik Berlin (Direktor: Geh. Med.-Rat Prof. A. Lucae).

In seiner letzten, 1903 erschienenen Arbeit über unser Thema
schließt H. Eulenstein[1]) sein Resumé über die bis dahin vorliegenden 70 Fälle mit folgenden Worten: „Eine einwandsfreie
Statistik über die Häufigkeit der Mastoiditis bei Diabetikern
gegenüber der unkomplizierten Otitis media bei denselben muß
mit großen Zahlen arbeiten, um Zufälligkeiten sicher auszuschließen, und muß vor allem bei der Beurteilung des Zustandekommens der Erkrankung Rücksicht nehmen auf die individuelle
lokale Disposition."

Es scheint mir daher nicht unangebracht, das einschlägige
Material unserer Klinik zu publizieren, zumal dasselbe nicht bloß
durch Vermehrung der Kasuistik, sondern noch in manch anderer
Hinsicht bemerkenswert ist.

Es handelt sich um zehn Fälle, die ich zunächst in chrono-
logischer Reihenfolge bringen will, um erst später einige Bemerkungen daran zu knüpfen.

Fall I. Karl K., 13jähriger Schüler. Aufgenommen am
28. X. 1885. Patient, der früher ganz gesund war, erhielt Mitte
August einen Stoß gegen den Hinterkopf. Bald nach der Verletzung klagte er über Mattigkeit, großen Durst, und gleichzeitig
bemerkten die Angehörigen, daß er schnell abmagerte, obwohl er
abnorme Quantitäten Nahrung zu sich nahm. Nach erfolgloser
14tägiger Behandlung durch einen Homöopathen (an einem angeblichen Magenleiden) konstatierte ein praktischer Arzt Diabetes

---

[1]) Über die Mastoiditis bei Diabetikern. Ztschr. f. Ohrenheilk., Bd. 42,
S. 263, 1903.

mellitus. Der damalige Zuckergehalt von angeblich 9 % fiel in vier Wochen auf 6 %.

Vor fünf Wochen begann ohne besondere Ursache das linke Ohr zu laufen, hörte nach einigen Tagen wieder auf, fing aber am 23. X. aufs neue an, diesmal mit Schmerzen. Vor zwei Tagen trat hinter dem Warzenfortsatz eine leichte Anschwellung auf, und kann Patient seitdem den Kopf nicht mehr bewegen. Auch der bis dahin gute Appetit verlor sich jetzt, während der Durst fortbestand.

Stark abgemagerter, bleicher Knabe, dessen sehr reichlicher, blaßgrünlicher Urin „eine große Menge" Zucker enthält. Der linke Gehörgang ist mit nicht übelriechendem Eiter gefüllt, nach dessen Ausspritzen das Trommelfell sich in großer Ausdehnung zerstört erweist. Die Paukenschleimhaut ist nur wenig geschwollen und relativ blaß. Hinter dem Processus mast. ein nach hinten beinahe bis zur Mittellinie reichender Abszeß, dessen Hautbedeckung kaum gerötet ist. Kopfbewegungen sehr schmerzhaft. Allgemeinbefinden gut. Sehr wenig Appetit. Stuhl angehalten. Kein Fieber, keine cerebralen Symptome.

Flüstersprache L.: 0,5 (Friedrich, Papagei)

R.: 9,0 „ „

31. X. Operation (in Chloroformnarkose): Inzision des Abszesses. Eine Knochenfistel wird nicht entdeckt! Tamponade mit Jodoformgaze. Abend-Temp. 37,6°.

1. XI. Befinden gut, Appetit etwas besser. Abendtemperatur 37,0°.

3. XI. Seit gestern abend allmählich zunehmende Dyspnoe, die heute Morgen so stark wird, daß Patient nur aufrecht sitzend im Bett bleiben kann. Puls sehr schwach, äußerst frequent, fadenförmig. Unter Excitantien hebt sich der Puls allmählich wieder, die Dyspnoe läßt nach. Abend-Temp. 37,5°.

4. XI. Heute wieder etwas mehr Dyspnoe; Puls sehr klein und frequent (120). Sensorium völlig benommen; beginnendes Trachealrasseln. Abends tritt vollständiger Kollaps und nach wenigen Minuten der Exitus ein.

Sektionsprotokoll: Diabetes mellitus. Caries ossis occipitis et temporalis sinistri. Thrombophlebitis sinus transversi et petrosi sinistri. Pneumonia multiplex et Pleuritis dextra metastatica.

Atrophia fusca cordis hypertrophici. Nephritis parenchymatosa recens, Hyperplasis lienis; Atrophia pancreatis; Gastritis chronica catarrhalis; Marasmus universalis.

Fall II. Eduard E., 69 jähriger Leutnant a. D. Aufgenommen 5. VIII. 91. Patient, der seit mehreren Jahren bedeutend schwerhörig ist, bekam vor acht Wochen, während einer Erkältung, Schmerzen in und hinter dem rechten Ohr. Vor drei Wochen traten heftige Schmerzen in der rechten Stirnhälfte auf, die nachts unerträglich waren.

Befund: Rechter Warzenfortsatz am Planum kaum merklich geschwollen, nicht druckempfindlich. Gehörgang weit. Trommelfell dunkelbläulich, etwas eingezogen, oberer Pol etwas eingesunken. Hammer scharf prominent; scharfe hintere Falte. Linkes Trommelfell mäßig getrübt und eingezogen.

Gehörprüfung: Links 0,1 (18, 20), rechts ad c (19). Nach Kath. bds. Status idem. Bis vor 8 Wochen will Patient rechterseits noch leidlich gut gehört haben.

Temp. 36,7 °, Puls 96, etwas unregelmäßig.

Pupillen etwas eng, doch prompt reagierend. Augenhintergrund normal. Zunge weicht eine Idee nach rechts ab. Facialis intakt. Kniephänomen fehlt. Kein Schwanken beim Stehen mit geschlossenen Augen.

Linke Hand sehr kräftig, rechte kraftlos; angeblich wegen einer am 24. I. zugezogenen Verstauchung.

6. VIII. Die Nachtruhe war schlecht, die Schmerzen haben zugenommen. Der Befund ist völlig unverändert. Der rechte Warzenfortsatz ist am Planum entschieden, wenn auch kaum merklich geschwollen. Daher

Operation (Dr. Jansen) in Chloroformnarkose: Weichteile nicht infiltriert, Knochen stark sklerotisch. Erst in $1^1/_4 - 1^1/_2$ cm Tiefe kommt man auf kaum stecknadelkopfgroße, etwas schmutzig grau gefärbte und mit sulzig geschwollener Schleimhaut ausgekleidete Hohlräume, hinter denen gleich das eine halbe Erbse große, völlig leere Antrum erscheint. Sogar die Schleimhaut scheint hier zu fehlen, da die Sonde auf den knöchernen Wandungen keine Membran fühlt. Die Knochensubstanz in der Spitze ist stark hyperämisch und erweicht.

7. VIII. Obwohl die Schmerzen viel geringer gewesen sind, hat Patient die Nacht nicht geschlafen. Puls kräftig, regelmäßig, kein Fieber. Die Zunge weicht noch etwas stärker nach rechts ab als bisher.

8. VIII. Bis Mitternacht sehr heftige Stirnkopfschmerzen wie früher.

Nach einmaligem Erbrechen verschwinden die Kopfschmerzen. Im Urin findet sich Zucker!

9. VIII. Die Kopfschmerzen halten an. Patient hat ein rechtsseitiges Kieferhöhlenempyem, das am 12. VIII. von der Fossa canina aus operiert wird. Trotzdem persistieren die heftigen Kopfschmerzen, weshalb der Kranke, nachdem er am 16. VIII. einen starken Erregungszustand durchgemacht hat, am 17. VIII. von Professor Oppenheim untersucht wird. Letzterer findet das Kniephänomen links fast ganz aufgehoben, rechts sehr abgeschwächt, die Sensibilität herabgesetzt, die rechte Zungenhälfte etwas atrophisch, den Geschmack fast ganz aufgehoben und diagnostiziert eine Neuritis im Gebiet des rechten Trigeminus auf diabetischer Basis, merkwürdigerweise kombiniert mit Hypoglossuslähmung. Auch die Kopfschmerzen führt er auf die Neuritis zurück und präzisiert das Gesamtkrankheitsbild als Polyneuritis bei Diabetes.

Patient wird deshalb am 20. VIII. in die Behandlung von Prof. Oppenheim entlassen.

Fall III. Hermann A., 63jähriger Handelsmann. Aufgenommen am 17. XI. 93. Patient, dem 1889 wegen diabetischer Gangrän das linke Bein amputiert wurde, bekam vor fünf Wochen Schmerzen im rechten Ohr, die auch nicht nachließen, als nach sechs Tagen das Ohr zu laufen begann. Vor drei Wochen soll ein Polyp extrahiert worden sein. Nach 16tägiger Behandlung in einem hiesigen Krankenhaus, wo er viel an Kopfschmerzen litt, wurde er schließlich uns überwiesen, da die Kopfschmerzen in den letzten Tagen so zunahmen, daß sie die Nachtruhe raubten.

Befund: Rechter Warzenfortsatz nicht druckempfindlich, die Haut über demselben gerötet und teigig. An der Grenze des knorpeligen und knöchernen Gehörgangs an der hinteren unteren Wand eine kleine, flache, etwas kugelige Granulation, an der

Spitze fistulös. Trommelfell leicht gerötet, mäßig geschwollen; hinten oben, nahe dem Annulus tymp., eine enge Perforation, aus der bei Valsalva reichlich Eiter quillt, Sekretion überhaupt sehr stark, ganz dickflockig. Laute Sprache am Ohr. Temp. 37,1°.

18. XI. Nacht ohne Schmerzen geschlafen. Eiterung sehr reichlich.

19. XI. Auch diese Nacht war schmerzfrei.

31. XII. Eiterung sehr gering, Gehörgang noch sehr eng. An der Durchbruchsstelle im Gehörgang und hinten oben große Granulationen. Keine Schmerzen.

26. I. 94. Patient klagt heute morgen über Husten, ist etwas kurzatmig. Temp. 36,3°. Nachmittags gegen 5 Uhr große Atemnot. Temp. 38,3°. 1½ Stunden später ist Patient bewußtlos. Puls schwach, Atmung oberflächlich, aber regelmäßig. Gegen 7 Uhr Exitus.

Sektion: Dura sehr blutreich; Arachnoides ödematös. Die Arterien der Basis an vielen Stellen atheromatös verändert. In beiden Pleuraräumen sehr große Mengen klarer seröser Flüssigkeit. Im Oberlappen beider Lungen, rechts auch im Mittellappen, zirka 4—5 haselnußgroße, subpleural gelegene Knoten. Dieselben sind teils rundlich, teils unregelmäßig geformt, aber nicht keilförmig und zeigen zum Teil verkästen, hier und da auch eitrigen Inhalt.

Leber: Derb, leicht gekörnt, cirrhotisch.

Herz: Ohne Besonderheiten.

Von einer Sektion des Schläfenbeins ist nichts notiert.

Fall IV. Robert St., 57jähriger Tischler. Aufgenommen am 10. VIII. 98. Patient, der aus gesunder Familie stammt, hat die Kinderkrankheiten und „ein Nervenfieber" gehabt, ist einmal vier Wochen ikterisch, sonst aber nie ernstlich krank gewesen. Vor etwa vier Monaten bekam er während einer Erkältung Schmerzen, Sausen und Hitze im rechten Ohr, und nach einigen Tagen begann letzteres zu laufen. Die Eiterung hörte jedoch nach einigen Wochen wieder völlig auf, Sausen und Schmerzen blieben aber bestehen, weshalb Patient seit etwa 7—8 Wochen täglich von seinem Kassenarzt katheterisiert wird. Seit fünf Wochen trat eine allmählich immer stärker werdende Anschwellung hinter dem Ohr auf, weshalb der Kranke der Klinik überwiesen wird.

Vor acht Tagen wurde gelegentlich einer genauen Allgemein-Untersuchung Zuckerkrankheit bei dem Patienten festgestellt.

Befund: Rechte Concha abstehend infolge einer zirka fünfmarkstückgroßen Anschwellung über dem Processus, deren Hautbedeckung gerötet und druckempfindlich ist und Fluktuation zeigt. Gehörgang mittelweit, Trommelfell gerötet, geschwollen, Hammer nicht sichtbar. Eine Perforation ist nicht vorhanden.

Linkes Trommelfell sehnig getrübt.

Flüstersprache: R. a. O. (2,6). L.: 13,0 (6, 18, 22) 8,0 (Friedrich).

Patient ist in leidlich gutem Ernährungszustand. Er gibt an, viel Durst zu haben und zeitweise viel, dann wieder wenig Urin zu lassen. In letzterem findet sich Zucker.

11. VIII. Operation (in Äthernarkose): Nach der Entleerung des subperiostalen Abszesses zeigt sich dicht hinter dem Gehörgang eine Fistel, aus der pilzförmig Granulationen kommen. Die Aufmeißelung zeigt den Knochen nach hinten und nach der Spitze in je eine, etwa haselnußgroße, mit Granulationen gefüllte Höhle verwandelt. Nach hinten reichen die Granulationen bis zum freiliegenden Sinus, dessen Wand nach Abtupfen der Granulationen gesund aussieht. Resektion der Spitze, Eröffnung des Granulationen enthaltenden Antrums. Tamponade mit Jodoformgaze. Abend-Temp. 37,8 °, Puls 60.

12. VIII. Euphorie.

15. VIII. Erster Verbandwechsel. Wunde reaktionslos.

24. VIII. Gebessert zur poliklinischen Behandlung entlassen.

Fall V. Robert K., 43jähriger Diener. Aufgenommen am 14. V. 02. Patient, der vor drei Jahren schon einmal eine Mittelohrentzündung gehabt hat, erkrankte anfangs März an Influenza. Bald darauf stellten sich Schmerzen im rechten Ohr ein, die wieder aufhörten, als das Ohr zu laufen begann. Nach acht Tagen sistierte die Eiterung, doch blieb ein Druckgefühl und Schwerhörigkeit bestehen. Am 10. IV. schwoll die Gegend über dem rechten Ohr an, weshalb Patient am 15. IV. unsere Poliklinik aufsuchte, woselbst am 17. ein subperiostaler Abszeß der Schuppe mittelst Inzision der hinteren oberen Gehörgangswand entleert wurde. Seitdem bestand unter lebhafter Granulationsbildung, die mehrfach zur Extraktion Veranlassung gab, die Eiterung fort.

Seit sieben Monaten weiß Patient, daß er zuckerkrank ist. Er will anfangs 6 % gehabt haben, in letzter Zeit zuckerfrei gewesen sein.

Befund: Am rechten Warzenfortsatz keine Veränderung. Dicht hinter dem Porus externus hängt von der oberen Gehörgangswand eine breit aufsitzende, erbsengroße Granulation herab, hinter der die Sonde nach oben in die Tiefe dringt, ohne auf Knochen zu kommen. In der Tiefe pulsierendes Sekret; sichtbarer Teil des Trommelfells gerötet und geschwollen.

Links: Einziehung und Trübung mäßigen Grades. Zahnfleisch entzündet.

Urin ohne Eiweiß. Die Gärungsprobe ergibt nur 0,1 % Zucker.

Gehörprüfung: R.: Konvers.-Spr. ad c.

L.: 3, 0 (76, 8) 1, 0 (100, Bülow).

R.: c L 8″, c W 26″, c^4 14″,

L.: c L 65″, c W 36″, c^4 42″.

Ordination: Diät. Heiße Umschläge mit Lösung von Liq. Alum. acet. Temp. 36,6 °, Puls 80.

18. V. Die Schwellung der oberen Wand ist geringer, eine vorragende Granulation wird abgetragen. In der Tiefe noch Sekret.

20. V. Spärliche Sekretion aus der Inzisionsstelle. Gehörgang stark verengt, so daß vom Trommelfell fast nichts sichtbar ist.

24. V. Abermalige Abtragung von Granulationen.

25. V. Sekretion sehr gering. Meatus sehr eng.

27. V. Sekretion aus dem Abszeß sistiert. Aus der Tiefe kommt noch Eiter. Warzenfortsatz unempfindlich.

28. V. Spez. Gewicht des Urins 1030, nach Vergärung 1012, mithin 4 % Zucker. Nach Lohnstein 3,5 %. Menge: 2 Liter. Schlechtes, verfallenes Aussehen. Zeitweise Schmerzen, besonders nachts. Keine Sekretion. In die derben Granulationen dringt tief nach oben (Tumor?) ein Tupfer.

30. V. Klagen über Schmerzen in dem rechten Ohr, so daß Patient nicht schlafen kann. Abend-Temp. 38,2 °.

31. V. Anfallsweises Auftreten von Schmerzen „tief im Ohr“ und hinter der Spitze des Warzenfortsatzes. Abend-Temp. 38,5°. 3 × tgl. 1 Theelöffel Natr. bicarbon.

2. VI. Die Schmerzen haben noch zugenommen. Hinter und unterhalb der Spitze des Warzenfortsatzes hat sich eine Infiltration ausgebildet, die äußerst schmerzhaft ist. Warzenfortsatz nicht druckempfindlich. Gehörgang in der Tiefe eng, enthält Eiter, Trommelfell nicht sichtbar. Konvers.-Spr. ad c.

Operation (in Äthernarkose): Knochen stark sklerotisch. In großer Tiefe dringt unter Druck stehender Eiter hervor, der bis an den mit Granulationen bedeckten Sinus heranreicht. Nach Freilegung des mit Eiter und Granulationen gefüllten Antrums dringt bei Druck auf die Infiltrationen am Hals Eiter aus dem untersten Teil der Knochenwunde. Spaltung der Infiltration, Abtragung der Spitze des Warzenfortsatzes. Der Durchbruch des Eiters nach unten war an der medialen Wand des Warzenfortsatzes erfolgt. Beim weiteren Freilegen der hinteren Schädelgrube fließt Eiter aus einem etwa walnußgroßen extraduralen Abszeß ab, der an der hinteren Felsenbeinfläche medianwärts vom Sinus gelegen ist. Beim Austupfen des Eiters kommt plötzlich Liquor aus der Tiefe nach; sofortige Tamponade mit Jodoformgaze. Zuletzt wird noch ein erbsengroßer Granulationsherd in der Wurzel des Processus zygomat. ausgekratzt.

3. VI. Gestern wie heute reichlicher Ausfluß von Liquor cerebrospinalis, die Schmerzen haben nachgelassen. Patient erhält heute wie gestern 20,0 Natr. bicarbon. Abend-Temp. 38,2°.

Urin zwischen 4 und 5 % Zucker (Lohnstein), Eisenchloridreaktion negativ.

5. VI. Morgen-Temp. 38,0°. Verbandwechsel. Wunde trocken, kein Liquorabfluß mehr. Lebhafte Sinuspulsation. Abend-Temp. 38,5°. Einmaliges Erbrechen.

6. VI. Morgen-Temp. 37,9°. Acetongeruch aus dem Mund. Liebensche Probe auf Acetessigsäure positiv. Speichel sauer. 5—6 % Saccharum. Abend-Temp. 39,7°. Beim Verbandwechsel erscheint die Wunde auffallend trocken.

7. VI. Morgen-Temp. 37,9°. Patient klagt über Durst und Kopfschmerzen. Der Urin (spez. G. 1029) zeigt starke Eisen-

chloridreaktion. Leichte Nackensteifigkeit. Patient wird gegen Abend soporös. Läßt unter sich. Temp. 39,8, Nackensteifigkeit stärker.

8. VI. Morgen-Temp.: 39,4°. Patient andauernd soporös; starker Acetongeruch. Entleerung eines Liters Urin durch Katheter. Nahrung wird noch genommen. Im Laufe des Vormittags wird Atmung und Puls jagend, dabei wird Patient cyanotisch und gegen 2$^{1}/_{2}$ Uhr nachmittags tritt der Exitus ein, nachdem seit 1$^{1}/_{2}$ Stunden der linke Arm vollkommen abgestorben war.

Sektionsbefund: Längs der Gefäße der Convexität und der Basis eitrige Infiltrate in der Pia. An der rechten Kleinhirnhemisphäre eine linsengroße, rauhe, leicht granulierende Stelle, entsprechend dem extraduralen Abszeß. Dura an dieser Stelle nur wenig granulierend. In den Seitenventrikeln sowie im vierten freier Eiter. An dem herausgenommenen Felsenbein sieht man auf der vorderen oberen Pyramidenfläche eine kleinlinsengroße Dehiszenz des Knochens etwa $^{1}/_{2}$ cm lateral vom oberen vertikalen Bogengang, ausgefüllt von Granulationsgewebe. Die bedeckende Dura der mittleren Schädelgrube ist leicht verdickt.

Lungen ödematös; in beiden Unterlappen mehrere derbe, rotbraune Herde. (Schluckpneumonie?)

Herz: Äußerst schlaff. Myokard braun.

Nieren: Groß; Rinde verbreitert, trüb.

Milz: Groß, zerfließlich.

An der hinteren Wand des Magens ein granulierendes Ulcus.

Die Aorta zeigt vom Arcus an sklerotische Flecken.

Fall VI. Gustav R., 53jähr. Schauspieler. Aufgenommen am 19. I. 03. Patient, der sonst stets gesund gewesen sein will, bemerkte vor 3 Jahren zum ersten Mal eine Abmagerung, als deren Ursache sich ein Diabetes fand und zwar angeblich mit 9 %. Etwas später trat eine nun wieder geheilte Lähmung des r. Armes hinzu. In der Sylvesternacht bekam er plötzlich einen blitzartig auftretenden Schmerz im r. Ohr, den er mit 8 Tage zuvor aufgetretenen Nackenschmerzen in Zusammenhang bringen will. Am 1. I. 03 wurde er zum ersten, am 4. I. zum zweiten Mal paracentesiert, worauf die Schmerzen allmählich nachließen, und das Ohr eiterte. Die Eiterung ließ vor einigen Tagen nach, gleichzeitig trat der Schmerz mit erneuter Heftigkeit auf, weshalb Pat. am 15. I. in unsere Poliklinik kam, wo ihm die Aufnahme angeraten wurde.

Bei strenger Diät will Pat. zuckerfrei sein. Eine Furunkelinzision wurde im vorigen Jahr ohne Narkose ausgeführt.

Befund: R. Warzenfortsatz unempfindlich, Zug an der Concha und Druck auf den Tragus schmerzhaft. Gehörgang eng, Trommelfell gerötet und geschwollen, Hammer nicht sichtbar. Im hinteren unteren Quadranten eine Perforation mit granulierenden Rändern, aus der pulsierend Eiter abfließt.

L.: Leichte Trübung und Einziehung.

Gehörprüfung R.: 4,0 (2,6) 2,0 (Wilhelm).

L.: 10,0 (75, 100 Friedrich).

Abendtemp.: 38,7°; Puls 88.

Urin: Spez. Gew. 1035, 2,5 % Zucker.

Pat. klagt über heftige Kopfschmerzen. Kopf frei beweglich.

20. I. Pat. hat gut geschlafen, ist schmerzfrei. Sekretion profus. Urinmenge in 24 St. ca. $^3/_4$ l. 2,5 % Saccharum. Morgentemp. 37,5°, Abendtemp. 36,8°.

21. I. Pat. ist fieberfrei. Sekretion reichlich. Abends gibt Pat. eine kleine Vorstellung, indem er Anfälle von Bewußtlosigkeit markiert, um Morphium zu bekommen.

22. I. Pat. hat nachts „rasende, wahnsinnige" Schmerzen gehabt, wie er mit theatralischer Geste versichert. Die Perforationsgegend hat sich zitzenartig vorgestülpt und wird mit der kalten Schlinge abgetragen.

24. I. Sekretion mäßig, keine Druckempfindlichkeit. Nachts immer noch Schmerzen.

27. I. Da Pat. immer von neuem über Schmerzen klagt, Aufmeißelung (in Äthernarkose): Knochen sehr sklerotisch, enthält nur spärliche, kleine, mit verdickter Schleimhaut gefüllte Zellen. Aus dem Antrum quellen Eiter und Granulationen. Die gesund aussehende Dura steht tief. Tamponade mit Jodoformgaze. Urin: sp. Gew. 1043; 4 % Zucker.

28. I. Nachtruhe durch Schmerzen gestört.

29. I. Schmerzfrei. Nachtruhe gut.

2. II. Erster Verbandwechsel. Wunde frisch, Gehörgang trocken.

6. II. Trommelfell noch gerötet, aber abgeschwollen. Perforation geschlossen. 7. II. Gebessert zur poliklinischen Behandlung entlassen.

Fall VII. Pauline Sch. 41 jähr. Portiersfrau. Aufgenommen am 26. VI. 03. Pat., die mit 10 J. Scharlach, angeblich ohne Beteiligung der Ohren, gehabt haben will, wurde vor 7 Wochen während einer Ischias schwerhörig u. z. bes. rechts. Gelaufen haben die Ohren angeblich nicht. Vor 3 Wochen wurde das r. Ohr sehr schmerzhaft und fing, nachdem ein hinzugezogener Arzt Einspritzungen gemacht hatte, an zu laufen, worauf die Schmerzen nachließen. Vor 14 Tagen traten Schmerzen im l. Ohr auf, die von Tag zu Tag heftiger wurden, weshalb Pat. zur Aufnahme geschickt wird.

Befund: L. Warzenfortsatz nicht verändert. Concha bei leisester Berührung schmerzhaft. Gehörgang eng. Vom geröteten Trommelfell nur der hinterste untere Abschnitt zu sehen, woselbst aus einer Perforation ziemlich reichlicher, schleimiger Eiter abfließt. Ordination: Heiße Umschläge mit Lösung von Liq. Alumin. acet. und Einträufelungen solcher.

R.: Gehörgang weit. Trommelfell blaß, Hammer deutlich sichtbar. Hinten unten eine linsengroße bis zum Umbo reichende Perforation mit vorderem und unterem granulierenden Rand. Mäßige Sekretion schleimigen Eiters. Ordination: Ausspritzungen mit Borsäurelösung.

Gehörprüfung: R.: 1,5 (12, 4,3) 0,5 (Friedrich).

L.: 0,5 (6, 2, 8, Emma) 0,3 (Otto).

R.: c L 0″ c W 13″ c⁴ 22″.

L.: c L 14″ c W 9″ c⁴ 21″.

Augenhintergrund. Bds. nasales Staphyloma posticum. Vereinzelte chorioretinitische Herde.

Temp.: 37,6°, Puls 88.

27. VI. Schmerzen geringer. Zug an der Concha kaum noch schmerzhaft.

29. VI. Sekretion sehr gering. Schmerzfrei.

1. VII. Die Perforation links verkleinert sich.

3. VII. Auch rechts läßt die Sekretion sehr nach. Tuschierung der granulierenden Paukenschleimhaut mit 30 % Milchsäure.

10. VII. L.: Perforation nur noch stecknadelkopfgroß. Keine Sekretion. Rechts minimale Absonderung. Paukenschleimhaut abgeschwollen. Im Urin der Patientin, dessen Tagesquantum (3 l) auffällt, finden sich Spuren von Traubenzucker. Pat. wußte nicht, daß sie an Diabetes leidet.

13. VII. Gebessert zur poliklinischen Behandlung entlassen.

Fall VIII. Abraham Tr. 68jähr. Handelsmann. Aufgenommen am 17. IX. 03. Pat., der sonst stets gesund gewesen sein will, wurde vor 6 Jahren in einer Nervenpoliklinik an Ischias behandelt, bei welcher Gelegenheit entdeckt wurde, daß er an Diabetes litt. Vor 3 Monaten will er ohne Schmerzen plötzlich linksseitiges, tags darauf auch rechtsseitiges Ohrenlaufen bekommen haben. Vor 8 Tagen traten zum ersten Mal linkerseits Schmerzen auf, und bald begann die l. Ohrmuschel sowie die Gegend vor und hinter derselben anzuschwellen. Heut früh wurde die Schläfengegend schmerzhaft; zeitweise besteht Stirnkopfschmerz.

Befund: Linke Concha in der Fossa infiltriert, Zug an derselben sehr schmerzhaft. Weichteile über dem l. Warzenfortsatz infiltriert und druckempfindlich, desgleichen in der Parotisgegend. Eine mehr ödematöse Schwellung reicht bis zum Canthus externus. Gehörgang eng, in der Mitte der hinteren Wand ein Furunkel. Vom Trommelfell nur ein kleines Stückchen, gerötet und geschwollen sichtbar. Starke Sekretion rahmigen Eiters.

R.: Am Warzenfortsatz keine Veränderung, Gehörgang eczematös, eng, Trommelfell gerötet und geschwollen, Hammer nicht sichtbar. Aus einer vorn unten gelegenen stecknadelkopfgroßen Perforation fließt pulsierend rahmiger Eiter ab.

Gehörprüfung. R.: Laute Sprache 0,5 (3,9) 0,10 (Oskar).

L.: Laute Sprache 0,4 (2,9) ad c. (Emma, Friedrich).

R.: c L 12″ c W 30″ c⁴ 15″ (Als Pfeifen gehört!)

L.: c L 0″ c W 35″ c⁴ 0″.

Pat. gibt an zu Beginn der Eiterung noch viel schlechter gehört zu haben.

Augenhintergrund: Papillen beiderseits scharf.

Temp.: 36,8°, Puls 88.

Urin: 3% Saccharum.

18. IX. L.: unteres Augenlid ödematös, Schläfengegend dagegen abgeschwollen.

Operation (in Äthernarkose): Bei dem Hautschnitt entleert sich aus einem kleinen subperiostalen Abszeß ca. $^1/_2$ Theelöffel Eiter. Nach dem Zurückschaben des Periosts werden in der Mitte des Warzenfortsatzes 2 mit Granulationen gefüllte Fisteln sichtbar, eine kleinere vordere und eine größere hintere. Von der vorderen führt ein Granulationsstreifen in das ebenfalls mit Wucherungen gefüllte Antrum, die hintere führt in eine walnußgroße Höhle, an deren Hinterwand verdickte Sinuswand und Kleinhirndura in Markstückgröße freiliegen. Nach unten gehen Granulationen in die morsche Spitze, welche reseziert wird. Freilegung von Sinus und Dura, bis nicht verdickte, nicht granulierende Partien erscheinen. Sichtbarmachung des intakten Bogengangs, Tamponade, Verband.

Abends reichliche Darreichung von Natrium bicarbonicum.

19. IX. Euphorie. Pat. gibt spontan an, daß er trotz des Verbandes links besser höre. (Laute Sprache 1 m weit).

24. IX. Erster Verbandwechsel: Wunde frisch, Gehörgang trocken.

29. IX. Die Sekretion rechts ist sehr stark.

2. X. Die Wunde granuliert gut. Sekretion rechts unvermindert stark. Keine Schmerzen.

4. X. Sekretion rechts andauernd reichlich.

9. X. Wegen der dauernd profusen Eiterung r. Aufmeißlung (in Äthernarkose): Schon beim Durchschneiden des Periosts fließt freier Eiter ab, der aus einer Fistel in der Nähe der Spitze stammt. Der Warzenfortsatz ist in eine große Höhle umgewandelt in der sich ein fingergliedgroßer Sequester findet. An der Hinterwand der Höhle liegt 2 cm weit Sinuswand frei. Unterhalb der Antrumschwelle reicht ein Granulationsstreifen weit nach unten und vorn bis nahe an die Paukenhöhle. Bogengang deutlich sichtbar, intakt.

10. X. Euphorie.

11. X. Morgentemp.: 37,7°. Pat. klagt über Schmerzen im r. Ohr. Beim Verbandwechsel ist die Umgebung des unteren Wundwinkels etwas infiltriert. Abendtemp.: 37,3°.

12. X. Wohlbefinden. Fieberfrei.

15. X. Wunde linkerseits stark verkleinert.

R.: Gehörgang trocken, jedoch starke Wundsekretion.

23. X. L. retroaurikuläre Wunde geschlossen; Trommelfell blaß, Hammer sichtbar. R. dto., nur ist die Wunde noch nicht ganz geheilt. Gebessert zur poliklinischen Behandlung entlassen.

Fall IX. Gustav G., 41jähr. Arbeiter. Aufgenommen am 23. XII. 03. Pat., der bis vor 4 Jahren stets gesund gewesen sein will, ist seit dieser Zeit zuckerkrank, und zwar soll der Urin bis zu 5 % Zucker enthalten haben. Im Jahre 1882, während seiner Soldatenzeit, soll das linke Ohr einige Zeit gelaufen haben. Am 14. XII. 03 bekam er während eines heftigen Schnupfens stechende Schmerzen im r. Ohr, weshalb er unsere Poliklinik aufsuchte, wo eine isolierte Entzündung des Kuppelraumes festgestellt wurde. Es wurde daher die Pars flaccida paracentesiert, ein Nachlassen der Schmerzen aber nicht erzielt, vielmehr ging in den nächsten Tagen die Entzündung auch auf die Paukenhöhle über, weshalb am 20. XII. die Pars tensa ebenfalls paracentesiert wurde. Da auch jetzt, selbst nachdem am 22. XII. die Paracentese wiederholt worden war, die Schmerzen nicht nachließen, wurde Pat. aufgenommen.

Befund: Weichteile über dem r. Warzenfortsatz etwas infiltriert, letzterer selbst druckempfindlich, bes. an der Spitze. Gehörgang mittelweit, Trommelfell gerötet, geschwollen, Hammer nicht sichtbar. Vom oberen Pol hängt eine Granulation herunter; an der typischen Stelle klafft der Paracenteseschnitt.

L.: Vorn unten eine kleine Narbe.

Gehörprüfung: R.: ad c (36, 48, Friedrichstraße).

L.: 0,5 (8, 47) 0,3 (Kaiser, Wilhelm).

R.: c L 12″ c W 25″ c⁴ 15″.

L.: c L 15″ c W 22″ c⁴ 30″.

Der Urin enthält 2,5 % Zucker.

Temp.: 37,5°, Puls 84.

Ordination: Heiße Umschläge mit essigsaurer Tonerdelösung.

24. XII. Temp.: 36,9°. Klagen geringer.

26. XII. Warzenfortsatz schmerzfrei, spontan sowohl wie auf Druck. Sekretion minimal.

28. XII. Sekretion hat aufgehört; keine Klagen.

31. XII. Trommelfell fängt an abzuschwellen. Geheilt entlassen.

Fall X. Frau Amalie T., 54 J. Aufgenommen am 18. II. 04. Mann Arbeiter. Patientin, die mit 8 Jahren Masern und Scharlach, angeblich ohne Beteiligung der Ohren, gehabt hat, mit 12 Jahren an Malaria litt, immer gut gehört haben will und im vorigen Sommer wegen eines Karbunkels (bei Diabetes!) am r. Oberschenkel operiert wurde, hatte im Juni 1903 linksseitiges Ohrenlaufen, das bald wieder aufgehört haben soll.

Am 16. I. d. J. bekam sie plötzlich Schmerzen im r. Ohr, die auch nicht nachließen, als am 9. II. das Ohr zu laufen begann. Gleichzeitig mit den Ohrenschmerzen traten Kopfschmerzen und Schwindelanfälle auf, die in letzter Zeit nachließen. Da die Eiterung jedoch nicht aufhört, kommt Pat., die noch anderweitig paracentesiert wurde, zur Aufnahme.

Befund: Rechter Warzenfortsatz sehr druckempfindlich. Gehörgang durch Senkung der hinteren oberen Wand etwas verengt. Trommelfell gerötet, geschwollen, Hammer nicht sichtbar. Vorn unten eine nur z. T. sichtbare Perforation, aus der reichlich rahmiger Eiter abfließt.

L.: Vorn unten eine trockene Perforation; vorn oben und hinten oben eine Verkalkung.

Gehörprüfung: R.: ad c (3, 12, Emma) mit Kontrollversuch.
L.: 0,3 (2,9) 0,1 (Otto).
R.: c L 17″ c W 35 (?) c⁴ 14″.
L.: c L 0″ c W 27″ c⁴ 17″.
Augenhintergrund: Papillen bds. scharf.
Temp.: 37,3°, Puls 80.

19. II. Sekretion reichlich. Im Urin finden sich 2 ¹/₂ °/₀ Zucker.

Nach vorheriger Verabreichung von Natr. bicarb. Operation (in Äthernarkose): Corticalis unverändert, aber auffällig weich. Die Zellen sind mit Granulationen und Eiter gefüllt. Eine breite Granulationsstraße führt in das erweiterte, ebenfalls Granulationen und Eiter enthaltende Antrum. Bogengang deutlich sichtbar. In der Schlußzelle reiner Eiter. An der Hinterwand der geschaffenen großen Höhle liegt ca. 1 cm weit blaue Sinuswand frei. Oberhalb

des nicht freigelegten oberen Sinusknies geht ein Granulationsherd
weit nach hinten. Bei seiner Ausräumung wird ca. 1 qcm gesund
aussehender Dura am Tegmen mastoideum freigelegt. Verband.
Pat. bekommt abends als erstes Getränk eine Lösung von Natr.
bicarb. Abendtemp. 36,5⁰.

20. II. Die Pat. war nachts wegen angeblicher großer
Schmerzen sehr unruhig. Sie zeigt eine leichte psychische Störung. Sie bezeichnet nämlich die Schwester als „Amtsrätin" und
will in der Nacht ihrer Bettdecke beraubt worden sein. Den Arzt
erkennt sie und ist auch sonst orientiert. Nachträglich wird von
den Verwandten angegeben, daß Pat. schon zu Haus in der Nacht
vor ihrer Einlieferung nicht ganz klar gewesen ist, sondern versucht hat, die Betten zu zerreißen, so daß sie mit Gewalt daran
gehindert werden mußte. Morgentemp. 37,8⁰, Puls 88, Abend-
temp. 37,6⁰.

21. II. Pat. ist nachts aus dem Bett gestiegen und ruhelos
im Zimmer umhergelaufen. Sie erzählt, 2 Gärtnerburschen seien
nachts durchs Fenster gestiegen und hätten sie bedroht. Sonst
ist sie klar. Temp.: 37,5—37,8⁰.

22. II. Die Nacht verlief ruhig. Temp.: 37,5—37,3⁰.

23. II. Pat. klagt über große Schmerzen im Kopf. Psyche
normal.

26. II. Erster Verbandwechsel: Wunde frisch. Im Gehörgang noch reichlich Eiter.

29. II. Wunde granuliert schlaff. Sekretion aus dem Mittelohr gering.

3. III. Gehörgang trocken.

12. III. Wieder etwas Sekret im Gehörgang.

15. III. Keine Eiterung aus der Paukenhöhle mehr.

16. III. Gebessert zur poliklinischen Behandlung entlassen.

29. III. Geheilt.

Epikrise.

Der erste, noch aus dem Jahre 1885, also aus der voroperativen
Zeit stammende Fall betrifft ein sehr junges (13j.) Individuum,
bei dem sich im Anschluß an ein Kopftrauma ein schwerer Diabetes entwickelte. Die akute Mittelohreiterung führte relativ

schnell zur Sinusthrombose, die ihrerseits wieder durch den trotz zahlreicher Lungeninfarkte fast fieberlosen Verlauf bemerkenswert ist.

Fall II, der otoskopisch eigentlich nur das Bild eines subakuten Mittelohrkatarrhs mit schleimigem Exsudat bietet, wird hauptsächlich seiner starken subjektiven Beschwerden halber aufgemeißelt, da ja die Möglichkeit einer Warzenfortsatzkomplikation bei fast abgelaufenem Prozeß im Mittelohr vorlag. Als bei dem 69j. Patienten, dessen Diabetes erst in der Klinik nachgewiesen wird, die Kopfschmerzen auch nach der Operation eines Kieferhöhlenempyems noch andauern, welchen Eingriff er ebenso wie die Aufmeißlung gut erträgt, wird der Nervenarzt konsultiert, der eine Polyneuritis bei Diabetes feststellt und damit den Patienten der chirurgischen Behandlung entzieht.

Der dritte Patient, ein 63jähr. Arteriosklerotiker, dem schon 3 Jahre zuvor wegen diabetischer Gangrän das l. Bein amputiert worden war, kam mit einem Durchbruch der hinteren knöchernen Gehörgangswand in die Klinik, bot also einen Befund, der, dem heutigen Standpunkt unserer Wissenschaft entsprechend, eine absolute Indikation zur Operation bot. Der Krankengeschichte ist leider nicht zu entnehmen, warum letztere unterblieb. Der Hauptgrund wird wohl die Furcht vor einem etwaigen Koma und den sonstigen Gefahren der Narkose bei dem sehr dekrepiden Greise gewesen sein, zumal die Kopfschmerzen nachließen, und der Abfluß gut war. Wie dem auch sei, jedenfalls kam es wieder zu einer Sinusthrombose, die nur geringe Temperatursteigerungen machte und schließlich ziemlich unvermittelt durch Infarcierung der Lungen den Exitus herbeiführte.

Fall IV. betrifft einen 57jähr. Patienten, bei dem sich Befund und Verlauf in nichts von dem bei einem Nichtdiabetiker mit gleicher Vorgeschichte unterscheiden.

Anders *Fall V.* Der 43jähr. Patient kommt mit einer subakuten Mittelohreiterung zur Aufnahme, da ein in der Poliklinik vom Gehörgang aus eröffneter subperiostaler Abszeß der Schläfenbeinschuppe nicht ausheilt. Die Granulationsbildung wird an der Inzisionsstelle vielmehr so stark und derb, daß man schon an einen Tumor denkt, zumal kein rauher Knochen fühlbar ist, und von

der Paukenhöhle keine Sekretion mehr stattfindet. Schließlich
kommt aber doch wieder Eiter aus dem Cavum tympani, und nach
mehrtägiger Verabreichung von Natrium bicarbon. schreitet man
zur Operation. Der Befund ist überraschend groß und wird durch
den plötzlichen Abfluß von Liquor cerebrospinalis in unliebsamer
Weise kompliziert. Es ist beim Tupfen entweder der Saccus endolymphaticus eröffnet worden, oder die Dura muß an der betreffenden
Stelle von abnorm weicher Konsistenz gewesen sein, vielleicht infolge des Diabetes, der sie gegenüber den Schädigungen von seiten
des Extraduralabszesses weniger widerstandsfähig machte und wohl
auch die leider eingetretene Infektion der Meningen begünstigte.
Bei der Sektion zeigte sich ja auch, daß die Dura entsprechend
dem extraduralen Abszeß nur wenig granulierte, und die darunter
liegende Kleinhirnpartie eine rauhe, leicht granulierende Oberfläche bot.

Fall VI zeigt, abgesehen von der durch die Morphiumsucht
des Patienten bedingten Übertreibung der Beschwerden, nichts
Besonderes.

Bei der siebenten Patientin, die von ihrem Diabetes keine
Ahnung hatte, handelt es sich eigentlich um die akute Exacerbation
einer chronischen Eiterung, verbunden mit einer Externa. Es trat
prompte Heilung ein.

Fall VIII ist dadurch besonders bemerkenswert, daß der 68jähr.
Patient beide Operationen vortrefflich überstand, obwohl infolge
der langen Dauer der Eiterung beiderseits der Befund ein recht
großer war. Abgesehen von einer leichten Infiltration des unteren
Wundwinkels nach dem zweiten Eingriff, erfolgte auf beiden Seiten
die Heilung ohne Störung, doch hörte die Sekretion aus dem
Mittelohr verhältnismäßig spät auf.

Fall IX, bei dem es sich anfänglich um eine Entzündung im
Kuppelraum handelte, die bald auch das Cavum tympani ergriff, kam
nach der Aufnahme schnell zur Heilung, obwohl es sich um einen
mittelschweren Diabetes handelte.

In mehrfacher Hinsicht bemerkenswert ist der zehnte Fall.
Zwar ist der Befund bei $4^1/_2$wöchiger Dauer der Eiterung auch
bei Nichtdiabetikern nicht ganz selten, obwohl die Zerstörung im
Knochen als schon recht erheblich bezeichnet werden muß, unge-

wöhnlich aber ist die ausdrücklich notierte Weichheit (nicht Brüchig-
keit oder Morschheit) der Corticalis.

Das Auftreten der psychischen Störung ist wohl sicher zum
großen Teil der Stoffwechselstörung zuzuschreiben, denn aus den
Angaben der Verwandten geht hervor, daß die Patientin schon
vor der Einlieferung in die Klinik nicht ganz klar war, so daß
man also hier nicht von einer postoperativen Psychose sprechen
darf, obwohl die Symptome der geistigen Störung erst nach der
Operation besonders hervortraten (cf. Zeitschr. f. Ohrenhlk. Bd. 94,
Heft 3 u. 4). Zur Ausbildung einer förmlichen Psychose kam es
überhaupt nicht, sondern verhältnismäßig schnell war das seelische
Gleichgewicht wiederhergestellt.

Es sind also in unserer Klinik seit ihrem Bestehen (1881)
bisher 10 Diabetiker aufgenommen worden (bei 3821 Aufnahmen
bis April 1904 überhaupt), von denen 2 von ihrer Krankheit nichts
wußten. Da eine Glykosurie bei Mittelohreiterung zwar beschrieben,
aber wohl mit großer Vorsicht aufzunehmen ist, beweisen uns diese
Fälle wieder, wie wichtig es ist, zum mindesten vor jeder Operation
den Urin des Patienten zu untersuchen.

Auffällig erscheint die Tatsache, daß vom 10. VIII. 98 bis zum
14. V. 02 in den Journalen kein Fall von Zuckerkrankheit verzeichnet ist, während in dem Rechnungsjahr 03/04 allein 4 einschlägige Beobachtungen gemacht sind. Wenn auch zuzugeben
ist, daß in dieser Beziehung große Schwankungen vorkommen, so
drängt sich doch unwillkürlich wieder die Mahnung auf, zu jeder
Zeit nicht nur Otiater, sondern auch Allgemeinpraktiker zu sein.

Von den 10 Patienten hatten 9 akute bezw. subakute Mittelohreiterungen, einer eine akut exacerbierte chronische Eiterung.
Ein Patient kam beiderseits zur Aufmeißelung, so daß es sich
eigentlich bei der nun folgenden Berechnung um 11 Fälle handelt.
Es hatten mithin von 11 akuten Eiterungen 8 zu einer Komplikation im Warzenfortsatz geführt, ein Prozentsatz, der fast genau
demjenigen Körners[1]) entspricht, von dessen 9 Kranken mit akuter
Paukenhöhleneiterung nicht weniger als 6 [bezw. nach Hinzu-

---

[1]) Mitteilungen aus den Grenzgebieten der Ohrenheilkunde. Arch. f. klin. Med.
Bd. 73, S. 588, 1902.

rechnung der 3 Fälle von Suckstorff[1])] von 12 Fällen 8 eine komplizierende Knocheneinschmelzung im Proc. mastoideus aufwiesen. Gerade die Zahlen großer Kliniken sind nun am besten zu vergleichen und, stimmen sie überein, am beweisendsten. Zwar hebt Eulenstein (l. c.) hervor, daß seine eigenen Zahlen, die er aus der einschlägigen Literatur gewonnen (von 15 akuten Fällen wiesen 12 Erkrankungen der Knochensubstanz auf), nach seiner Ansicht den tatsächlichen Verhältnissen nicht entsprechen, da die unkomplizierten Fälle gewöhnlich nicht in der Literatur zu finden seien, doch zeigen die gefundenen Zahlen (72,7 % Berlin, 66,7 % Rostock und 80 % Eulenstein), daß der Unterschied kein sehr großer ist, auch kommen in unserer Klinik die akuten Mittelohreiterungen stets unter den gleichen Bedingungen zur Aufnahme, so daß wir die Zahlen für die Diabetiker und Nichtdiabetiker wohl vergleichen können.

In Rostock kamen auf 1050 „Aufnahmen" mit akuter Mittelohreiterung 170 akute Erkrankungen im Warzenfortsatz, also in 16,2 %. Daß diese Prozentzahl jedoch nicht nur für die klinischen, sondern nur für die akuten Eiterungen in Poliklinik und Klinik zusammengenommen zutrifft, mithin der Begriff „Aufnahme" hier in anderem Sinne gebraucht ist, als wir ihn verstehen, wird ein Blick auf die Zahlen unserer Klinik lehren!

In der Berliner Universitäts-Ohrenklinik kamen in den letzten 3 Jahren 1641 akute Mittelohreiterungen poliklinisch zur Beobachtung, von denen 242 zur Operation kamen, also 14,7 %. Dagegen wurden in den letzten 4 Jahren in die Klinik 412 akute Eiterungen aufgenommen, und von diesen, die der beschränkten Bettenzahl wegen nur die schweren Fälle, wie sie eben einer Klinik zugehen, oder solche, bei denen die poliklinische Behandlung versagt, repräsentieren, wurden 232 aufgemeißelt, also 56,3 %. Dabei ist zu berücksichtigen, daß der Diabetes allein in unserer Klinik und wohl auch an den anderen keinen Grund zur Aufnahme bildet, vielmehr sind, wie schon betont, nur ganz bestimmte Indikationen für die Rezeption entscheidend. Wir haben also Diabetiker mehrfach poliklinisch behandelt und geheilt, ohne daß uns eine besondere

---

[1]) Zur Kenntnis der Mastoiditis bei Diabetikern. Z. f. O. 41, S. 311, 1902.

Häufigkeit der Mittelohreiterung bei ihnen aufgefallen wäre. Auch der Prozentsatz von 8 Aufmeißelungen bei Diabetikern zu 1345 Aufmeißelungen bis Ende 1904 überhaupt ist kein hoher, auffällig ist aber und wohl zu vergleichen, da es sich beide Male um klinische Fälle handelt, der Prozentsatz von 72,7 operativ gewordener Fälle bei Diabetes gegen 56,3 % bei Nichtdiabetikern! Im Gegensatz zu Eulenstein glaube ich mithin, daß die Zahlen Körners, besonders aber unsere eigenen, sehr wohl ein richtiges Bild geben und die größere Häufigkeit der Knochenerkrankung bei akuten Mittelohreiterungen Diabetischer beweisen.

Wodurch ist nun diese häufigere Knochenerkrankung bedingt? Eulenstein hilft sich da mit dem Begriff der individuellen lokalen Disposition und sucht die Ursache des Zustandekommens der Mastoiditis bei Diabetikern nicht in dem Vorhandensein der Stoffwechselstörung, sondern ebenso wie bei den Nichtdiabetikern in dem anatomischen Bau des befallenen Warzenfortsatzes. Die großzelligen Warzenfortsätze sind nach ihm (und Bezold, Schwartzes Handbuch II, S. 312) zur Erkrankung prädisponiert, da es in ihnen am leichtesten zur Eiterretention und -stagnation kommt. Unter zehn in Frage kommenden Fällen fand er bei Diabetikern einen Warzenfortsatz, der durch seinen anatomischen Bau die Erkrankung ungezwungen erklärte.

Meines Erachtens gilt zwar die individuelle lokale Disposition für das Zustandekommen einer Mastoiderkrankung überhaupt, nicht aber für unser Thema, denn sollte sie verwertbar sein, so müßte sie dem Zahlenverhältnis 72,7 : 56,3 % entsprechend bei Zuckerkranken häufiger vorkommen als bei Nichtdiabetikern, und das ist nicht erwiesen. Wie erklärt denn Eulenstein Fälle, wo ein Diabetiker mit doppelseitiger akuter Mittelohreiterung trotz gleichmäßiger Behandlung und steter Sorge für guten Abfluß auf einer Seite ausheilt und auf der anderen zur Operation kommt? Hier müßte man nach ihm die wohl nicht ungezwungene Annahme machen, daß bei demselben Individuum die Warzenfortsätze verschiedenen anatomischen Bau hätten.

Aber, so kann man einwenden, die Stoffwechselstörung macht sich doch sicher erst recht auf beiden Seiten in gleicher Weise geltend. Das ist auch ohne weiteres zuzugeben, beweist aber

nur, daß das Wichtigste die Stärke der Infektion, i. e. die Menge
und Virulenz der Bakterien ist. Wie wir bei Angina, Pneumonie
etc. häufig eine Seite viel stärker befallen sehen als die andere,
so ist auch die Infektion des Mittelohrs oft beiderseits durchaus verschieden stark, und es gibt Fälle, wo trotz sachgemäßester Behandlung vom ersten Tage an die eine Seite zur Operation kommt,
während die andere vielleicht kaum weh getan hat und fast von
allein ausheilt. Gehört aber schon zum Zustandekommen der
Infektion eine lokale Dispostion (allerdings nicht im Sinne
Eulensteins), so erst recht zur weiteren Ausbreitung. Ein un-
geschwächter Organismus wird mit einer leichten Infektion ohne
weiteres fertig; mit einer schweren viel eher als ein Stoffwechsel-
kranker. Denn was schützt uns denn vor den Toxinen der
Bakterien? Doch nur Produkte unseres Stoffwechsels. Wie diese
Schutzstoffe sich bei Diabetikern verhalten, ist für die Forschung
noch zu ergründen, das aber ist bewiesen (cf. F. Großmann: Gangrän
bei Diabetes. Preisschrift. Berlin 1900, Hirschwald), daß die Gewebe
eines Zuckerkranken eine geringere Resistenz allen Infektionen
gegenüber haben als gesunde Gewebe. Eulenstein glaubt gezeigt zu haben, daß in seinen Fällen diese Verminderung der
Widerstandskraft der Gewebe fast niemals in die Erscheinung
trat, da man bei den Operationen an Diabetikern nichts anderes
fand als bei denen an Nichtdiabetikern, und erklärt diesen Widerspruch mit Körners Zahlen durch nicht richtige Fragestellung
und zu kleines Material. Nun, ich glaube, es ist nicht nötig, den
Einfluß des Diabetes immer grob makroskopisch auf dem Operationstisch nachzuweisen.

Eulenstein sagt selbst, daß in vielen Fällen in den Zellen
des Warzenfortsatzes eine Resorption des Eiters und damit Heilung
stattfindet, da ja eine völlige Entleerung als eine mechanische
Unmöglichkeit erscheint, und daß die Möglichkeit der Resorption
immer an eine noch vorhandene gewisse Resorptionsfähigkeit der
Schleimhaut gebunden ist. Man braucht sich nun bloß zu erinnern,
daß fast jeder Diabetische auch ein frühzeitiger Arteriosklerotiker
wird, um einzusehen, daß eine Schleimhaut, die schlechter ernährt
wird als eine normale, einerseits auch eine geringere Resorptionsfähigkeit, anderseits eine größere Hinfälligkeit haben wird, ganz

unabhängig vom anatomischen Bau des Warzenfortsatzes. Ist letzterer großzellig, dann natürlich um so schlimmer, denn je größer die Hohlräume, desto größer auch die Ansprüche an die Resorptionsfähigkeit der auskleidenden Schleimhaut.

Obwohl wir also keine makroskopischen Befunde brauchen, um die Schädlichkeit des Diabetes zu illustrieren, und Eulenstein recht hat, wenn er eine besondere „Mastoiditis diabetica" perhorresziert, so muß ich doch daran erinnern, daß in unserem Fall X die Corticals auffällig weich gefunden wurde, und daß im Fall V die Dura im Vergleich zu sonstigen Befunden eine sehr geringe Reaktion gegenüber dem Extraduralabszeß geboten hatte. Auch zeigten 2 Fälle (V und VI) durchaus keinen großzelligen Warzenfortsatz, sondern ist im Gegenteil starke Sklerose bei spärlichen kleinen Zellen notiert.

Die Erkrankung betraf siebenmal die rechte, zweimal die linke Seite; ein Fall war doppelseitig. Operiert wurde siebenmal, von diesen Fällen starb einer an Meningitis. Vertragen wurde die Operation meist gut, jedenfalls weil es sich um noch nicht sehr dekrepide Patienten handelte. Von den vier nicht Operierten starben zwei (in der voroperativen Zeit) an Sinusthrombose.

Was das Geschlecht anbetrifft, so umfassen die zehn Fälle acht Männer und zwei Frauen.

Das Alter variiert von 13 bis zu 69 Jahren, und zwar waren 3 Patienten zwischen 40 und 50 Jahren, 3 zwischen 50 und 60 und 3 zwischen 60 und 70 Jahren.

Der jüngste Fall, ein 13jähriger Knabe, repräsentiert zugleich die schwerste Form des Diabetes, die, nach einem Trauma entstanden, einen schnellen Decursus morbi zeigt. Im übrigen besteht kein rechtes Verhältnis zwischen der Höhe der Prozentzahlen an Zucker und dem Befunde.

So heilt Fall IX trotz seiner 5 % ohne Operation, während Fall IV, der operiert wurde, nur Spuren von Zucker zeigt. Mehrfach habe ich versucht, in dem Eiter Zucker nachzuweisen, doch ohne Erfolg, während Königsbauer[1] im blutig-eitrigen Sekret Zucker fand, bei einem Prozentsatz des Urins von 4—5 %.

---

[1] Inaug.-Diss. München 1897.

Den übelsten Verlauf nahm Fall V, in dessen Anamnese Influenza als Ursache der Mittelohreiterung angegeben ist. Sonst ist als Ursache zweimal Erkältung, einmal Schnupfen, einmal Scharlach notiert; fünfmal ist keine Ätiologie erwähnt.

Wenn ich zum Schlusse das Fazit aus unseren Beobachtungen und Erwägungen ziehe, so ist folgendes auszusagen:

1. Eine besondere Häufigkeit der Mittelohreiterung bei Diabetikern ist weder an dem großen poliklinischen Material noch bei den klinischen Fällen nachzuweisen.

2. Dagegen führt eine Otitis media bei Diabetikern leichter zu Erkrankungen des Warzenfortsatzes als bei Nichtdiabetikern, und zwar wurden bei ersteren 72,7 %, bei letzteren 56,3 %, der nach ganz gleichen Indikationen in die Klinik aufgenommenen Fälle operativ.

3. Die Ursache hierfür ist nicht in der „individuellen lokalen Disposition" Eulensteins, d. h. in dem anatomischen Bau des befallenen Warzenfortsatzes zu suchen, sondern einerseits durch die geringere Resorptionsfähigkeit und größere Hinfälligkeit der Schleimhaut (eine Folge der meist mit dem Diabetes verbundenen frühzeitigen Arteriosklerose), andrerseits durch die veränderte Säftemischung gegeben.

4. Eine besondere Form von Mastoiditis diabetica gibt es nicht.

5. Operative Eingriffe werden in der Regel gut vertragen, doch ist die Prognose wegen der Möglichkeit des Eintritts von Komplikationen (Wundinfektion, Koma, Psychose!) mit Vorsicht zu stellen. Bei sehr dekrepiden Individuen wäre eventuell die Narkose durch Lokalanästhesie zu ersetzen.

H. SESSOUS.

Über Veränderungen
des Augenhintergrundes bei otitischen
intrakraniellen Komplikationen.

Aus der kgl. Universitäts-Ohrenklinik Berlin (Direktor Geh. Med.-Rat Prof. A. Lucae).

Die Mahnung Zaufals[1]), welcher im Jahre 1881 zur Benutzung
des Augenspiegels für die Beurteilung intrakranieller Komplikationen
bei otitischen Prozessen riet, ist nicht ungehört verhallt, das beweist das Interesse, das sich gerade in den letzten Jahren durch die
Veröffentlichungen der einschlägigen Beobachtungen kundgibt. Der
Wert, der dieser Forderung an der Berliner Universitäts-Ohrenklinik
beigemessen wird, kommt darin zum Ausdruck, daß zu einer Untersuchung eines Ohrenkranken auch die Beleuchtung des Augenhintergrundes gerechnet wird. Ich gebe im folgenden eine Zusammenstellung der Augenhintergrundsbefunde bei solchen intrakraniellen
Komplikationen, bei denen die Leichenschau oder im Falle des
günstigen Ausgangs die Operation die Art und Größe der Erkrankung klargelegt hat. Ich übergehe dabei eine Anzahl krank-
hafter Veränderungen der Sehnervenscheide, bei der ein operativer
Eingriff keinen Aufschluß gab, oder die bei konservativer Behandlung zur Heilung kamen. Das vorliegende Material umfaßt den
Zeitraum von 10 Jahren — vom 1. April 1895 bis zum 31. März
1905 — und die in die Liste aufgenommenen 104 Fälle sind genau
5% der in diesem Zeitraum klinisch behandelten Patienten, ihre
Zusammenstellung findet sich in der Tabelle I (s. S. 390).

In der Tabelle II (S. 418) sind die Fälle ohne jenen mit
Augenhintergrundsveränderungen gegenübergestellt und dabei jene
mit nur einer intrakraniellen Krankheit von den komplizierten
Fällen gesondert; denn sicherlich dürfen wir von einer einzelnen
Krankheit eine bessere Einsicht über die Bedeutung der Augen-
hintergrundserkrankungen gewinnen als von mehreren Herden
innerhalb der Schädelkapsel.

<hr>

[1]) Zaufal, Prag. med. Wochenschr. 1881, 449.

Bei den Fällen mit mehreren Komplikationen ist in dieser Tabelle diejenige Krankheit als führende aufgenommen, welche klinisch das Krankheitsbild beherrschte, ohne damit aussagen zu wollen, daß sie die Ursache der Augenhintergrundsveränderungen gewesen sei. Der Nachweis, welche von den einzelnen Komplikationen für den entscheidenden Einfluß auf das Auftreten pathologischer Veränderungen der Sehnervenscheibe verantwortlich zu machen ist, dürfte ja nicht zu führen sein.

Wir lernen aus dieser Tabelle zunächst, daß die Mehrzahl der mit intrakraniellen Komplikationen einhergehenden Ohrenerkrankungen ohne Augenhintergrundsveränderung verlaufen. Es wiesen nämlich von 104 Beobachtungen nur 44 (42,3 %) Veränderungen auf, während 60 (57,7 %) normal blieben. Ein Überwiegen der normalen gegenüber den pathologischen fanden auch Hansen[1], Tenzer[2] und Takabatake[3]. Des weiteren sehen wir, daß eine einzelne Komplikation seltner Augenhintergrundsveränderungen verursacht (26 unter 73 Fällen) als die Vereinigung mehrerer (18 in 31 Fällen).

Tabelle III.

Ausgang	Augenhintergrund		
	normal	verändert	
Tod	31 (No. 5, 6, 8, 9, 12, 16, 17, 22, 23, 26, 34, 36, 37, 38, 40, 43, 45, 46, 47, 48, 50, 53, 56, 58, 71, 84, 89, 96, 98, 99, 104)	29 (No. 4, 7, 10, 13, 14, 15, 28, 30, 31, 32, 33, 35, 41, 42, 49, 51, 57, 59, 63, 64, 67, 68, 69, 78, 81, 91, 92, 94, 97)	60
Heilung . .	29 (No. 11, 18, 19, 20, 25, 39, 54, 55, 65, 66, 70, 72, 73, 76, 77, 79, 80, 82, 83, 85, 87, 88, 90, 93, 95, 100, 101, 102, 103)	15 (No. 1, 2, 3, 21, 24, 27, 29, 44, 52, 60, 61, 62, 74, 75, 86)	44
	60	44	104

[1] Hansen, Arch. f. Ohrenheilkunde, Bd. 53.
[2] Tenzer, Arch. f. Ohrenheilkunde, Bd. 63.
[3] Takabatake, Zeitschr. f. Ohrenheilkunde, Bd. 45.

Gleich den drei zitierten Verfassern können auch wir keinen sicheren Anhalt für die Prognose der intrakraniellen Erkrankungen in dem Fehlen oder Aufteten von Papillenveränderungen sehen, denn von 60 letal verlaufenen Fällen waren immerhin 31 (51,7 %) mit normalem Augenhintergrund. Das Auftreten einer Veränderung des Fundus ist lediglich ein Symptom einer intrakraniellen Komplikation, das als Diagnosticum erst dann von ausschlaggebender Bedeutung wird, wenn andere Cerebralerscheinungen fehlen. Daß auch bereits nach Entfernung des Krankheitsherdes aus der Schädelkapsel auftretende Augenhintergrundsveränderungen nicht trübend auf die Prognose einzuwirken brauchen, beweisen die vier zur Heilung gelangten Fälle (3, 29, 62, 74). Gemeinsam ist diesen vier Fällen, daß die intrakranielle Komplikation in der hinteren Schädelgrube saß. Während bei 29 zwei Tage nach der Ausräumung eines extraduralen Abszesses auf der Kleinhirndura sich eine Neuritis[1]) ausbildet, stellen sich nach Entfernung eines perisinuösen Abszesses bei Fall 3 und 62 nach 11 Tagen bezw. sogar erst nach drei Wochen krankhafte Veränderungen der Opticusscheibe ein. Bei dem vierten Fall (74) wurde eine Thrombose des sinus sigmoideus ausgeräumt, und nach acht Tagen traten neuritische Zeichen auf. Bei allen vier Fällen ließ sich ein ungünstiger Einfluß auf die Heilung nicht nachweisen.

Wenn auch in den meisten Fällen bald nach der Entfernung des Herdes aus dem Schädelinnern die Rückbildung der Augenhintergrundsveränderungen einsetzte, so ist die Zahl der sicher beobachteten und notierten Zeiträume für die Heilung nur eine beschränkte. Geringgradige Veränderungen, wie z. B. in Fall 75 und 61 bilden sich schon nach 7 bezw. 10 Tagen vollkommen zurück. Bei 52 ist eine Stauungspapille mit Hämorrhagieen der Umgebung bis zum 30. Tage nach der Operation ohne Veränderung, verschwindet aber innerhalb der nächsten acht Tage vollkommen. Bei Fall 24 erfordert die Heilung anderthalb Monate. Im Fall 62 beginnt die Rückbildung der Neuritis am 7. Tage und ist erst nach drei Monaten geheilt. Dieser Fall bildet außer mit seinem späten postoperativen Auftreten von exsudativer Neuritis und Hämorrhagieen auch

---

[1]) Die Bezeichnung Neuritis oder Stauungspapille findet nur dann Anwendung, wenn sie von augenärztlicher Seite gebraucht wurde, wie denn überhaupt die Mehrzahl der Befunde von spezialistischer Seite kontroliert worden sind.

insofern eine Ausnahme, weil er mit einer Veränderung der Sehschärfe einherging, während sie sonst nicht merklich verändert zu sein pflegt. In Fall 3 und 21 ist nach drei Monaten die Heilung noch nicht vollendet.

Es fanden sich die Veränderungen an der Opticusscheibe unter 44 Fällen 41 mal doppelseitig vor, und zwar 26 mal gleich stark und davon 6 mal mit geringen Veränderungen (nämlich Hyperämie und eben angedeutetem Undeutlichwerden der Papillengrenzen), 12 mal mit Neuritis und 8 mal mit Stauungspapille. In 11 Fällen war mehr die ohrkranke, in 4 Fällen mehr die ohrgesunde Seite befallen. 3 mal war nur der eine Opticus befallen, davon 2 mal (Nr. 10 mit Neuritis, Nr. 68 mit Stauungspapille) die ohrkranke, 1 mal (Nr. 51 mit Hyperämie) nur die ohrgesunde Seite.

Wenden wir uns nun zu den einzelnen Arten der mit Augenhintergrundsveränderungen einhergehenden intrakraniellen Komplikationen, so finden wir folgendes Verhalten.

1. Extraduralabszeß. 31 mal fand sich ein extraduraler Abszeß als alleinige intrakranielle Komplikation und zwar 3 mal in der mittleren, 21 mal in der hinteren und 7 mal in beiden Schädelgruben, und 6 mal im Verein mit anderen Komplikationen, also im ganzen 37 mal.

Unter den 31 unkomplizierten Fällen war der Augenhintergrund 23 mal normal. Unter den 8 pathologischen Fällen war nur 1 Fall (86), der nur Veränderung leichtester Art aufwies, 5 (2, 27, 29, 62, 75) zeigten hochgradigere Veränderungen neuritischer Art und zwei sogar (3, 60) ausgesprochene Stauungspapillen. Nur bei 60 handelte es sich um eine größere, unter Druck stehende Eitermenge in der hinteren Schädelgrube. Bei den übrigen mit anderen intrakraniellen Komplikationen einhergehenden Fällen überwogen diese die Erscheinungen der Extraduralabszesse und sollen unten betrachtet werden.

Unsere Tabelle weist also eine ähnliche Verhältniszahl (22,2 %) wie die der anderen Autoren [Körner[1]) u. Hansen 18,2 %, Tenzer 28,6 %] auf, steht aber bezüglich der Schwere der Augenhintergrundsveränderungen obenan.

---

[1]) s. Takabatake l. c.

2. **Leptominingitis purulenta.** Unter 13 unkompliziert verlaufenden Meningitiden weist unsere Tabelle nur 4 mit Veränderungen des Augenhintergrundes auf. Gerade bei dieser Erkrankung wogen die Meinungen hin und her. Zaufal[1]) und Knies[2]) sahen in der Neuritis optica ein nie fehlendes Symptom der purulenten Meningitis, während Pitt[3]) sie stets bei der otogenen Meningitis vermißte. Die 6 unkomplizierten Fälle Körners boten keine Augenhintergrundsveränderungen dar, Tenzers und Hansens Fälle je zur Hälfte. Während also von unseren Fällen mit unkomplizierter Meningitis nur etwas über ein Drittel Augenhintergrundsveränderungen aufweist und sogar nur $^1/_4$, wenn wir die beiden (Nr. 42, 63) tuberkulösen Meningitiden ausscheiden, überwiegen diese, wenn die Meningitis mit anderen Erkrankungen sich verbindet. Unter insgesamt 31 Fällen ist der Augenhintergrund 16mal verändert, und da, wo die Meningitis das Krankheitsbild beherrscht, ist unter 9 Fällen der Fundus sogar 7mal verändert. Unter den 4 Fällen komplizierter Meningitis trat eine beiderseitige Neuritis am 10. Tage vor dem Tode auf, während in Fall 10 nur eine einseitige auf der ohrkranken 5 Tage ante exitum gefunden wurde.

Von den beiden tuberkulösen Meningitiden fand sich bei Nr. 42 7 Tage vor dem Tode eine doppelseitige Neuritis und einseitige Stauungspapille, hingegen zeigte Fall 63 nur Hyperämie und leichtes Verwaschensein der Papillengrenzen. Unter den Fällen, in denen die Meningitis das Krankheitsbild nur beherrschte, setzte die Papillenerkrankung einmal (13) 13, das anderemal (41) 22 Tage vor dem Tode ein.

Bei Fall 28, der am 133. Tage nach Ausräumung der Paukenhöhle einer tödlichen Meningitis erlag, blieben bis 3 Tage vor dem Tode die Papillen normal.

3. **Sinusthrombose** fand sich 21mal als einzige intrakranielle Komplikation und hatte in 10 Fällen zu Augenhintergrundsveränderungen geführt, in 9 Fällen, in denen sie das Krankheitsbild beherrschte, war 5mal, in 6 Fällen, wo sie zu anderen Komplikationen sich gesellte, 3mal der Fundus der Augen pathologisch.

---

[1]) Zaufal, Prager med. Wochenschr. 1881, No. 45.
[2]) Knies, Beziehungen des Sehorgans u. s. w. S. 140.
[3]) Pitt, British medical J. 1890, Vol. I.

Insgesamt betrug also die Zahl der beobachteten Sinusthrombosen
36 mit je 18mal normalem und verändertem Augenhintergrund.
Bedeutend geringer sind hingegen die Ziffern von Körner, der von
5 nur 1mal, von Hansen der von 8 3mal und von Tenzer, der
von 12 Sinusthrombosen 2mal pathologische Veränderungen des
Augenhintergrundes beobachtet hatte. Nur Jansen[1]) fand unter
27 früher publizierten Sinuthrombosen 14 erkrankten Sehnerven-
scheiben.

Auffallend groß ist auch die Zahl von 5 (15, 33, 47, 49, 57)
Thrombosen des Sinus cavernosus, die sich unter den 36 Fällen
von uns finden. Nur einer dieser Fälle (47) ließ eine Veränderung
des Augenhintergrundes vermissen, wohingegen Jansen von 3
keinmal, Hansen und Tenzer je einmal von 2 Fällen krankhafte
Veränderungen der Opticusscheibe nachgewiesen haben.

Angesichts der hohen Prozentzahl, mit denen sich bei unseren
Fällen von Sinusthrombose eine Veränderung des Augenhintergrundes vereint findet, möchte ich kurz die Frage nach der Pathogenese der Sehnervenveränderung streifen. Die Annahme Taka-
batakes, daß die einseitige Verstopfung des Sinus transversus
und der Vena jugularis in der Mehrzahl der Fälle nicht ausreichend
sei, um eine Stauung im Augenhintergrunde hervorzurufen, ist mit
unseren Ziffern schwer in Einklang zu bringen. Er findet in der
Entwicklung eines ausreichenden Kollateralkreislaufes unter Hinweis
auf die von Henrici und Kikuchi[2]) nachgewiesenen zahlreichen
Varianten der occipitalen Sinusverbindung am Confluens sinuum
bei allmählich eintretendem Verschluß des Hirnblutleiters eine
Erklärung für seine Annahme. Dem widersprechen unter unsern
10 Fällen unkomplizierter Sinusthrombose sechs, bei denen eine
einseitige Sinuserkrankung genügte, um Veränderungen im Augen-
hintergund hervorzurufen. Sprechen auch immer diese Befunde
für die Entwicklung der Fundusveränderungen auf mechanischem
Wege, so möchte ich doch bei den abweichenden Ziffern anderer
Statistiken die Entstehungsmöglichkeit auf entzündlicher Basis
nicht von der Hand weisen und mit Brieger[3]) den vermittelnden

---

[1]) Jansen, Arch. f. Ohrenh. Bd. 36, S. 8.
[2]) Henrici u. Kikuchi, Zeitschr. f. Ohrenheilk. Bd. 42.
[3]) Verhandlungen d. deutschen otolog. Gesellsch. 1901 in Breslau, S. 80.

Standpunkt einnehmen, welcher sagt: „der Eintritt einer Neuritis optica wird nicht durch die venöse Stauung an sich ausgelöst, eher scheint er von der Spannung, unter welcher das Hirnwasser steht, abhängig, häufiger aber wohl noch der Ausdruck gleichzeitig vorhandener entzündlicher Prozesse im Arachnoidealraum zu sein."

4. Hirnabszeß. Unsere Tabelle enthält 8 mal Hirnabszeß als einzige Komplikation otogener Erkrankung, nämlich 2 Kleinhirn- und 6 Großhirnabszesse, von denen je die Hälfte mit, die andere Hälfte ohne Augenhintergrundsveränderungen verliefen. In 13 Fällen, in denen der Abszeß das Krankheitsbild beherrschte, waren 6 mit, 7 ohne Veränderungen an der Sehnervenscheide, davon entfallen auf die Schläfenlappenabszesse 6mal und auf die Kleinhirnabszesse 4mal pathologische Augenhintergrundsbefunde. In Gemeinschaft anderer Komplikationen fanden sich noch weitere 3 Schläfenlappen- und ein Kleinhirnabszeß, von denen nur ein Schläfenlappenabszeß zur Veränderung geführt hatte. Insgesamt waren es also 25 Hirnabszesse mit 13 mal normalem und 12 mal verändertem Augenhintergrund. Entgegen den gewöhnlichen Anschauungen, wonach Drucksteigerungen in der hinteren Schädelgrube zuerst zu Veränderungen der Sehnervenscheibe führen, blieben gerade die beiden Kleinhirnabszesse (45, 99) die mit Sinusthrombose kombiniert waren, mit normalem Fundus. Das gleiche gilt auch für ihre Kombination mit Leptomenigitis (22, 36).

Die Veränderungen traten stets doppelseitig, wenn auch nicht in gleich starker Weise, auf. Unter den 12 Veränderungen fanden sich 7mal Stauungspapille, 5mal Neuritis und einmal geringe Veränderungen. Es überwiegen also bei den Hirnabszessen die schweren Augenhintergrundsveränderungen, hierbei ist 5mal das Großhirn, einmal das Kleinhirn und einmal beide vereint beteiligt.

Eine Zunahme der krankhaften Veränderungen nach der Entfernung des Herdes konnten wir bei unseren unkomplizierten Fällen nicht beobachten, nur in solchen Fällen wie z. B. 59, in dem ein Zerfall des den Abszeß begrenzenden Hirns und eine umschriebene Meningitis eintrat, kam es dazu, und zwar erst 26 Tage nach dem Eingriff. Ferner veränderte sich der Augenhintergrund im Fall 64, in dem ein hinzutretender Hinterhauptslappenabszeß

3 bezw. 6 Tage nach operativer Entlastung des Hirns zu neuritischen Erscheinungen führte.

Überblicken wir unsere Fälle, und fragen wir nach der Häufigkeit, in denen intrakranielle Komplikationen zu Augenhintergrundsveränderungen geführt haben, so stellt sich in absteigender Linie folgende Reihenfolge heraus.

Meningitis kombiniert, und zwar am häufigsten, mit Sinusthrombose, der kombinierte Hirnabszeß, die kombinierte Sinusthrombose, der reine Hirnabszeß, die reine Sinusthrombose, dann Meningitis und zuletzt der Extraduralabszeß.

Folgende Schlüsse können wir aus unserem Material über die Bedeutung der Augenhintergrundsveränderungen ziehen.

Die Augenhintergrundsveränderungen können bei allen Formen intrakranieller Komplikationen auftreten; ihr Fehlen beweist nichts gegen das Vorhandensein derselben.

Die Veränderungen am Augenhintergrund lassen keine oder nur beschränkte Schlüsse (Häufigkeit der Stauungspapille bei Hirnabszessen) auf die Art der intrakraniellen Komplikation zu.

Das Auftreten und der Grad der Augenhintergrundsveränderung ist für die Prognose quoad vitam ohne Belang.

Eine Augenhintergrundserkrankung bei otogenen Krankheiten gewinnt als Zeichen einer intrakraniellen Komplikation an diagnostischer Bedeutung, wenn andere cerebrale Erscheinungen fehlen.

Tabellen.

—

Tabelle I.

Nr.	Personalien	Diagnose nach Abschluß der Behandlung	Operationsbefund	Ausgang	Fundus oculorum
1	Emma H., 26 J.	Chronische Mittelohreiterung mit Cholesteatom, Bogengangsdefekt und Thrombophlebitis.	1 cm langer Defekt im horizontalen Bogengang. Zerfallener Thrombus im Sinus sigmoideus.	Heilung.	Am Tage der Operation: Beide Papillen mit verwaschenen Grenzen und getrübter Umgebung. Stark geschlängelte Venen. Am 2. Tage Zunahme der Neuritis. 12. Tag Zunahme der Stauung, Neuritis unverändert. 22. Tag Prominenz der Papille d. ohrgesunden Seite von 3 Diop. Neuritis unverändert. Weitere Notiz fehlt.
2	Otto St., 15 J.	Chron. Eiterung mit Cholesteatom. Großer extraduraler Abszeß der hinteren u. mittleren Schädelgrube.	Unter Druck stehender Eiter auf Kleinhirn- und Schläfenlappendura, letztere z. T. gangränös.	Heilung.	Stärkere Füllung der Gefäße, leichtes Verwaschensein der Grenzen. 3. Tag nach der Operation, Grenzen der ohrkranken Seite undeutlicher geworden.
3	Frida J., 18 J.	Perisinuöser Abszeß u. Empyem d. Warzenfortsatzes bei akuter Eiterung.	Ausgedehnte Einschmelzung des Warzenfortsatzes. Granulationen auf dem Sinus, der beim Abschaben einreißt. Blutung.	Heilung.	Tag vor der Operation normal. 11 Tage später bds. Stauungspapille und retinitische Exsudate in der Umgebung, besonders der ohrgesunden Seite. 3 Monate später bds. starke venöse Hyperämie. Beide Papilllen von schmalem Bindegewebsconus umrahmt.
4	Frida K., 23 J.	Chronische Mittelohreiterung mit Schlä-	Fötider, perisinuöser und extraduraler Abs-	Exitus. Ausgedehnte Leptomeningitis.	Am Tage der Operation: Starke Füllung der Venen und leichtes Ver-

		fenlappenabszeß und Meningitis.	zeß der hinteren Schädelgrube.	Walnußgroßer Schläfenlappenabszeß mit Durchbruch in den rechten Seitenventrikel. Nekrotische Decke des Schläfenbeins im Bereich einer Fistel in der Dura des Schläfenlappens.	waschensein der Papillen nach außen und unten. Beständige Zunahme des Verwaschenseins der ohrkranken Seite, ebenso am 3., 5., 7. u. 13. Tage, d. h. bis einen Tag vor dem Exitus.
5	Frau L., 69 J.	Schläfenlappenabszeß und Meningitis nach akuter Mittelohreiterung.	Nichtoperiert, weil moribund eingeliefert.	Exitus letalis. Caries tegminis tympani. Walnußgroßer Abszeß im r. Schläfenlappen und ausgedehnte Meningitis, fortgeleitet durch eine Perforation in der Dura.	Einige Stunden vor dem Exitus normaler Befund.
6	Johann Sch., 60 J.	Akute Mittelohreiterung mit Empyem des Warzenfortsatzes. Meningitis.	Ausgedehnte Zerstörung des Knochens bis an die Dura des Schäfenlappens, und des Kleinhirns.	Exitus. Meningitis. Übergang bei später Untersuchung des Felsenbeins nicht mehr feststellbar.	Am Tage der Operation und vorher normaler Befund.
7	Gustav W., 7 J.	Chronische Mittelohreiterung mit Thrombose des Sinus transversus u. Vena jugularis. Pyämie.	Cholesteatom im Antrum und Warzenfortsatz, das bis an den grünlich verfärbten trombosierten Sinus transversus reicht.	Exitus. Thrombose, von der rechten Vena jugularis oberhalb der Einmündung d. Subclavia durch d. Sinus transversus der kranken bis zur ohrgesunken bis zur ohrgesunden Schädelgrube.	Am Tage vor der Operation beide Papillengrenzen verwaschen, Schlängelung der Gefäße. Zunahme der Erscheinungen am 3. und 7. Tage post operationem und 12 Tage ante exitum.

Nr.	Personalien	Diagnose nach Abschluß der Behandlung	Operationsbefund	Ausgang	Fundus oculorum
				den Seite reichend. Pleuraempyem und Lungenabszesse.	
8	Frau S., 27 J.	Chronische Mittelohreiterung und Bogengangsdefekt, Sinusthrombose u. Meningitis (?).	Erste Operation deckt ein Cholesteatom und großen Defekt im horizontalen Bogengang auf, zweite Operation (7 Tage später) eine Sinusthrombose.	Exitus. Sektion verweigert.	Untersucht am Tage vor und am 7., 8., 9., 10., 11., 13. und 15. Tage nach der ersten Operation und normal gefunden.
9	Frl. L., 18 J.	Chronische Mittelohreiterung mit Schläfenlappenabszeß und Sinusthrombose.	Fistel im Tegmen tympani und Dura. Epitympanaler und walnußgroßer Schläfenlappenabszeß. Thrombose des Sinus sigmoideus. Ligatur der Vena jugularis.	Exitus am Tage der Operation. Keine Sektion.	Am Tage der Operation untersucht und normal gefunden.
10	Karl L., 29 J.	Chronische Mittelohreiterung mit Bogengangsdefekt und Meningitis.	Großer granulierender Defekt im vorderen Schenkel des horizontalen Bogengangs.	Exitus. Leptomeningitis an der Basis und den abgehenden Nerven.	Leichte Verschleierung der Grenzen sowie der Papille selbst und stärkere Gefäßfüllung auf der ohrkranken Seite. Bis zum Tode am 2. Tage nach der Operation stetige Zunahme der Erscheinungen, während der Fundus der ohrgesunden Seite normal blieb.

11	Hellmut B., 8 J.	Chronische Mittelohreiterung mit Cholesteatom und extraduralem Abszeß.	Extraduraler Abszeß der mittleren und hinteren Schädelgrube von 8 cm Länge und 6 cm Breite.	Wird vor Abschluß der Behandlung von den Eltern nach Haus genommen.	Untersuchung am Tage der Operation ergibt normale Verhältnisse.
12	Frau K., 45 J.	Chronische Mittelohreiterung. Meningitis cerebrospinalis.	Nicht operiert, weil moribund.	Exitus. Leptomeningitis der Konvexität und Basis. Verfärbung des Tegmen tympani.	Untersuchung am Tage vor dem Tode. Befund normal.
13	Bertha E., 10 J.	R. chronische Mittelohreiterung. Meningitis purulenta convexitatis. Thrombophlebitis sinus transversi et venae jugularis.	1. Operation: Auslöffelung eines Cholesteatoms. 2. (nach 16 Tg.) Eröffnung der hinteren Schädelgrube. Sinus bluthaltig.	Exitus nach tagelang vorhergehend. Hemiparese mit aphasischen Störungen. Beginn derselben am 7. Tage nach der ersten Operation. Befund s. a. Spalte 3.	Normaler Befund: vom 1. bis 11. Tag seit der Operation. Am 13. Verwaschensein rechts (ohrkranke Seite), am 16. auch links. Am 18. Tage links wieder normal. Letzte Untersuchung am 22. Tage post operationem (4 Tage ante exitum), rechts leichtes Verwaschensein der Grenzen, links Schwellung der scharfrandigen Papille.
14	Max G., 13 J.	Akute Mittelohreiterung. Defekt im Tegmen tympani. Meningitis.	Empyem des Warzenfortsatzes. Freilegen der mittleren Schädelgrube.	Exitus am 13. Tage post operationem. Meningitis, Pachymeningitis externa am Tegmen tympani.	Untersucht: 3 Tage ante operationem, Fundus normal. 2 Tage post operationem beginnende Neuritis. Tägliche Zunahme der Erscheinungen bis zum 12. Tage p. o. (1 Tag ante exitum).
15	Georg M., 8 J.	R. chron. Mittelohreiterung. Thrombophlebitis sinus transversi, cavernosi, pe-	Cholesteatom in der Pauke. Perisinuöser Abszeß und Sinusthrombose.	Exitus. Beide Sinus cavernosi und der rechte petrosus inferior mit Eiter ge-	Bereits 2 Tage vor der Operation Verwaschensein der Papillengrenzen. Am Tage der Operation deutlicher geworden. Untersuchung am 5., 9.,

Nr.	Personalien	Diagnose nach Abschluß der Behandlung	Operationsbefund	Ausgang	Fundus oculorum
		trosi superioris et inferioris, venae jugularis. Lungenabszesse.		füllt, ebenso in der Vena jugularis. Multiple Lungenabszesse und fibrinös - eitrige Pleuritis.	14. und 18. Tage nach der Operation (19. Tag Exitus) ganz allmähliche Zunahme der Erscheinungen.
16	Max B., 20 J.	Chronische Mittelohreiterung. Meningitis.	Nicht mehr operiert, weil Diagnose feststand.	Exitus. Meningitis cerebrospinalis.	Untersucht einen Tag vor dem Tode und normal gefunden.
17	August H., 47 J.	Chronische Mittelohreiterung mit Bogengangsdefekt u. Kleinhirnabszeß.	Breiter granulierender Defekt im horizontalen Bogengang. Hintere Schädelgrube nicht eröffnet.	Exitus. Taubeneigroßer Kleinhirnabszeß d. ohrkranken Seite.	5 Tage ante exitum untersucht und normal gefunden.
18	Heinrich A., 48 J.	Chronische Mittelohreiterung mit extraduralem Abszeß.	Handtellergroßer Extraduralabszeß in der hinteren Schädelgrube.	Heilung.	3 Tage vor der Operation untersucht und normal gefunden.
19	Paul K., 9 J.	Chron. Eiterung mit Cholesteatom, perisinuösem und extraduralem Abszeß.	Knochen bis zum schwartig verdickten Sinus zerstört. Haselnußgroßer Extraduralabszeß der Schläfenlappendura. Entfernung des kranken Knochens bis zur hinteren Felsenbeinkante.	Heilung.	Am Tage vor der Operation normal gefunden.

20	Gustav K., 21 J.	L. chronische Mittelohreiterung mit Cholesteatom u. Schläfenlappenabszeß.	Fistel im Tegmen tympani, dementspr. eine Durafistel 3 mm lateral vom oberen vertikalen Bogengang, die in einen 250 ccm fassenden Schläfenlappenabszeß führt.	Geheilt entlassen, später an Paranoia erkrankt. Exitus vier Jahre nach der Operation. Encephalitis peracta lobi temporal. Atrophia nervi optici utriusque. Tubercul. pulm. Empyema sinistra etc.	5 Tage vor der Operation untersucht. S = 0. Neuritis optica im Stadium der Atrophie. 7 Tage nach der Operation unveränderter Befund.
21	Elsa Sch., 16 J.	L. chronische Mittelohreiterung, Sinusthrombose.	Empyem des Warzenfortsatzes. Nekrose d. Wand des Sinus sigmoideus und Thrombose desselben.	Heilung nach Überstehen eines Kniegelenkergusses.	3 Tage vor der Operation r. verwaschene Papillengrenzen, l. nur die oberen und unteren verwaschen. Nach 25 Tagen derselbe Befund. Nach 3 Monaten r. unverändert, l. normal.
22	Gustav H., 50 J.	Akute Mittelohreiterung mit extraduralem Abszeß, Abszeß im Kleinhirn u. Leptomeningitis.	1. Operation: Extraduraler Abszeß der hinteren Schädelgrube, nach 24 Tagen 2. Operation, Kleinhirnabszeß freigelegt.	Exitus am 26. Tag nach dem 1. Eingriff. Eitriges Exsudat der Konvexität, weniger der Basis und im 4. Ventrikel. Verklebung des Kleinhirns mit der Dura in der Umgebung des taubeneigroßen Kleinhirnabszesses.	Untersuchung am Tage vor dem ersten Eingriff, ferner am 4., 20. und 24. (Tag der 2. Operation), Befund stets normal.
23	Paul H., 32 J.	Akute Mittelohrentzündung. Mastoiditis. Labyrintheiterung. Leptomeningitis.	Nicht operiert.	Exitus. Ostitis mastoidea, Otitis media acuta seropurulenta. Otitis interna hae-	2 Tage vor dem Tode normal gefunden.

Nr.	Personalien	Diagnose nach Abschluß der Behandlung	Operationsbefund	Ausgang	Fundus oculorum
				morrhagica seropurulenta. Defectus can. semic. vertic. ant. Caries ossis petrosi. Meningitis purulenta praesertim baseos. Pyocephalus internus ventriculi quarti.	
24	Max M., 13 J.	L. chron. Eiterung mit Cholesteatom, extraduralem und Schläfenlappenabszeß.	1. Operation: Radikaloperation. Eröffnung eines extraduralen Abszesses. Caries tegminis antri. Nach 6 Tagen Entleerung eines 3 Eßlöffel enthaltenden Schläfenlappenabszesses an derselben Stelle.	Heilung.	Untersucht am Tage der 1. Operation. L. verwaschene Papillengrenzen, starke Füllung und Schlängelung der Venen. R. Grenzen nicht ganz scharf, Venen wie links. Am Tage des zweiten Eingriffs l. deutliche Stauungspapille, r. unverändert. Nach 51 Tagen beide Papillen normal.
25	Hans Sch., 14 J.	Chronische Mittelohreiterung mit Cholesteatom und extraduralem Abszeß.	Caries tegminis antri und extraduraler Abszeß.	Heilung.	Normalen Befund erhoben am Tage vor der Operation, 6 und 21 Tage nach derselben.
26	Karl V., 23 J.	Chronische Mittelohreiterung mit Cholesteatom, zirkumskripter Meningitis und Sinusthrombose.	Radikaloperation mit Freilegung der gesund aussehenden Dura der mittleren Schädelgrube.	Exitus. Eitrige Infiltration der Pia vom Tegmen antri, den Sinus entlang bis zum Bulbus der Vena	Untersucht 3 Tage vor dem Exitus und normal gefunden.

27	Hermann G., 8 J.	Chronische Mittelohreiterung mit extraduralem Abszeß.	Ausgedehnter subperiostaler Abszeß, Empyem des Warzenfortsatzes und unter starkem Druck stehender Abszeß der hinteren Schädelgrube, dessen mediale Wand ein talergroßes Stück der Kleinhirndura und des Sinus bildet.	Heilung. jugularis. Thrombose des Sinus sigmoideus und der Vena jugularis interna.	Untersuchung am Tage der Operation sowie am 5. und 8. Tage nach derselben. Leichte Verschleierung der Papillengrenzen.
28	Wilh. Sch., 17 J.	Chronische Mittelohreiterung mit Defekt im horizontalen Bogengang, Meningitis infolge Überleitung durch das vereiterte Labyrinth.	Caries der hinteren Gehörgangswand u. der Gehörknöchelchen. Granulierender Defekt im ampullären Abschnitt d. horizontalen Bogengangs.	Exitus. Arachnitis purulenta cerebelli et medullae oblongatae. Encephalitis purulenta. Neuritis haemorrhagico-purulenta n. VII et VIII. Otitis interna foetida cum granulationibus. Necrosis cochleae.	Untersucht am Tage der Operation, am 17. und 118. nach derselben und normal gefunden; am 130. (3 Tage ante exitum) beginnendes Verwaschensein des nasalen und temporalen Randes der ohrgesunden, weniger auf der ohrkranken Seite.
29	Marie B., 33 J.	Subakute Mittelohreiterung mit extraduralem Abszeß in der hinteren Schädelgrube.	Empyem des Warzenfortsatzes. Granulierende Kleinhirndura in Markstückgröße freiliegend.	Heilung.	2 Tage vor der Operation normal, 2 Tage nach derselben deutliches Verwaschensein der Papillenränder in ganzer Zirkumferenz, ebenso nach weiteren 14 Tagen.

Nr.	Personalien	Diagnose nach Abschluß der Behandlung	Operationsbefund	Ausgang	Fundus oculorum
30	Luise W., 19 J.	Chronische Mittelohreiterung. Meningitis purulenta.	Nicht operiert wegen manifester Meningitis.	Exitus. Subdurale u. arachnoidale Eiterung der Basis. Ein Granulationsstreifen führt vom Kuppelraum zur Pyramidenspitze zu einem extraduralen Absceß, ohne die mediale Durawand verändert zu haben.	Untersuchung 7 Stunden ante exitum ergibt leichtes Verwaschensein des nasalen Papillenrandes der ohrkranken Seite und beiderscits stärkere Venenfüllung.
31	Ernst F., 26 J.	Chronische Mittelohreiterung. Meningitis. Thrombophlebitis. Pyämie.	Cholesteatom des Antrums und der Paukenhöhle.	Exitus. Sequestration der Tabula vitrea des Schläfenbeins u. haemorrhagische Pachymeningitis. AusgedehnteLeptomeningitis. Zerfallene Thromben in beiden Sinus transversi und der rechten Vena jugularis. Endokarditis etc.	1 Monat vor der Operation normaler Augenhintergrund. 25 Tage nach derselben und 4 Tage ante exitum Papillengrenzen bds. unscharf.
32	Anna St., 8 J.	L. chron. Mittelohreiterung mit Cholesteatom, Schläfenlappenabszeß und Meningitis.	2 Eßlöffel Eiter enthaltender Abszeß im linken Schläfenlappen.	Exitus. Schläfenlappenabszeß von der Größe einer Kinderfaust mit Kommunikation in den linken Seitenventrikel u. erhaltender Absceß im linken Schläfenlappen.	Verwaschene Papillengrenzen 2 Tage vor der Eröffnung des Abszesses, am Tage nach der Operation eine strichförmige Blutung in der Nähe der Papille. Nach 15 Tagen noch derselbe Befund. Nach 18 Tagen, 5 Tage

				weichter Umgebung. Leptomeningitis der Basis und Konvexität. Pyocephal. internus.	ante exitum, sind die Grenzen noch mehr verwaschen, die Papillen prominent und von grauer Farbe. Arterien auffallend wenig, Venen leicht vermehrt gefüllt.
33	Fritz P., 12 J.	Chronische Mittelohreiterung mit Cholesteatom, perisinuösem Abszeß, Arrosion des Sinus transversus u. Sinusthrombose.	Profuse Blutung aus dem Sinus, dessen Wand durch einen perisinuösen Abszeß arrodiert war.	Exitus. Z. T. jauchig zerfallene Thrombose des rechten Sinus transversus, petrosus inferior, cavernosus und des Sinus occipitalis, circularis sowie der rechten Vena jugularis. Eitrige Infiltration der Hypophysis u. des rechten retrobulbären Fettgewebes. Empyem der rechten Keilbeinhöhle u. der hinteren Siebbeinzellen.	Am Tage vor der Operation normal. Am Operationstage Exophthalmus, Chemosis, Verengerung der Arterien. Am 2. Tage p. op. unverändert, am 5. zunehmende Chemosis, r. Papille blasser. 8. Tag, Netzhautblutung neben der r. Papille. Am 14. Tag Exitus.
34	Berthold W., 13 J.	Chron. Eiterung mit Cholesteatom, Kleinhirnabszeß u. Sinusthrombose.	Nicht operiert, weil der Exitus vor beschlossenem Eingriff eintrat.	Exitus. Sehr großes Cholesteatom, das Pauke, Antrum und Warzenfortsatz erfüllt. Walnußgroßer Kleinhirnabszeß mit umgebender Erweichungszone in der Nachbarschaft des thrombosierten Sinus sigmoideus.	Normaler Befund am Tage des Todes.

Nr.	Personalien	Diagnose nach Abschluß der Behandlung	Operationsbefund	Ausgang	Fundus oculorum
35	Marie K., 26 J.	Chronische Mittelohreiterung mit Cholesteatom und Bulbusthrombose.	1. Eingriff: Großes Cholesteatom und gesunder Sinus. Nach 9 Tagen Ausräumung des Bulbus.	Exitus letalis nach Verlegung auf die chirurgische Station wegen ausgedehnter Phlegmonen. Kein Sektionsprotokoll.	10 Tage vor der Bulbusausräumung normal, vom 4. bis 19. Tage nach der Bulbusausräumung sehr verwaschene Papillengrenzen und starke Venenfüllung.
36	Reinh. Sch., 16 J.	Chronische Eiterung mit Cholesteatom, subduralem und Kleinhirnabszeß und umschriebener Meningitis.	Kein Eingriff.	Exitus. Walnußgroßer Abszeß in d. mittleren Schädelgrube; die umgebende Dura ist bis in die hintere Schädelgrube mißfarben und mit Arachnoides u. dem erweichten und zwei kleine, erbsengroße Abszesse bergenden Kleinhirn verklebt. Eiter im Sinus petrosus superior.	Ophthalmoskopisch am Tage vor dem Tode normal.
37	Emma L., 7 J.	Meningitis nach Otitis interna infolge Fremdkörpers.	Zerfetzter Gehörgang, luxierter Hammer. Granulierende Paukenhöhle.	Exitus. Granulationen in der Fenestra triquetra. Eiter in der Schnecke, im Vestibulum und Canalis acustico-facialis. Leptomeningitis purulenta.	15 und 2 Tage ante exitum untersucht und normal gefunden.

38	Wilhelm M., 48 J.	Meningitis nach akuter im Stadium der Heilung befindlicher Mittelohreiterung.	Nicht operiert.	Exitus am Tage der Einlieferung. Leptomeningitis der Basis und Konvexität. Haemorrhagisches Exsudat in der Schnecke. Nur im tegmen et cavitas antri Granulationen.	Untersuchung am Tage des Todes ergibt normalen Befund.
39	Franz B., 29 J.	Chronische Mittelohreiterung und Sinusthrombose.	Cholesteatom in Antrum und Paukenhöhle. Granulierende Sinuswand. Thrombose zwischen beiden Knien des Sinus, deren Mitte bereits eingeschmolzen ist. Granulierender Defekt im horizontalen Bogengang.	Heilung.	Normaler Augenhintergrund am Tage der Operation.
40	Albert J., 62 J.	Akute Mittelohreiterung. Meningitis.	Nicht operiert, weil moribund eingeliefert.	Exitus letalis. Leptomeningitis cerebrospinalis. Abszeß im Cavum Meckelii und in der Umgebung des Carotiskanals.	2 Tage vor dem Exitus normal gefunden.
41	Hermann M., 11 J.	Akute Mittelohreiterung, Meningitis. Schläfenlappenabszeß (R.).	Nicht operiert.	Exitus letalis. Meningitis. Ungeheilte Fraktur des Felsenbeins (Sturz vor vier Jahren) mit Caries	22 Tage ante exitum untersucht: bds. leichtes Verwaschensein der Papillenränder, Venen leicht vermehrt gefüllt. 6 Tage ante exitum r. deutliche Neuritis optica, l. Grenzen

Nr.	Personalien	Diagnose nach Abschluß der Behandlung	Operationsbefund	Ausgang	Fundus oculorum
				ossis petrosi und korrespondierend. Duradefekten. Schläfenlappenabszeß.	etwas mehr verschwommen als bei der ersten Untersuchung.
42	Otto K., 7 J.	R. chron. Mittelohreiterung mit Cholesteatom. Meningitis tuberculosa.	Freilegung der mit Cholesteatom erfüllten Mittelohrräume, der mittleren und hinteren Schädelgrube. Negatives Punktionsresultat des Hirns.	Exitus letalis. Meningitis tuber. Caries des Canalis Fallopii und des horizontalen Bogengangs. Miliartuberkulose der Lungen.	1 Tag vor der Operation = 7 Tage ante exitum: bds. deutlich verwaschene Papillengrenzen, r. beginnende pilzförmige Vorwölbung der Papille.
43	Frau H. W., 33 J.	Chronische Mittelohreiterung und Sinusthrombose.	Granulierende und teilweise bereits zerstörte Sinuswand. Atem- und Herzstillstand machen der Fortsetzung der Operation ein Ende.	Exitus nach $^3/_4$ stündiger Operationsdauer. Teilweise zerfallener Thrombus des Sinus sigmoideus und der Vena jugularis bis zur Subclavia. Perforatio sinus sigmoidei. Kleiner metastatischer. Lungenabszeß.	Ophthalmoskopischer Befund am Operationstage normal.
44	Emma Sch., 14 J.	Chronische Mittelohreiterung mit perisinuösem Abszeß und Sinusthrombose.	Ausgedehnter extraduraler Abszeß der hinteren Schädelgrube, durchzog. vom thrombosierten Sinus sigmoideus. Exzision.	Heilung.	Untersuchung am Tage vor der Operation: beide Papillen hyperämisch und verwaschen.

45	Karl K., 32 J.	Chronische Mittelohreiterung mit Cholesteatom.	Granulierende Fistel im Sinus sigmoideus, der jauchig, blutige Thrombusmassen enthält.	Exitus letalis. Taubeneigroßer Kleinhirnabszeß. 5 qcm großer Defekt in der hinteren Pyramidenfläche. Thrombose des Sinus sigmoideus und der Vena jugular. interna.	1 Tag ante operationem bezw. 3 Tage ante exitum normaler Befund.
46	Ernst K., 16 J.	Chronische Mittelohreiterung. Caries canalis semicircularis. Kleinhirnabszeß.	Granulierende Fistel im horizontalen Bogengang. Trepanation und Punktion des Kleinhirns negativ.	Exitus letalis 99 Tage nach dem ersten Eingriff. Otitis interna cum granulationibus. Neuritis acustico-facialis purulenta. Abscessus cerebelli.	Außer einem vorübergehenden Verwaschensein der Papillen am 24. Tage nach dem ersten Eingriff bis zum Exitus scharfrandige Papillengrenzen.
47	Emma Sch., 17 J.	Chronische Mittelohreiterung mit Cholesteatom und Sinusthrombose.	Fötid zerfallener Thrombus im Sinus sigmoideus, an den folgenden Tagen derselbe Befund im Sinus transversus und Bulbus venae jugularis.	Exitus. Thrombophlebitis foetida jenseits des bis 2 cm zum Torcular tamponierten Sinus transversus. Thrombosis sinus cavernosi utriusque, petrosi sup. et inferioris. In der ligierten Vena jugularis gutartiger Thrombus.	4 Tage ante exitum bezw. 1 Tag vor der Sinusausräumung normal.
48	Anna K., 32 J.	Chronische Mittelohreiterung. Leptomeningitis purulenta mit Sprachstörungen.	Granulationsherd im Warzenfortsatz bis an den Sinus und Dura der mittleren Schädelgrube reichend. Negative Hirnpunktion.	Exitus letalis. Leptomeningitis purulenta der Basis und Konvexität. Pyocephalus internus!	9 und 6 Tage ante exitum normaler Befund.

26*

Nr.	Personalien	Diagnose nach Abschluß der Behandlung	Operationsbefund	Ausgang	Fundus oculorum
49	Max S., 13 J.	Chronische Mittelohreiterung mit Cholesteatom. Meningitis.	Nicht mehr operiert.	Exitus letalis. Nekrose des Tegmen antri et tympani. Putride Leptomeningitis und Thrombose des Sinus sigmoideus u. petrosus superior sowie beider cavernosi.	4 und 2 Tage ante exitum scharf begrenzte, blasse Papillen. Venen stark gefüllt.
50	Frau Schm., 35 J.	Chronische Mittelohreiterung mit Cholesteatom und perisinuösem Abszeß. Thrombose d. Sinus sigmoideus und Vena jugularis.	Großer unter Druck stehender perisinuöser Abszeß, der den Sinus medialwärts verdrängt hatte. Sinus bluthaltig.	Exitus letalis. Zerfallener Thrombus im Sinus sigmoideus bis zur Einmündung der Vena jugularis in die subclavia, sowie des Sin. petrosus inferior.	Am Operations- sowie Todestage Papillen normal. An letzterem zwei Retinalblutungen, eine mit gelbem Zentrum (septische Embolie).
51	Heinrich Str., 60 J.	Akute Mittelohreiterung mit extraduralem Abszeß und Meningitis.	Bohnengroßer extraduraler Abszeß der r. hinteren Schädelgrube.	Exitus letalis. Ausgedehnte Leptomeningitis.	Am Operationstage (3 Tage ante exitum) normaler Augenhintergrund. Am Todestage leichtes Verwaschensein der linksseitigen Papillengrenzen am temporalen Rande.
52	Wilhelm W., 31 J.	Chronische Mittelohreiterung mit extraduralem u. perisinuösem Abszeß. Sinusthrombose.	Abszeß in der hinteren Schädelgrube, welcher den Sinus sigmoideus perforiert und eine Thrombose erzeugt hat.	Heilung.	Untersuchung am Operationstage: deutlich verwaschene Grenzen und geschwollener Sehnervenkopf mit einzelnen Hämorrhagieen der Umgebung. Am 9., 15. bis 30. Tage keine Änderung, vom 31. Blutungen resorbieren sich, Stauungspapille im

					Zurückgehen. 37. Tag, Blutungen verschwunden, Sehnervenkopf scharf randig und nicht geschwollen.
53	Aswin F., 18 J.	Chronische Mittelohreiterung mit Cholesteatom und Kleinhirnabszeß.	Defekt im horizontalen Bogengang. 1 Monat später Inzision eines Kleinhirnabszesses.	Exitus. Granulationen im horizontalen und oberen vertikalen Bogengang und im Vestibulum. Neben der granulierenden Höhle des operativ eröffneten Kleinhirnabszesses ein zweiter kleinapfelgroßer nicht gefundener Kleinhirnabszeß.	Während der letzten 3 Wochen bis zum Tode keine pathologische Veränderung am Sehnervenkopf.
54	Carl E., 29 J.	Chronische Mittelohreiterung mit Cholesteatom und Sinusthrombose.	Perisinuöser Abszeß und eitrig infiltrierte Sinuswand. Thrombose des Sinus sigmoideus.	Heilung.	Normaler Sehnervenkopf am Operationstage.
55	Richard G., 22 J.	Chronische Mittelohreiterung mit Cholesteatom und Sinusthrombose.	Walnußgroße glattwandige Höhle mit zerfallenem Cholesteatom, dessen hintere Wand der thrombosierte Sinus sigmoid. bildet.	Heilung.	Normaler Sehnervenkopf am Tage vor der Operation.
56	Martha M., 21 J.	Chronische Mittelohreiterung mit Schläfenlappenabszeß.	Extradurale Granulationen in der mittleren Schädelgrube.	Exitus. Neben der operativ freigelegten Abszeßhöhle im rech-	Sehnervenkopf am Operationstage normal.

Nr.	Personalien	Diagnose nach Abschluß der Behandlung	Operationsbefund	Ausgang	Fundus oculorum
			Schläfenlappenabszeß, in den die Kornzange 6 cm eindringen kann.	ten Schläfenlappen findet sich ein kleinapfelgroßer Abszeß im Seitenventrikel.	
57	Charlotte Sch.	Subakute Mittelohreiterung mit Thrombophlebitis suppurativa des Sinus cavernosus und des Sinus petrosus superior et inferior.	Nekrotischer Knochen des Warzenfortsatzes und des Occiput. Sinuswand granulierend. Sinus sigmoid. bluthaltig.	Exitus. Ausgedehnte Nekrose des Felsenbeins. Eitriger Inhalt in beiden Sinus cavernosi und Sinus petrosus superior u. inferior. Multiple Abszesse in Lungen und Nieren.	3 Tage vor dem Tode wird eine Schlängelung und stärkere Füllung der Venen bemerkt. Grenzen scharf.
58	Leopold B., 16 J.	Chronische Mittelohreiterung mit Cholesteatom und Sinusthrombose.	Scharfrandiger Defekt der lateralen Wand des Sinus sigmoideus und Thrombose desselben.	Exitus. Im ausgeräumten Sinus sigmoideus cruor. Tod infolge Pyopneumothorax.	Sehnervenkopf am Tage vor der Sinusausräumung normal.
59	Frau K., 35 J.	Chronische Mittelohreiterung mit extraduralem u. Schläfenlappenabszeß. Vorhofeiterung. Encephalitis. Zirkumskripte Meningitis.	1. Tag: Eröffnung eines extraduralen Abszesses am Tegmen antri mit Nekrose der Dura und eines taubeneigroßen Schläfenlappenabszesses. 39. Tag: Eiter und Granulationen im Vorhof.	Exitus letalis. Nach der Rinde zu fortschreitende Einschmelzung und Zerfall des Schläfenlappens. Umschriebene Meningitis der rechten Hemisphäre. Frische Granulationen im Vorhof.	Befund am Tage der ersten Operation (1. Tag): temporaler Rand der rechten Papille nicht scharfrandig, Venen leicht geschlängelt, links normal. Am 26. Tage r. deutliche Stauungspapille, links normal. 31. Tag, Stauungspapille rechts zugenommen, jetzt auch links vorhanden. 36. Tag, beiderseits ausgeprägte Stauungspapille. 41. Tag, unverändert bis zum Exitus.

60	Max P., 19 J.	Chronische Mittelohreiterung mit Cholesteatom.	Großer extraduraler Abszeß der hinteren Schädelgrube und dicken Schwarten auf dem Sinus sigmoid.	Heilung.	Beiderseits ausgesprochene Stauungspapille. S = 1. Linksseitige Trochlearisparese am Operationstage. Am folgenden Tage die Parese verschwunden. Am 15. deutlicher Rückgang der Stauungspapille.
61	Carl B., 26 J.	Chronische Mittelohreiterung mit Kleinhirnabszeß.	Graugrüne Verfärbung der Zellen des Warzenfortsatzes und d. Kleinhirndura, nach 7 Tagen Eröffnung eines kirschgroßen Kleinhirnabszesses.	Heilung.	Scharfe Papillengrenzen vor dem Operationstage, nur venöse Hyperämie, diese auch 10 Tage nach der Eröffnung des Abszesses verschwunden.
62	Frau Sch. 26 J.	Akute Mittelohreiterung mit perisinuösem Abszeß.	Empyem d. r. Warzenfortsatzes und perisinuöser Abszeß, der die granulierende Sinuswand abgedrängt hatte.	Heilung.	Normaler Papillenbefund am Tage vor der Operation. 3 Wochen später findet sich beiderseits Neuritis optica mit Exsudatflecken und Blutungen. L. leichte Stauung. S. bds. = $\frac{1}{2}$. Da im übrigen normale Wundverhältnisse, wird abgewartet. Nach 7 bezw. 12 Tagen allmähliches Zurückgehen, das nach 3 Monaten normalem Augenhintergrund und Sehschärfe Platz macht.
63	Charlotte W., 7 J.	Chronische Mittelohreiterung. Arachnitis tuberculosa.	Granulationen in Antrum u. Paukenhöhle.	Exitus letalis. Miliare bis linsengroße Tuberkel an Basis und Konvexität.	6 und 2 Tage vor dem Exitus beginnende Neuritis optica.
64	Oswald K., 9 J.	Chronische Mittelohreiterung mit Chole-	Erste Operation: Freilegung einer Dura-	Exitus. Neben der granulierenden Abs-	3 Tage vor der ersten Operation bis 3 Tage nach Eröffnung des Schläfen-

Nr.	Personalien	Diagnose nach Abschluß der Behandlung	Operationsbefund	Ausgang	Fundus oculorum
		steatom, Durafistel, subduralem, Schläfen- und Occipitallappen- abszeß.	fistel und eines sub- duralen Abszesses in der Nähe des oberen vertikalen Bogen- ganges. 2. Operation nach 10 Tagen: Er- öffnung eines Schlä- fenlappenabszesses.	zeßhöhle d. Schläfen- lappens ein tauben- eigroßer Abszeß im Hinterhauptslappen.	lappenabszesses keine Abweichung von der Norm. Dann beginnt eine venöse Hyperämie, am 6. Tage eine Neuritis, die nach weiteren 4 Tagen wieder schwindet und einer aus- gesprochenen Stauungspapille, be- sonders links, bis zum Tode (33. Tag) Platz macht.
65	Frau B., 45 J.	Subakute Eiterung mit extraduralem Abszeß.	Markstückgroßes und $^3/_4$ cm dickes Granu- lationspolster auf der Dura an der Grenze zwischen mittlerer u. hinterer Schädelgru- be, 1 Teelöffel Eiter enthaltend.	Heilung.	Ohne Veränderung des Sehnerven- kopfes.
66	Heinrich K., 32 J.	Chronische Mittelohr- eiterung mit Chole- steatom und peri- sinuösem Abszeß.	Granulierende Sinus- wand als hintere Wand eines klein- kirschgroßen Abs- zesses.	Heilung.	Am Operationstage ohne Abweichung vom Normalen.
67	Elias H., 43 J.	Chronische Mittelohr- eiterung mit Chole- steatom u. Thrombo- phlebitis purulenta.	Den Sinus sigmoideus umspülender Eiter- herd. Exzision der lateralen Wand des leeren Sinus. Abbruch der Operation wegen zunehmend. Verfalls.	Exitus $^1/_4$ Stunde nach Anlegen des Verban- des. Peripher u. zen- tral vom eröffneten Sinusabschnitt eitrig zerfallene Thrombus- massen.	Kurz vor der Operation bds. Ver- waschensein der Temporalränder beider Papillen. Stärkere Füllung der Venen.

68	Hermann Z., 26 J.	L. subakute Eiterung, Sinusthrombose, Endokarditis.	Eitriger Inhalt des Sinus sigmoid., Thrombose des Sinus transversus.	Exitus. Granulationen im ausgeräumten Sinusabschnitt. Eitriger Inhalt im Sinus petrosus inferior.	Schnervenkopf vor der Operation normal, erst 8 Tage nachher (am Todestage) findet sich neben einem linksseitigen Hypopyon eine Schlängelung der Venen.
69	Gustav Kl., 35 J.	R. chronische Eiterung mit Cholesteatom. Nekrose der Dura u. des anliegenden Schläfenlappens. Sinusthrombose.	Ausgedehnte Nekrose des Schuppen- und Warzenteils der Dura und des entsprechenden Schläfenlappens, in ihm ein walnußgroßer Zerfallsherd.	Exitus. Neben den bei der Operation gefundenen Zerstörungen ein in eitriger Einschmelzung begriffener Thrombus am oberen Knie des Sinus sigmoideus und Lungenabszesse.	Am Operationstage (40 Stunden ante exitum) ödematöse Schwellung der rechten Papille, deren Grenzen verwaschen sind.
70	Otto H., 10 J.	Chronische Eiterung mit extraduralem u. perisinuösem Abszeß.	Großer extraduraler Abszeß in der hinteren Schädelgrube, durchzogen vom Sinus sigmoideus, dessen Wand granuliert.	Heilung.	Untersucht am Operationstage und normal gefunden.
71	Martha K., 24 J.	Chronische Mittelohreiterung mit Cholesteatom. Schläfenlappenabszeß und Meningitis.	Nicht operiert wegen Staphylokokkengehalts der Lumbalflüssigkeit.	Exitus am folgenden Morgen. Cholesteatom des Mittelohrs. Eitrige Leptomeningitis der Basis. In den Seitenventrikel durchgebrochener Schläfenlappenabszeß.	Untersucht 20 Stunden ante exitum und normal gefunden.
72	Carl V., 24 J.	Chronische Eiterung mit Cholesteatom u. perisinuösem Abszeß.	Perisinuöser Abszeß m. granulierender Sinuswand auf 2 cm Länge.	Heilung.	Am Tage vor der Operation normal gefunden.

Nr.	Personalien	Diagnose nach Abschluß der Behandlung	Operationsbefund	Ausgang	Fundus oculorum
73	Isidor v. Z., 43 J.	Akute Mittelohreiterung mit extraduralem u. perisinuösem Abszeß.	Extraduraler und perisinuöser Abszeß der hinter. Schädelgrube mit granulierender Dura und Sinuswand.	Heilung.	Am Tage der Operation normal gefunden.
74	Heinrich H., 26 J.	Chronische Mittelohreiterung mit Cholesteatom und Sinusthrombose.	Multiple Cholesteatomperlen zwischen Dura und Tabula vitrea der oberen und hinteren Pyramidenfläche. Nach 6 Tagen Ausräumung eines nicht obturierenden, verfärbten Thrombus d. Sinus sigmoideus.	Heilung.	Vor beiden Eingriffen normaler Befund an den Sehnervenscheiden. 8 Tage nach dem zweiten Eingriff leichtes Verwaschensein der Grenzen.
75	Martha E., 18 J.	R. chronische Eiterung mit Cholesteatom.	Perisinuöser und extraduraler Abszeß d. mittleren und hinteten Schädelgrube.	Heilung.	Am Tage der Operation Hyperämie der rechten Papille mit leicht verschwommener Grenze. Nach 7 Tagen normaler Befund.
76	Frau B., 30 J.	Subakute Eiterung mit Thrombose des Sinus sigmoideus und des Bulbus der Vena jugularis.	Ulzerierte Wand des Sinus sigmoideus. Thrombose des Sinus sigmoideus, bis in den Sinus transversus reichend. Thrombose des Bulbus und oberen Abschnittes der Vena jugularis.	Heilung.	Keine pathologischen Veränderungen am Sehnervenkopf.

77	Otto Sch., 27 J.	Akute Eiterung mit perisinuösem Abszeß und parietaler Sinusthrombose (?). Bogengangsdefekt.	Perisinuöser Abszeß mit fibrös verdickter Wand des Sinus sigmoideus. Inzision, Blutung. Defekt im horizontalen Bogengang.	Heilung.	3 Wochen vor der Operation Abducensparese, am Operationstage Parese verschwunden. Sehnervenscheide stets, auch nach der Operation normal.
78	Friedr. St., 52 J.	Akute Mittelohreiterung, Sinusthrombose und Meningitis.	Ulzerierte Sinuswand in der Nähe des unteren Knies des Sinus sigmoideus. Thrombose bis in den Bulbus hinein. Vena jugularis bluthaltig.	Exitus. Thrombophlebitis des Sinus petrosus inferior. Caries der oberen Pyramidenkante. Meningitis purulenta der Basis und Konvexität.	Während 7 Tage normaler Befund. Am Tage vor dem Exitus (3 Tage nach der Sinusausräumung) stellt sich eine stärkere Venenfüllung bei scharfen Grenzen ein.
79	Marie B., 9 J.	Chronische Mittelohreiterung mit extraduralem und · perisinuösem Abszeß.	Extraduraler Abszeß der hinteren Schädelgrube. Dura u. Sinuswand granulierend.	Heilung.	Normaler Befund am Tage der Operation.
80	Frau L., 36 J.	Chronische Mittelohreiterung mit Cholesteatom und Pachymeningitis externa.	Haselnußgroßes Cholesteatom, das der granulierenden Kleinhirndura und dem Sinus sigmoideus anliegt.	Heilung.	Normaler Befund.
81	Wilhelm R., 24 J.	Chronische Mittelohreiterung mit Cholesteatom. Extraduralabszeß. Schläfenlappen- und Kleinhirnabszeß.	2. Tag: Extraduraler Abszeß der mittleren Schädelgrube. 9. Tag: Entfernung eines nekrotischen Durastücks aus der Ge-	Exitus. Linker Schläfenlappen im Stadium gelber Erweichung. Im Kleinhirn ein weiterer Abszeß.	1. Tag, Fundus normal. 2. Tag, erste Operation. 3. Tag, Beginn der amnestischen Aphasie. Negative Hirnpunktion. 9. Tag, Status idem. Negative Hirnpunktion. 13. Tag, Papillengrenzen verschwommen, Venen

Nr.	Personalien	Diagnose nach Abschluß der Behandlung	Operationsbefund	Ausgang	Fundus oculorum
			gend des Sacculus endolymphaticus. Negative Hirnpunktion. 14. Tag: Eröffnung eines Schläfenlappenabszesses.		verbreitert. 14. Tag, Eröffnung des Schläfenlappenabszesses. 15. bis 19. Tag (Exitus), Stauungspapille von gleicher Intensität.
82	Richard B., 20 J.	Akute Exacerbation chronischer Mittelohreiterung mit Cholesteatom und extraduralem Abszeß.	Dura über der Decke des Kuppelraumes durch einen Eiterherd in zwei Blätter gespalten.	Heilung.	Am Tage vor der Operation normal gefunden.
83	Emil R., 21 J.	Chronische Eiterung mit Cholesteatom u. perisinuösem Abszeß.	Sinuswand auf 2 cm Länge die Wand der Abszeßhöhle bildend. Seine Wand sieht stellenweise wie zernagt, teils schwartig verdickt aus.	Heilung.	Am Tage vor der Operation normal gefunden.
84	Hermann F., 17 J.	Chronische Mittelohreiterung.	Subduraler Abszeß d. hinteren und mittleren Schädelgrube mit Abszeß im Schläfenlappen und Sinusthrombose (e compressione?).	Exitus. Freier Eiter im Subduralraum der mittl. Schädelgrube. Eitrige Infiltration d. linken Großhirnhemisphäre. Kortikaler Abszeß des Schläfenlappens. Sinuswand 1 cm dick. 3 cm langer grauroter Thrombus.	Am Operationstage normal gefunden. Exitus 2 Tage später.

85	Lina D., 28 J.	Chronische Mittelohreiterung mit Cholesteatom, Caries des Warzenfortsatzes u. perisinuösem Abszeß.	Grauschwarz verfärbte Schläfenlappendura und grünliche Verfärbung des oberen Sinusknies.	Heilung.	Am Operationstage normal gefunden.
86	Adolf A., 25 J.	Akute Mittelohreiterung mit extraduralem u. perisinuösem Abszeß.	Extraduraler Abszeß der hinteren Schädelgrube mit verdickter Sinuswand. Kariöse Zerstörung d. Felsenbeins vom Sulcus sigmoideus bis zur Labyrinthkapsel. Liquorabfluß aus d. Gegend des Sacculus endolymphaticus.	Heilung.	Scharfe Papillengrenzen mit leichter venöser Hyperämie am Operationstage.
87	Anna F., 19 J.	Akute Mittelohreiterung mit perisinuösem Abszeß.	Haselnußgroßes Empyem, dessen Hinterwand der granulierende Sinus auf 1 cm Länge bildet.	Heilung.	Am Operationstage normal gefunden.
88	Hermann M., 46 J.	Akute Mittelohreiterung mit Durchbruch durch die hintere Gehörgangswand u. extraduralem Abszeß.	Fistel in der knöchernen und häutigen Gehörgangswand. Bohnengroße extradurale Abszeßhöhle am Tegmen antri.	Heilung.	15 Tage vor und am Tage der Operation normaler Befund.
89	Otto K., 36 J.	Akute Eiterung mit extraduralem u. perisinuösem Abszeß.	Taubeneigroßes Empyem des Warzenfortsatzes mit angren-	Heilung.	Am Operationstage normal gefunden.

Nr.	Personalien	Diagnose nach Abschluß der Behandlung	Operationsbefund	Ausgang	Fundus oculorum
			zender granulierender Kleinhirndura u. Sinuswand.		
90	Julius W., 22 J.	Chronische Mittelohreiterung mit Cholesteatom, extraduralem Abszeß u. Sinusthrombose.	1. Operation: Zentral vereitertes Cholesteatom, das die Dura der mittleren Schädelgrube erreicht hat. 2. Operation nach 25 Tagen. Eröffnung eines extraduralen Abszesses der mittleren Schädelgrube mit linsengroßer Durafistel. Thrombose des Sinus sigmoideus am oberen Knie.	Heilung.	Vor beiden Operationstagen normaler Befund.
91	Franz Sch., 41 J.	Chronische Mittelohreiterung mit Cholesteatom und Kleinhirnabszeß links.	Medial vom Sinus sigmoideus ist die Kleinhirndura schwartig verdickt. Hirninzision entleert 3 Teelöffel Eiter.	Exitus. Flächenhafte Verwachsung des Kleinhirns mit der Dura in der Umgebung des Sinus. Ein walnußgroßer (eröffneter) u. ein zweiter haselnußgroßer Kleinhirnabszeß.	5 Tage ante operationem normaler Befund. 1 Tag zuvor rechts Verwaschensein der Papillengrenzen. Am Tage der Operation rechts Stauungspapille, links werden die Grenzen undeutlich. Exitus tags darauf.

92	Paul N., 17 J.	Chronische Mittelohreiterung. Schläfenlappenabszeß.	5 Monate nach Radikaloperation finden sich bis zur Dura der mittleren Schädelgrube reichende Caries des Tegmen antri und ein Schläfenlappenabszeß.	Exitus. Walnußgroßer Schläfenlappenabszeß (rechtsseitig).	5 Monate ante exitum normaler Befund. Am Tage vor der Eröffnung des Hirnabszesses rechts verwaschene Papillengrenzen. Venenhyperämie und prominente Papille links. Leichtes Verschwommensein der Grenzen.
93	Hedwig B., 10 J.	Chronische fötide Mittelohreiterung mit extraduralem Abszeß.	Abszeßhöhle mit fötidem Eiter, am Zusammenstoß der mittleren und hinteren Schädelgrube mit granulierender Dura.	Heilung.	Normaler Befund am Operationstage.
94	Hans O., 17 J.	Chronische Mittelohreiterung mit Cholesteatom, perisinuösem und Kleinhirnabszeß. Fibröse Verdickung der Sinuswand.	Punktion des Kleinhirns durch die mediale Wand des spaltförmig verengten, ausgeräumten Sinus ergibt Eiter.	Exitus. Walnußgroße Abszeßhöhle der ohrkranken Kleinhirnhemisphäre, eine größere in der anderen.	Verwaschene Grenzen am Operationstage (== Tag des Exitus).
95	Else P., 13 J.	Akute Mittelohreiterung u. perisinuöser Abszeß.	Empyem des Warzenfortsatzes mit freiliegendem, granulierendem Sinus auf $1\frac{1}{2}$ cm.	Heilung.	Untersucht am Tage vor der Operation und normal gefunden.
96	Carl K., 32 J.	Chronische Mittelohreiterung mit Cholesteatom u. Thrombose des Sinus sigmoideus und des Bulbus der Vena jugularis.	Perforation der Sinuswand, Thrombus im ganzen Sinus sigmoideus. Vena jugularis bluthaltig.	Exitus. Fötide Thrombusmassen im Bulbus der Vena jugularis.	Untersucht am Tage vor der Operation und normal gefunden.

Nr.	Personalien	Diagnose nach Abschluß der Behandlung	Operationsbefund	Ausgang	Fundus oculorum
97	Wilhelm M., 16 J.	Chronische Eiterung, Sinusthrombose und Meningitis.	Zerfallene Thromben im Sinus sigmoideus u. transversus. Eiter- und bakterienhaltiger Liquor cerebrospinal.	Exitus. Eitrige Infiltration der weichen Hirnhäute. Thrombose des Sinus petrosus inferior.	Untersucht am Operationstage, ausgesprochene Stauungspapille.
98	Hellmuth Sch., 40 J.	Akute Mittelohreiterung. Meningitis purulenta.	Empyem des Warzenfortsatzes und perisinuöser Abszeß mit granulierender Wand. Negative Sinus- und Hirnpunktion. Eiterhaltige Lumbalflüssigkeit.	Exitus. Eitrige Infiltration der weichen Hirnhäute.	Untersucht am Operationstage und normal gefunden.
99	August S., 48 J.	Chronische Eiterung mit Cholesteatom u. Kleinhirnabszessen.	Walnußgroßes Cholesteatom mit granulierendem Sinus und Großhirndura. Defekt im horizontalen Bogengang. Eröffnung eines Kleinhirnabszesses.	Exitus letalis. Neben dem eröffneten Kleinhirnabszeß finden sich zwei weitere sowie ein Thrombus im Sinus petrosus superior, Nekrose der Glandula pinealis und Granulationen in der Schnecke.	Vor und am Tage der Eröffnung des Kleinhirnabszesses normaler Augenhintergrund.
100	Valentin Z., 13 J.	Chronische Mittelohreiterung mit Cholesteatom und perisinuösem Abszeß.	Durch ein massiges Granulationspolster stark verdickte Sinuswand. Sinusinhalt blutig.	Heilung.	Untersucht am Operationstage und normal gefunden.

101	Clara Sch., 4 J.	Chronische fötide Mittelohreiterung mit perisinuösem Abszeß.	Sinuswand 1½ qcm derb granulierend.	Heilung.	Untersucht am Operationstage und normal gefunden.
102	Otto E., 16 J.	Empyem des Warzenfortsatzes mit extraduralem und perisinuösem Abszeß.	Die Hinterwand der haselnußgroßen Abszeßhöhle bilden die granulierende Kleinhirndura und der Sinus sigmoideus.	Heiluug.	Untersucht am Operationstage und normal gefunden.
103	Meyer M., 30 J.	Chronische Mittelohreiterung mit Thrombose des Sinus sigmoideus u. der Vena jugularis.	Defekt in der lateralen Wand des thrombosierten Sinus sigmoideus. Die Thrombose erstreckt sich von der Mitte des Sinus transversus bis 3 cm unterhalb d. Ringknorpels.	Heilung.	3 Tage vor und 2 Tage nach der Ausräumung der Thrombose normaler Augenhintergrund.
104	Wilhelm N., 58 J.	Subakute Mittelohreiterung. Caries ossis petrosi. Meningitis.	Empyem des Warzenfortsatzes. Eiter- und bakterienhaltige Lumbalflüssigkeit.	Exitus. Eitrige Infiltration der Leptomeningen. Caries des Cavum Merkelii.	2 Tage ante exitum normaler Augenhintergrund.

Tabelle II.

Erkrankung	Augenhintergrund	
	normal	verändert
Unkomplizierte Fälle.		
Extraduralabszeß		
a) der mittleren Schädelgrube	3 (Nr. 25, 82, 88)	0
b) der hinteren Schädelgrube	15 (Nr. 18, 66, 70, 72, 73, 77, 79, 80, 83, 87, 89, 95, 100, 101, 102)	6 (Nr. 3, 27, 29, 60, 62, 86)
c) der hinteren und mittleren Schädelgrube	5 (Nr. 11, 19, 65, 85, 95)	2 (Nr. 2, 75)
Leptomeningitis purulenta	9 (Nr. 6, 12, 16, 23, 37, 38, 40, 48, 104)	4 (Nr. 10, 14, 42, 63)
Sinusthrombose	11 (Nr. 8, 39, 43, 47, 50, 54, 55, 58, 76, 96, 103)	10 (Nr. 1, 7, 21, 35, 44, 52, 57, 67, 68, 74)
Schläfenlappenabszeß	1 (Nr. 20)	1 (Nr. 92)
Kleinhirnabszeß	3 (Nr. 17, 46, 53)	3 (Nr. 61, 91, 94)
73	47	26
Komplizierte Fälle.		
Extraduralabszeß	0	0
Leptomeningitis purulenta mit		
a) Schläfenlappenabszeß	1 (Nr. 5)	1 (Nr. 41)
b) Sinusthrombose	0	3 (Nr. 13, 49, 97)
c) Encephalitis	0	1 (Nr. 28)
d) Extraduralabszeß	1 (Nr. 98)	2 (Nr. 30, 51)
	2	7

Sinusthrombose mit		
a) Dura- und Schläfenlappennekrose	0	1 (Nr. 69)
b) Extraduralabszeß	1 (Nr. 90)	1 (Nr. 15)
c) Leptomeningitis	1 (Nr. 26)	2 (Nr. 31, 78)
d) Kleinhirnabszeß	1 (Nr. 34)	0
e) Schläfenlappenabszeß	1 (Nr. 9)	0
f) Infiltration d. Hypophysis, retrobulbärer Phlegmone etc.	0	1 (Nr. 33)
	4	5
Schläfenlappenabszeß mit		
a) Extraduralabszeß	0	1 (Nr. 24)
b) Leptomeningitis	1 (Nr. 71)	3 (Nr. 4, 32, 59)
c) Sinusthrombose	1 (Nr. 84)	0
d) Occipitallappen- und subduralem Abszeß	0	1 (Nr. 64)
e) Kleinhirnabszeß und Encephalitis	0	1 (Nr. 81)
f) Ventrikelabszeß	1 (Nr. 56)	0
	3	6
Kleinhirnabszeß mit		
a) Meningitis	2 (Nr. 22, 36)	0
b) Sinusthrombose	2 (Nr. 45, 99)	0
	4	0
31	13	18
104	60	44